INTESTINO *en* FORMA

LIBERA EL PODER DE TU MICROBIOMA
PARA REVERTIR LA ENFERMEDAD Y MEJORAR
TU SALUD MENTAL, FÍSICA Y EMOCIONAL

Este libro contiene consejos e información relativos al cuidado de la salud. Debe utilizarse como complemento y no como sustituto del consejo de un médico u otro profesional de la salud capacitado. Si sabes o sospechas que tienes un problema de salud, es recomendable que busques el consejo de tu médico antes de probar cualquier programa o tratamiento médico. Hasta la fecha de la publicación de este libro se han realizado todos los esfuerzos posibles para asegurar que la información que contiene es precisa. Este editor y el autor renuncian a cualquier responsabilidad por cualquier problema de salud que pueda producirse como resultado de aplicar los métodos que se presentan en esta obra.

Título original: Gut Check: Unleash the Power of Your Microbiome to Reverse Disease and Transform Your Mental, Physical, and Emotional Health
Traducido del inglés por Francesc Prims Terradas
Diseño de portada: Editorial Sirio, S.A.
Maquetación: Toñi F. Castellón

www.editorialsirio.com
sirio@editorialsirio.com

I.S.B.N.: 978-84-10335-05-9
Depósito Legal: MA-2435-2024

Impreso en Imagraf Impresores, S. A.
c/ Nabucco, 14 D - Pol. Alameda
29006 - Málaga

Impreso en España

Puedes seguirnos en Facebook, X, YouTube e Instagram.

DR. STEVEN R. GUNDRY

AUTOR DE

LA PARADOJA VEGETAL Y *DESCIFRANDO EL CÓDIGO KETO*

INTESTINO *en* FORMA

LIBERA EL PODER DE TU MICROBIOMA PARA REVERTIR LA ENFERMEDAD Y MEJORAR TU SALUD MENTAL, FÍSICA Y EMOCIONAL

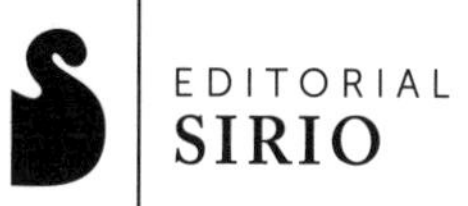

Para Pearl, Flo y Milt, Bev y Bob:
¡gracias por hacer de Penny mi alma gemela!

OTROS LIBROS DE STEVEN R. GUNDRY

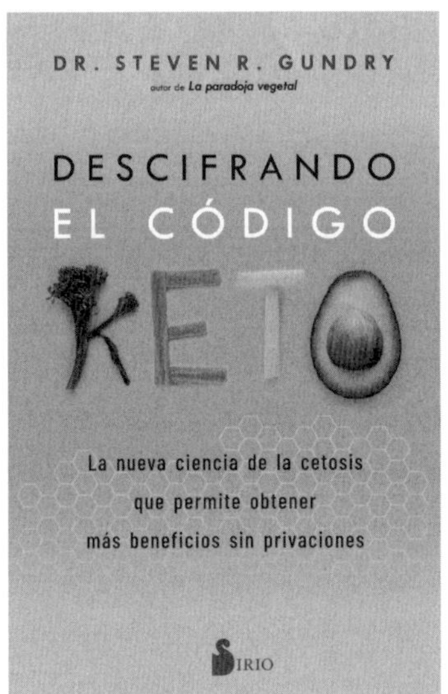

ÍNDICE

Introducción

LAVADO DE CEREBRO BACTERIANO

¿Y si te dijera que el libre albedrío es una ilusión, si bien no es un universo exterior vasto y misterioso el que controla nuestro destino, sino que lo hace un universo vasto y misterioso que se encuentra en nuestro interior y que estamos cerca de comprender? Al final de este libro, espero haberte convencido de que esto es así; también quiero enseñarte cómo este universo fue diseñado para guiarte, apoyarte y darte herramientas para restaurarlo: lo hemos perjudicado mucho sin saberlo, y conviene que lo restablezcamos para resolver cualquier problema de salud que nos esté afectando.

¿Has visto la película *Hombres de negro*? En una escena, hay un pequeño alienígena llamado Frank el Pug que les dice a los personajes principales que la galaxia que están buscando está aquí en la Tierra: «La galaxia se encuentra en el cinturón de Orión». Los humanos quedan confundidos, como es comprensible. Suponen que se refiere a la conocida constelación de Orión, que, en primer lugar, no está en la Tierra y, en segundo lugar, su cinturón está conformado por tres estrellas. Una sola galaxia contiene unos cien mil millones de estrellas. ¿Cómo podrían tres estrellas insignificantes contener toda una galaxia?

A continuación, Frank explica: «¡Torpes humanos!, ¿cuándo aprenderéis que el tamaño no importa? ¡Que sea algo importante no significa que no pueda ser muy pequeño!». A lo largo de la película, los protagonistas llegan a entender, como he hecho yo, que puede haber galaxias enteras en lugares inesperados. Eso es exactamente lo que trataba de comunicar el pequeño Frank el Pug. Resulta que una galaxia inconmensurablemente grande llena de estrellas, sistemas solares y planetas repletos de seres está colgando del collar de un gato llamado Orión: ¡el cinturón de Orión!

Esos personajes cometieron el mismo error que cometemos los humanos aquí y allá. En nuestro caso no hemos mirado hacia arriba, a las estrellas, en busca de una galaxia que colgaba de un gato, pero sí hemos buscado en todos los lugares equivocados respuestas sobre la salud y la longevidad. Hemos estado buscando fuera, suponiendo que las cosas más importantes son físicamente grandes y, por lo tanto, deben de encontrarse fuera de nosotros, cuando en realidad los factores que más contribuyen a nuestro bienestar y nuestra salud son los más pequeños, y debemos buscarlos en nuestro interior.

La verdad es que dentro de nuestro sistema digestivo hay una galaxia compuesta por billones de bacterias –repartidas en diez mil especies por lo menos–, además de un número desconocido (por ahora) de virus, hongos y otros microbios. Son los protagonistas del microbioma intestinal. También hay en nosotros un microbioma oral, protagonizado por setecientas especies de bacterias, y un microbioma cutáneo, en el que encontramos mil especies diferentes. El conjunto de estos ecosistemas es el *holobioma*,* y los microbios que lo definen contienen más de tres millones de genes en total. En contraste, el genoma humano contiene apenas veintitrés mil genes.

* N. del T.: Los microorganismos que viven en cada uno de estos ecosistemas configuran la denominada *microbiota*. El microbioma los incluye, pero es un concepto más amplio, ya que comprende también los genes de estos microorganismos y los metabolitos que producen (moléculas pequeñas que resultan de las actividades metabólicas de estos microorganismos). Los metabolitos producidos por la microbiota pueden desempeñar roles importantes para la salud y la funcionalidad del organismo, como tendremos ocasión de ver a lo largo del texto.

Tómate un momento para contemplar esta enormidad. Hay algo más de ocho mil millones de seres humanos en este planeta. Esto significa que hay *doce mil quinientas veces más* bacterias en tu intestino que humanos en la Tierra. Si prefieres establecer la comparación con el ámbito vegetal, te interesará saber que en fechas recientes se calculó que hay unos tres billones de árboles en la Tierra,[1] cifra más de siete veces superior a la que se había estimado anteriormente, a pesar de los miles de millones que talan los humanos cada año. ¿Te parecen muchos árboles? Pues hay *noventa y siete billones* más de bacterias en tu intestino que árboles en nuestro planeta.

Cuando estaba en la facultad de Medicina, allá en la Edad de Piedra, nos enseñaron que el intestino humano era un tubo hueco, básicamente. La comida entraba; se producía la digestión; se absorbían las proteínas, los azúcares y las grasas, y cualquier desecho salía en forma de heces. Ahora sabemos que nuestro intestino es similar a una bulliciosa selva tropical; contiene un ecosistema diverso y comunidades variadas, y múltiples sistemas de señalización, es decir, una diversidad de lenguajes que emplean los organismos unicelulares para hablar entre sí.

Es asombroso el hecho de que estos microorganismos también utilizan estos lenguajes para decirles a la mente y el cuerpo cómo deben pensar, sentir y comportarse, y lo que deben hacer la piel, los músculos, las articulaciones, los órganos, las células e incluso los orgánulos que hay en el interior de las células para mantenerse saludables. O pueden usar estos lenguajes para inducir inflamación y enfermedades... Estos miles de millones de organismos unicelulares nos manipulan y controlan de maneras incomprensibles y francamente impactantes.

Hace solo seis años que escribí *La paradoja vegetal*. Pensaba que sabía mucho en ese momento, y tras el tiempo transcurrido me complace decir que iba bien encaminado. Sin embargo, desde que se publicó ese libro, los científicos han efectuado muchísimos hallazgos sobre el microbioma y los múltiples lenguajes que emplean los miembros de este para interactuar con cada parte de nuestro cuerpo, comunicarse entre sí y, lo más importante, controlar las centrales eléctricas de nuestras células, es decir, las mitocondrias. A través de las señales con las que se comunican ejercen el control sobre cada aspecto de la salud, el bienestar y la longevidad. Pues bien, estás a punto de descubrir cómo funciona este sistema y cómo puedes usar este conocimiento a tu favor.

Para empezar, pondré un ejemplo pequeño (literalmente) de la capacidad de controlarnos que tienen estos microorganismos.

Muchos de nosotros estamos familiarizados con el organismo unicelular *Toxoplasma gondii*, responsable de la enfermedad conocida como *toxoplasmosis*. A las mujeres embarazadas se les dice que eviten estar demasiado cerca de la arena para gatos y que encarguen a su pareja que limpie la caja durante todo el embarazo, porque el toxoplasma puede estar presente en las heces de los gatos. Si una mujer embarazada contrae toxoplasmosis, su hijo no nacido puede sufrir problemas de salud graves. Pero, por supuesto, la mayoría de nosotros no nos detenemos a pensar acerca de cómo llegó a vivir en la arena para gatos este organismo unicelular.

Ten un poco de paciencia conmigo. Te prometo que, ya sea que planees o no quedarte embarazada o tener un gato, esto tiene que ver contigo de más maneras de las que probablemente puedas imaginar.

El toxoplasma tiene dos ciclos de vida. Hay un huésped al que este organismo quiere llegar en última instancia, y utiliza un huésped intermedio antes de llegar a este destino final. En este caso, el objetivo final es un felino. Puede ser un tigre, un gato doméstico..., cualquier tipo de felino. El toxoplasma solo puede reproducirse en el intestino de un felino y, como ocurre con todas las formas de vida, su objetivo final es reproducirse y transmitir sus genes a la próxima generación.

Para llegar a estar en un gato, el toxoplasma utiliza a un roedor como huésped intermedio. Tiene mucho sentido. Después de todo, como es bien sabido, los roedores son la presa favorita de los gatos. Basta con ver *Tom y Jerry*, mis dibujos animados favoritos cuando era niño. Parece lógico que el toxoplasma permanezca en un roedor, con la esperanza de que se lo coma un gato y acabar, así, en el intestino de ese felino.

Pero el toxoplasma ha evolucionado durante millones de años para no tener que esperar tanto; puede cambiar el comportamiento del roedor para que sea mucho más probable que lo alcance un gato. ¿Qué estoy diciendo? ¿Que un organismo unicelular puede determinar las acciones de un mamífero? Sí, puede hacerlo, y si te quedas con algún contenido de este libro, espero que sea que los organismos unicelulares son mucho más inteligentes de lo que habíamos considerado. Y no solo son capaces de controlarnos, sino que de hecho lo están haciendo. Constantemente.

Acaso estés pensando que el toxoplasma paraliza al roedor o le hace algo similar para facilitar que el felino le dé caza. Tendría sentido, pero en realidad el toxoplasma elige una estrategia de manipulación mucho más compleja y sutil. A diferencia del valiente Jerry, la mayoría de los roedores tienen un miedo visceral a los gatos. Los invade la aversión cuando ven un gato o incluso cuando huelen orina de gato. De hecho, si tomas a un roedor que nunca en su vida ha estado cerca de un gato (o su orina) y lo expones al olor, se alejará. Este miedo y la respuesta de estrés asociada son innatos en los roedores; constituyen un mecanismo de supervivencia.

Pues bien, el toxoplasma anula esta respuesta de miedo. Manipula las rutas del miedo del cerebro del roedor para hacer que no solo tenga menos miedo de la orina de gato, sino que incluso se sienta atraído por su olor. Ahora, en lugar de huir, el roedor se acerca a la orina de gato; la olfatea y considera que huele bastante bien... Hasta que llega el gato, que se encuentra al roedor servido en bandeja.

¿Qué hace el toxoplasma para producir este efecto? Robert Sapolsky, uno de mis héroes y profesor de Biología, Neurología y Neurocirugía, estudió la química cerebral de las ratas infectadas con toxoplasma en su laboratorio de la Universidad de Stanford. Y descubrió algo impactante.[2]

Tanto en los roedores como en los humanos, la amígdala es la parte del cerebro asociada al miedo. El toxoplasma se infiltra en el sistema nervioso del roedor, viaja hacia la amígdala y seca las dendritas, que son las ramas a través de las cuales las neuronas reciben información por parte de otras neuronas. Esta acción desconecta los circuitos del miedo en la amígdala. Pero el toxoplasma es aún más preciso: deja intactos los circuitos asociados a otros tipos de miedo y desconecta solamente los que tienen que ver con el miedo a los depredadores.

Ahora el roedor ya no teme la orina de gato, y ya no mostrará una respuesta de estrés ni huirá cuando esté expuesto a su olor. Esto está bastante bien, pero ¿cómo lograr que incluso se sienta atraído por la orina? Resulta que el toxoplasma tiene, en su genoma, los genes necesarios para producir las principales enzimas que se encuentran en la dopamina, el neurotransmisor relacionado con el placer, la atracción, la anticipación y la recompensa. El toxoplasma produce esta dopamina y la envía al cerebro del roedor, donde se activa un circuito diferente: el que está asociado a la atracción sexual.

Cuando el roedor huele la orina de gato ahora, ya no experimenta una respuesta de estrés, porque las rutas asociadas al miedo a los depredadores han sido desactivadas; y la respuesta es aún mejor (para los intereses del toxoplasma): el olor le gusta mucho, al haberse activado la maquinaria de la atracción sexual. Ahora, el roedor correrá hacia el peligro en forma de orina de gato en lugar de alejarse de él. Muy posiblemente estará corriendo hacia su propia perdición.

Este brillante organismo unicelular ha secuestrado por completo la química cerebral y el comportamiento de un mamífero a favor de sus propios fines egoístas. Bastante impresionante, ¿verdad? Pero estos microorganismos no se limitan a influir en los roedores. En 2022, biólogos de campo advirtieron que muchos de los lobos grises que vivían en el Parque Nacional de Yellowstone estaban infectados con toxoplasma y se preguntaron si su comportamiento también estaba siendo manipulado. Resultó que los lobos que estaban infectados tenían cuarenta y seis veces más probabilidades de convertirse en líderes de la manada que los lobos que no lo estaban.[3, 4] Obviamente, los líderes de la manada deben ser audaces y asumir riesgos, y la infección por toxoplasma los impulsaba a arriesgarse más. Pero ¿por qué se molesta el toxoplasma en producir este efecto en los lobos? Porque los principales depredadores de los lobos grises son los pumas, también conocidos como leones de montaña. Un tipo de felino, en definitiva.

En este momento es posible que estés recordando la arena para gatos. ¿Cómo afecta el toxoplasma a los humanos? Cuando los humanos contraen toxoplasmosis, pueden enfermar gravemente, pero muchos permanecen asintomáticos mientras el toxoplasma vive en su cuerpo. Se estima que aproximadamente un tercio de la población que vive en los países desarrollados está infectada con toxoplasma. Se considera que estas personas son asintomáticas porque no están enfermas, pero esto no significa que el toxoplasma no las esté afectando.

De hecho, durante esta etapa de latencia, el toxoplasma empieza a producir las enzimas que componen la dopamina. Es posible que los humanos en los que habita este microorganismo no se sientan atraídos por la orina de gato, pero sí se vuelven un poco más impulsivos, tienden a ignorar las reglas y es más probable que se pongan en peligro para salvar a otros seres. Por lo tanto, todos esos héroes anónimos que hay por ahí podrían estar sujetos a la influencia del toxoplasma.[5] Los humanos en los que se ha instalado este organismo también tienen dos o tres veces más probabilidades de morir en un accidente automovilístico que los no infectados, de resultas de conducir de forma imprudente.[6] Y es que la dosis extra de dopamina hace que las personas afectadas corran hacia el peligro.

También hay un vínculo interesante entre la toxoplasmosis y la esquizofrenia.[7] Sabemos que los pacientes con esquizofrenia tienen alterados los niveles de dopamina en el cerebro. Y si se trata a los roedores infectados con toxoplasma con los mismos medicamentos que se usan para tratar la esquizofrenia, dejan de sentirse atraídos por la orina de gato. ¡Impresionante!

Pero ¿por qué querría molestar a los humanos el toxoplasma? Después de todo, no puede reproducirse en nuestro intestino. Ocurre que, en algunas partes del mundo, los humanos y los grandes simios siempre han sido el alimento preferido de los tigres y otros grandes felinos. Algunos investigadores han observado a nuestros parientes más cercanos, los chimpancés, que son presa de los leopardos. Sorprendentemente, los chimpancés dejan de manifestar aversión hacia la orina de leopardo cuando están infectados con toxoplasma.[8] Recuerda que el toxoplasma no es exigente en cuanto a la especie de felino en la que aterriza; se reproduce igual de felizmente en el intestino de un tigre o un leopardo que en el vientre del gato Tom.

En otras palabras, el toxoplasma nos utiliza (a nosotros y a nuestros parientes cercanos, los chimpancés) de la misma manera que lo hace con los roedores: acaba con nuestro miedo y nos hace correr hacia el peligro para que nos convirtamos en presas fáciles. Pensamos que somos el organismo más evolucionado del planeta y que nuestra mente tiene un control total sobre nuestro comportamiento, pero para un simple organismo unicelular somos poco más que una rata de laboratorio gigante.

Si piensas que esta es una revelación culminante, debo decirte que te esperan muchas más.

La cuestión es que este patrón no es inusual. Al igual que el toxoplasma, los otros organismos unicelulares que nos utilizan como huéspedes ejercen su control sobre nosotros de diversas maneras muy complejas, sofisticadas e inteligentes.

Como preguntó Frank el Pug, ¿cuándo aprenderemos los humanos que el tamaño no importa? La verdad es que aún nos queda mucho por aprender sobre esta galaxia microscópica. Pero no podemos permitirnos esperar hasta tener la imagen completa para actuar. Durante demasiado tiempo hemos pasado por alto estos microbios a favor del número relativamente pequeño de células que constituyen lo que creemos que es un ser humano. Ahora estamos pagando el precio. Los números tienen poder, y no les gusta que los ignoren.

Sin embargo, esto es lo que hemos hecho exactamente. En realidad, hemos ido mucho más allá de limitarnos a ignorar a la mayoría: la hemos tratado con hostilidad. En los últimos cincuenta años hemos introducido muchas innovaciones que, una tras otra, han pasado por alto, agotado y destruido nuestros microbiomas. No es casualidad que en el mismo período hayan proliferado tanto enfermedades importantes como la obesidad, los trastornos mentales y las enfermedades autoinmunes, que se han convertido en una verdadera epidemia. Soy testigo de ello en mis clínicas todos los días.

En este libro verás cómo todas estas dolencias, y muchas más, están directamente vinculadas a las formas en que la vida moderna ha diezmado a los «accionistas mayoritarios» del intestino. Se puede afirmar que estos microbios están enojados y no seguirán tolerando la situación. Todos necesitamos poner en forma nuestro intestino, y es algo que debemos acometer con urgencia.

La buena noticia es que, a diferencia del toxoplasma, la gran mayoría de los microorganismos que viven en nuestro intestino no quieren que corramos hacia el peligro. ¡Más bien todo lo contrario! Quieren que permanezcamos sanos y que sigamos adelante en las mejores condiciones, porque es lo que más les interesa. Para estos compañeros intestinales,* como me gusta llamarlos, somos el gato; quieren reproducirse en nuestro intestino y transmitir sus genes.

Mantenemos una relación simbiótica con estos microorganismos. Nuestro cuerpo es su hogar. Desde la época de Louis Pasteur, nos han enseñado que estos microorganismos son nuestros enemigos y nos quieren hacer daño, o que al menos estaríamos mejor sin ellos. Pero como sabemos en la actualidad, no podemos vivir bien sin su presencia. Y si los tratamos bien, cuidan bien de nosotros.

---

* N. del T.: Se usa el masculino plural por razones de inclusividad para traducir *gut buddies*, denominación desprovista de género. Pero hay que tener en cuenta que entre los diversos tipos de microorganismos son las bacterias las que se revelan, a lo largo de la obra, como las grandes protagonistas de la microbiota intestinal.

Hipócrates tenía toda la razón hace más de dos mil cuatrocientos años cuando dijo que toda enfermedad comienza en el intestino. También creía que el médico tenía que hacer de detective. Planteó que todos tenemos en nuestro interior una «energía vital verde» capaz de proporcionarnos una salud perfecta. Y, según él, el trabajo del médico debía consistir en identificar los factores que impiden que nuestra energía vital verde florezca y en enseñar al paciente a acabar con estos factores. No tendrían que ser necesarias más intervenciones.

Aun a riesgo de parecer un poco esotérico, diré que, en mi opinión, Hipócrates tenía razón acerca de nuestra fuerza vital. Sea lo que sea lo que aqueje a mis pacientes, investigo hasta descubrir la causa raíz, que en todos los casos se encuentra en su intestino. Como he escrito en otros lugares, una vez que restablecemos el equilibrio intestinal, la enfermedad suele mitigarse; incluso puede desaparecer. No tengo que hacer otra cosa que actuar como Sherlock Holmes. ¡Nuestra fuerza vital verde es la galaxia de seres muy, muy pequeños que viven detrás de nuestro cinturón! Y ahora que los científicos están descubriendo los mecanismos que actúan detrás de enfermedades como las mencionadas, propongo llevar la teoría de Hipócrates un paso más allá y manifestar que todas las enfermedades pueden *curarse* en el intestino también. Esto es lo que podrás hacer precisamente si sigues el programa destinado a poner en forma el intestino que se expone en este libro.

Pongámonos en marcha, entonces. Tenemos toda una galaxia por explorar.

Capítulo 1

TU CUERPO ES UNA SELVA TROPICAL

Imagina que estás organizando una gran fiesta. Al abordar la lista de invitados, tienes mucho en lo que pensar. Hay muchos grupos diferentes de amigos que quieres tener en cuenta, pertenecientes a diversos ámbitos de tu vida: tus viejos amigos de la universidad, tus amigos del trabajo y algunos otros que has conocido por el camino. Y los diferentes grupos de amigos de tu pareja también deben ser invitados.

Sería genial que todos se llevaran bien, pero desafortunadamente no es el caso. En particular, tus amigos del trabajo y tus amigos de la universidad no parecen congeniar. Discrepan en algunos asuntos políticos, y ha habido tensiones en fiestas anteriores, incluso discusiones.

Podría ser tentador pasar tiempo con cada grupo por separado, pero esta vez quieres organizar una fiesta muy divertida y animada, quizá para celebrar un suceso especial. También te has dado cuenta de que no siempre es malo que haya un poco de competencia entre los grupos, ya que mantiene a todos presentes. Además, cada grupo aporta cualidades un poco distintas, y tienden a complementarse entre sí. Un amigo del trabajo hace una salsa de alcachofas increíble, que no tendría sentido sin los *crackers* (sin gluten, por supuesto) que una amiga de otro grupo compra en una tienda próxima a su casa. Un amigo de tu pareja tiene un familiar que lleva una bodega ecológica y tiene un vino que combina maravillosamente con el queso de cabra de la granja de otro amigo. Cualquier fiesta en la que no estuviesen todos los invitados y todas sus aportaciones parecería incompleta.

Por lo tanto, ¿qué haces? Envías invitaciones por mensaje de texto a todos tus invitados. Antes de confirmar su asistencia, la mayoría te envían mensajes de texto en los que te preguntan si vendrá Fulanito, si pueden venir con otra persona o qué pueden llevar. Una vez que se han asegurado de que otros miembros de su grupo estarán allí, aceptan asistir y confirman qué productos llevarán.

Pues bien, algo bastante similar está sucediendo dentro de tu intestino a cada minuto de cada hora, todos los días. Pero tus compañeros intestinales no se reúnen para celebrar fiestas solamente. Trabajan juntos, juegan juntos y hacen grandes esfuerzos por mantener un estado de homeostasis –un equilibrio estable entre elementos interdependientes–, siempre y cuando albergues un microbioma saludable que incluya el equilibrio adecuado entre diferentes especies que se apoyen y desafíen entre sí.

Según la mezcla, las distintas especies encontrarán una manera de trabajar juntas para perjudicarte o beneficiarte; cada una realizará sus propias acciones dentro de un plan general. Debido a la interrelación existente entre sus funciones y a las formas en que les gusta competir entre sí, la diversidad es de suma importancia. Pero ninguna especie emprenderá la acción hasta saber que cuenta con los miembros suficientes.

¿Cómo hacen todo esto? Se comunican entre sí, por supuesto, utilizando un lenguaje que los científicos solo están comenzando a entender.

TUS COMPAÑEROS INTESTINALES SON UNOS TRABAJADORES INCANSABLES

Por un momento, alejémonos de la analogía de la fiesta y acerquémonos a otra que me gusta utilizar: el microbioma es un ecosistema que se asemeja a una selva tropical en cuanto a la densidad y la diversidad de la población. Bueno, de hecho, es más que una analogía. El microbioma intestinal es realmente un ecosistema exuberante y denso, rebosante de especies diferentes que se interrelacionan, compiten y a menudo dependen unas de otras.

Aunque cada microbioma es único (muy pronto abordaré esta cuestión), todos los microbiomas humanos saludables comparten los mismos patrones centrales, al menos desde una perspectiva funcional. Esto significa que incluso si habitan especies diferentes en tu intestino y en el mío, nuestros microbiomas están funcionando de maneras muy similares, siempre que estemos sanos. También en esto se asemeja el microbioma a las selvas tropicales: todas tienen unos patrones similares en común, si bien cada una de ellas está conformada por una combinación de especies única.[1]

Tanto las selvas tropicales como las comunidades intestinales contienen todo tipo de personajes: los que ayudan, los trabajadores, los perezosos... También incluyen una buena cantidad de malhechores, a los que me gusta llamar «matones». En el intestino, al igual que en una selva tropical, estas especies son interdependientes. Cada una tiene su propio trabajo, pero dependen unas de otras de diversas maneras para realizar sus tareas. Ningún microorganismo intestinal es una isla.

Los trabajos de muchas bacterias son complementarios, y algunas especies no pueden hacer lo que les compete a menos que otras cumplan primero con su deber. Es similar a lo que ocurre en una cadena de montaje: el segundo trabajador de la cadena y todos los siguientes no pueden hacer mucho mientras no tengan la pieza que debe proporcionarles el primero. Con fines prácticos, algunas especies de bacterias se disponen en espacios funcionales similares y pueden sustituirse entre sí cuando es necesario. Por lo tanto, hay más de un trabajador en la cadena de montaje fabricando la primera pieza. Así es como nuestros microbiomas pueden funcionar de manera similar aunque su composición sea diferente en alguna medida.

Necesitamos esta amplia mezcla de personajes, incluidos los malhechores. El objetivo no es que la totalidad del microbioma esté compuesto por microorganismos felices, útiles y protectores. Nunca nos desharemos totalmente de los malos. La idea es que los microorganismos intestinales buenos constituyan una mayoría abrumadora que mantenga a los otros a raya.

Tal vez te estés preguntando a qué objetivo debemos apuntar. Los tres indicadores más importantes de un microbioma saludable son la estabilidad, la diversidad y el equilibrio correcto entre la cooperación y la competencia. También se da una interacción entre estos tres factores, lo que significa que cuanto más diversa sea la microbiota, más estable será el microbioma.

Antes de abordar los tres aspectos mencionados, debo referirme a las diversas funciones que tienen los microorganismos intestinales. La mayoría de nosotros sabemos que nos ayudan a digerir los alimentos. Esto es cierto. Pero los científicos están aprendiendo más cada día sobre los roles complejos que desempeñan dentro de este proceso.

Tus microorganismos intestinales procesan la comida y entregan las vitaminas, los minerales y las proteínas a las partes del cuerpo que las necesitan. Sin embargo, no cualquier microbio intestinal puede procesar cualquier tipo de comida. Algunas bacterias son expertas en descomponer almidones. Otras saben cómo fermentar proteínas. Algunas solo quieren comer un nutriente específico, como los oxalatos[2] (un tipo de compuesto vegetal). Otras pueden necesitar comer un tipo de ácido graso de cadena corta (AGCC), como el acetato, antes de poder producir otro AGCC, como el butirato.[3] Y así sucesivamente. Cada tipo de bacteria tiene su propia especialidad.

Esto significa que si no tienes la mezcla adecuada de compañeros intestinales trabajando para ti, no podrás obtener todos los nutrientes de tu comida, sea cual sea la dieta que sigas. Como me gusta decir: *no eres lo que comes. Eres lo que digieren tus compañeros intestinales.* Hace ya un tiempo que sé esto y he hablado de ello en algunos de mis libros anteriores, pero hace poco que sé que necesitamos a nuestros compañeros intestinales para procesar mucho más que azúcares, almidones, proteínas y grasas: también activan algunos de los compuestos más importantes presentes en nuestros alimentos, como los polifenoles.

Durante siglos nos han dicho que los polifenoles son antioxidantes que protegen a nuestras células del estrés oxidativo, que es básicamente el desgaste que las envejece. Pero recientemente he descubierto dos hechos impactantes sobre los polifenoles: el primero, que son beneficiosos por una razón completamente diferente de la mencionada, de la que hablaré en detalle más adelante; el segundo, que no pueden beneficiarte en absoluto si no cuentas con la mezcla adecuada de compañeros intestinales para procesarlos y hacer que estén activos. Además, los polifenoles pueden controlar qué tipo de microorganismos tienen permitido estar en el intestino y evitar que haya habitantes intestinales que produzcan compuestos dañinos que podrían causar estragos en las paredes de los vasos sanguíneos.[4]

Pero la historia no termina ahí. Tus compañeros intestinales también controlan en buena medida tu sistema hormonal (o endocrino), tu sistema nervioso y, quizá lo más importante, tu sistema inmunitario. Esto significa que si no albergas los microbios correctos te enfrentarás a problemas mucho mayores que los trastornos gastrointestinales. Tus niveles hormonales se desequilibrarán, tendrás más probabilidades de tener problemas con tu salud mental y sufrir depresión y ansiedad, y tu sistema inmunitario entenderá mal cuándo y dónde debe lanzar sus ataques, lo que conducirá a la inflamación generalizada y la enfermedad.

En relación con todo esto es esencial el hecho de que una parte de tu microbiota está a cargo de «custodiar las puertas» de tu cuerpo, es decir, tu barrera intestinal. Como si de porteros se tratase, hay una serie de microorganismos que deciden qué va a entrar y qué deberá permanecer fuera. Si tus microbios intestinales están trabajando en tu contra o no hay suficientes de los «buenos» para hacer un trabajo efectivo, habrá patógenos y sustancias no deseadas que terminarán donde no deberían estar: en tu torrente sanguíneo. El resultado serán problemas varios.

No es sorprendente, entonces, que la colaboración estrecha con mis pacientes para restablecer su microbioma intestinal y reparar su pared intestinal tenga repercusiones muy importantes en su salud: ven resueltas desde afecciones de la piel, los huesos y las articulaciones hasta enfermedades cardíacas, el alzhéimer, la demencia, problemas de salud mental, la diabetes, el cáncer y todo tipo de enfermedades autoinmunes. De hecho, he acabado por darme cuenta de que muchas de estas enfermedades son de naturaleza autoinmunitaria y derivan directamente de la disfunción intestinal.

La pregunta obvia, que probablemente ya te estés haciendo, es cómo ejercen todo este control los microorganismos intestinales exactamente. ¡Comunicándose con cada parte del cuerpo, por supuesto! En los últimos años, he centrado mi labor de investigación en entender este lenguaje, y no dejan de asombrarme tanto su brillantez como su complejidad. Aprenderás bastante sobre este lenguaje a medida que avances en la lectura.

Para empezar, ahora que estás comenzando a ver lo importante que es tener un microbioma saludable, echemos un vistazo a los tres factores que determinan que un microbioma está sano.

LAS CARACTERÍSTICAS DE UN MICROBIOMA SALUDABLE

Estabilidad ecológica

Que un sistema goza de *estabilidad ecológica* significa que tiene la capacidad de regresar a un estado de equilibrio después de haber sufrido una alteración. Esta capacidad es lo que hace que cualquier ecosistema sea sostenible a lo largo del tiempo.

El microbioma, como las selvas tropicales, mantiene la estabilidad ecológica a menos que se enfrente a una gran perturbación. Por lo general, los individuos albergan su propia mezcla de especies bacterianas en el intestino, la cual permanece constante durante largos períodos de tiempo.[5] De hecho, si comparáramos muestras de tu microbiota tomadas con décadas de diferencia, serían más similares entre sí que una muestra tuya y otra mía tomadas el mismo día.

Es de suma importancia que el microbioma goce de estabilidad ecológica. Los pacientes que tienen un microbioma estable pueden recuperarse con mayor rapidez de una perturbación, ya sea debida a un microbio peligroso como la listeria, a un tratamiento con antibióticos de amplio espectro o a otra causa. Un solo tratamiento con antibióticos de corta duración produce unas perturbaciones significativas en el microbioma, que pueden durar hasta dos años, en función de la persona (no todos los intestinos responden igual).[6] La perturbación se vuelve más intensa cada vez que nos exponemos al mismo antibiótico, lo cual dificulta el retorno al equilibrio.[7, 8]

¿Qué sucede si nuestro microbioma intestinal es inestable y, por lo tanto, no puede regresar al equilibrio? Recuerda que tu intestino contiene una amplia mezcla de microorganismos buenos y malos. Si tu microbioma es inestable, la aparición de algunos microorganismos perjudiciales nuevos podría desequilibrarlo. Esos microorganismos perjudiciales podrían reproducirse con rapidez y encontrar la manera de tomar el control. Si tienes suerte, te encontrarás muy mal, con lo que sabrás que debes tomar medidas. Pero si no notas la perturbación inicialmente, los microorganismos perjudiciales tendrán tiempo para crear un entorno que marcará el rumbo hacia una vida marcada por las enfermedades crónicas.

Por otro lado, si tu microbioma es estable, también puedes enfermar debido a un microbio como la listeria, pero los microorganismos beneficiosos se impondrán y restablecerán el estado de equilibrio mucho más rápidamente. En resumen, un microbioma estable es mucho más resiliente que uno inestable.[9] Es lógico, entonces, que una perturbación importante en el microbioma que produzca inestabilidad facilite la aparición de enfermedades.[10, 11]

Es importante señalar que hay una etapa de la vida en la que es perfectamente apropiado que el microbioma no esté estable: la primera infancia, hasta los tres años aproximadamente. En este período, el microbioma experimenta cambios rápidos, hasta que termina por estabilizarse. Ahora voy a hacer una pequeña digresión para exponer algo relevante.

Contrariamente a lo que se creía hace solo unos años, resulta que los microbiomas oral, intestinal y vaginal de la madre afectan a la salud del feto de maneras significativas durante el embarazo. ¡Incluso la placenta contiene bacterias! Estos microbiomas de la madre se vuelven aún más estables de lo normal en el transcurso de un embarazo saludable, con el fin de apoyar el desarrollo del feto.

Durante el parto vaginal, el bebé interactúa aún más con el microbioma de la madre, y su intestino pasa a alojar estas bacterias, que conformarán la base de sus propios microbiomas. Después del nacimiento, durante los primeros dos o tres años de vida, el microbioma del bebé y el infante cambia rápidamente para establecer una comunidad compleja de microorganismos intestinales. Esto ocurre a través de un proceso similar a la sucesión ecológica, que es la forma en que la mezcla de especies de un hábitat dado cambia con el tiempo:[12] varias comunidades se reemplazan entre sí en lo que es un proceso natural; cada comunidad crea las condiciones que permiten que la siguiente prospere.

Volvamos a la selva o al bosque por un momento: si un extenso erial influido por un clima adecuado se deja solo durante muchos años (lo cual sería poco probable hoy en día, desafortunadamente), primero se convertirá en un prado. La hierba aportará nutrientes al suelo, lo cual permitirá que crezcan arbustos, y después árboles, hasta que finalmente habrá un bosque. Llegará el punto en que esta sucesión se detendrá y el sistema pasará a ser estable.

Lo mismo ocurre en el intestino del bebé y el infante. Las especies «pioneras» procedentes de la madre experimentan una serie de reemplazos, en una dinámica en la que cada comunidad prepara el escenario para que prospere la siguiente. Finalmente, queda conformada una comunidad compleja y estable. Estas transformaciones tienen lugar para que el sistema inmunitario del bebé y el infante se desarrolle y madure. Durante el desarrollo temprano y hasta la edad adulta, las bacterias del intestino dan forma a los tejidos, las células y el perfil molecular de nuestro sistema inmunitario gastrointestinal y general.[13]

El microbioma del bebé y el infante también cambia para adaptarse de manera efectiva a las necesidades alimentarias de la criatura, que van evolucionando desde la leche materna o las leches de fórmula hasta los alimentos sólidos. Cuando el infante tiene dos o tres años, su sistema inmunitario ha sido moldeado y empieza a comer una mayor variedad de alimentos sólidos. El microbioma se vuelve cada vez más rico, diverso y estable,[14] y, con suerte, así permanecerá en la edad adulta.

La estabilidad a largo plazo no es fruto de la casualidad. Los compañeros intestinales tienen que esforzarse para mantenerla. Trabajan con ahínco para conservar el equilibrio y aún más duro para restablecerlo después de que ha sido perturbado. Lo hacen a través de bucles de retroalimentación. Supongamos, por ejemplo, que un tipo de bacteria comienza a reproducirse más allá de cierto umbral. Esto representa una amenaza para la estabilidad del microbioma, tanto si la bacteria que se está reproduciendo en exceso es de las buenas como si es de las malas.

Afortunadamente, existe un plan de contingencia para estas situaciones. Todas las bacterias producen metabolitos, que son unas sustancias creadas como resultado de la digestión. Estos metabolitos se utilizan como moléculas señalizadoras y son más importantes de lo que se creía. En este caso, la señal indica que hay demasiadas bacterias de ese tipo en particular, lo que da lugar a cambios en el ecosistema intestinal que dificultan la expansión de esas bacterias en concreto.[15] De esta manera, el equilibrio no tarda en quedar restablecido. ¿No es impresionante que suceda todo esto?

Pero hay más. Muchas de las bacterias que hay en el intestino no tienen otro propósito que el de mantener la estabilidad. Estas «especies clave», como se las llama, no interactúan en absoluto con nosotros, sus anfitriones; solo trabajan para mantener las cosas bien y estables en el intestino.[16] Retomando la analogía de la gran fiesta, serían una serie de personas ubicadas en el exterior para verificar que todos los que llegan están en la lista de invitados. Estas personas ni siquiera asisten a la fiesta, pero influyen mucho en lo que sucederá dentro.

El sistema inmunitario también trabaja para mantener la estabilidad del microbioma, lo cual es fascinante cuando nos detenemos a pensar en ello, habida cuenta de que es el microbioma el que impulsa la estabilidad del sistema inmunitario en primer lugar. Estos dos sistemas mantienen una relación estrecha y multidireccional a lo largo de la vida de la persona, relación que determina prácticamente todos los aspectos de la salud. Cuando el microbioma se ve perturbado, las bacterias le dan indicaciones al sistema inmunitario para que ataque, y este actúa para reprimir a las bacterias que están proliferando en exceso y causando inestabilidad.[17] Ello también da lugar al restablecimiento del equilibrio.

Pero lo que tal vez contribuya en mayor medida a la estabilidad sea otra característica del microbioma saludable: la diversidad.

La diversidad importa

En lo que al intestino se refiere, tenemos *diversidad* cuando hay un número elevado de especies diferentes distribuidas uniformemente en el microbioma. Esta condición es fundamental para tener un intestino saludable, resiliente y estable. Una microbiota diversa está directamente vinculada con la buena salud y la longevidad,[18] mientras que una microbiota poco diversa está asociada a las enfermedades diarreicas agudas,[19] la enfermedad inflamatoria intestinal,[20] las enfermedades hepáticas[21] y el cáncer.[22]

Los estudios al respecto han mostrado que, entre otros factores, la obesidad se corresponde con una menor diversidad en el microbioma intestinal.[23] Los microbiomas poco diversos asociados a enfermedades tienden a parecerse a los microbiomas inestables de los bebés e infantes. Es decir, un adulto enfermo tiene un microbioma similar al de un bebé sano. Esto lo puede explicar otro fenómeno que se da en las selvas y bosques: los incendios forestales. Ya sea en una selva o en el intestino, cuando una perturbación acaba con la compleja comunidad que expresa la diversidad, los organismos pertenecientes a las especies pioneras de las que te hablaba son más resilientes y pueden sobrevivir a la perturbación.[24, 25] Este fenómeno se conoce como *sucesión secundaria* e implica que el intestino regresa a su estado inmaduro, menos diverso.

Recuerda lo que has leído hace un momento sobre el microbioma del bebé y el infante: empieza con las especies pioneras y luego atraviesa el proceso de sucesión ecológica antes de alcanzar la madurez, con el fin último de dejar bien configurado el sistema inmunitario. Es por eso por lo que los bebés e infantes contraen enfermedades con mayor facilidad que los adultos: su intestino no ha tenido la oportunidad de configurar completamente su sistema inmunitario. Tiene sentido, entonces, que los adultos enfermos tengan una microbiota menos diversa, asociada a un sistema inmunitario inmaduro. En pocas palabras: el sistema inmunitario requiere una microbiota diversa para funcionar correctamente y mantenernos sanos.

También necesitamos una amplia variedad de microorganismos porque cada uno cumple una función única e importante, y algunos de ellos son verdaderos especialistas. No se trata solamente de que algunos microbios intestinales ayuden en la digestión y otros den indicaciones al sistema inmunitario, por ejemplo. Cada uno tiene un papel que desempeñar. Por lo tanto, cuanto más variado sea el abanico de microorganismos que habitan el intestino, mejor podrá funcionar el microbioma intestinal en su conjunto.

Afortunadamente (pero no casualmente), nuestro intestino ha concebido un plan de contingencia por si aparecen problemas con la diversidad. Aunque muchos microorganismos intestinales son trabajadores especializados, algunas especies pueden ocupar el lugar de otras cuando es necesario. Es decir, saben cómo hacer el mismo trabajo. Es lo que se conoce como *redundancia funcional*. Por ejemplo, hay varias especies que pueden procesar los carbohidratos complejos y producir los metabolitos necesarios. Si los antibióticos acaban con una de estas especies, otra comenzará a reproducirse rápidamente para ocupar el puesto del microorganismo intestinal eliminado.[26] Esta medida contribuye a mantener el funcionamiento general, pero el intestino pasa a ser menos resiliente de todos modos, porque ya no cuenta con la misma diversidad. Después de todo, si algo amenaza a la especie sustituta, no queda otra que pueda ocupar su lugar.

Si se da esta circunstancia, la consecuencia es la denominada *disbiosis de baja diversidad*, un desequilibrio en las bacterias intestinales que está vinculado a enfermedades. Es importante señalar que los microorganismos intestinales que tienden a estar ausentes en la disbiosis de baja diversidad, las familias de bacterias *Lachnospiraceae* y *Ruminococcaceae*, son responsables de fermentar los azúcares complejos en ácidos grasos de cadena corta (AGCC), como el butirato.

El butirato es un AGCC increíblemente importante que está vinculado a la función del sistema inmunitario,[27] pero los roles que desempeña en el cuerpo han sido mal comprendidos en gran medida y tienen un alcance mayor de lo que podríamos haber imaginado. Trataré este asunto con gran detalle más adelante; por ahora, quédate con el dato de que la disbiosis de baja diversidad conduce a una menor presencia del butirato y otros AGCC importantes.

Como he mencionado anteriormente, un microbioma intestinal saludable y diverso incluye algunos «chicos malos». Hasta incluye algunos microorganismos que durante mucho tiempo se han considerado parásitos, como los protistas y los helmintos (más conocidos como *lombrices*),[28] que no solo no son malos *per se*, sino que ni siquiera son meros espectadores inocentes: al contrario; también tienen sus propios roles que desempeñar. Por ejemplo, algunos protistas y helmintos estimulan una respuesta inmunitaria beneficiosa en personas que sufren alergias.[29] Algunas almas valientes han comenzado incluso a ingerir deliberadamente estos parásitos para apaciguar su sistema inmunitario, pero no te animaré a que lo hagas en casa.

Parece que un microbioma intestinal saludable, diverso y estable necesita que haya algunos «chicos malos» para que los «buenos» permanezcan alerta. Esto me lleva a la última característica de un bioma sano: un sentido saludable de la competencia entre los microbios, equilibrado por una cooperación mutuamente beneficiosa. Debo admitir que es un descubrimiento que no esperaba.

Cooperación y competencia

Regresemos a la analogía de la fiesta por un momento. ¿Recuerdas al amigo que trajo la deliciosa salsa y a la amiga que contribuyó con los *crackers*? Cada uno de estos dos elementos es básicamente inútil sin el otro. Nadie quiere meterse salsa en la boca con los dedos, y los *crackers* son insípidos y secos sin la salsa. Estos elementos individuales son mutuamente beneficiosos; cada uno se beneficia de la presencia del otro.

Este es un ejemplo de cooperación, la cual también está presente entre nuestros compañeros intestinales. En el caso de estos, *cooperación* significa que varias especies están más sanas y funcionan mejor cuando todas ellas están presentes. Se necesitan unas a otras para sobrevivir y prosperar. No se trata de una relación entre depredador y presa ni de una relación parasitaria en la que una especie se beneficia mientras que la otra sufre (aunque este tipo de relaciones también se dan en el intestino). Como es el caso en todas las relaciones saludables, estas son mutuamente beneficiosas y verdaderamente simbióticas.

A nuestra microbiota intestinal le ha llevado millones de años coevolucionar para llegar a este grado de cooperación. Los mecanismos que hay detrás de ella son fascinantes e increíblemente complejos; a menudo participan muchas especies diferentes al mismo tiempo. De hecho, cuando se estudian dos especies juntas, es poco probable que cooperen de una manera mutuamente beneficiosa; es más probable que esto ocurra cuando se estudian juntas tres, cuatro o más especies. De nuevo, este funcionamiento es similar al que tiene lugar en una selva tropical, y es otra razón por la que la diversidad es tan importante.[30]

Esta dinámica se observó cuando se agrupó a tres especies de bacterias en un laboratorio. Cada especie realizó una tarea que era necesaria para que cualquiera de las tres sobreviviera, y no daba la impresión de que estos comportamientos fueran casuales. Cada una producía más compuestos imprescindibles de los que necesitaba, con lo que se generaba un excedente para las compañeras de las otras especies.[31]

Una de las formas principales de cooperación, y más simples, que se da entre nuestros compañeros intestinales es la digestión cooperativa. En esta dinámica de colaboración, los compuestos que produce un tipo de bacteria a través de su proceso de digestión se convierten en alimento para otro tipo de bacteria. Cuando esta digiere los compuestos, produce otros que se convierten en alimento para un tercer tipo de bacteria. Y así sucesivamente.

Un dato relevante en este contexto es que a veces las bacterias secretan activamente estos compuestos, a menudo junto con otros productos de desecho, mientras que otras veces los retienen. En este último caso, estos compuestos solo se liberan cuando las bacterias mueren. Esta es una de las razones por las que las bacterias muertas son tan importantes. ¡Sí, has leído bien! Es necesario que haya muchas bacterias vivas *y muertas* en nuestro intestino. Profundizaré en este asunto más adelante.

Pero quizá la forma más fascinante en que cooperan entre sí las bacterias es a través de la *percepción de cuórum*. Agárrate fuerte el sombrero, porque ahora es cuando las cosas se ponen realmente interesantes. Todos sabemos qué es el cuórum: la cantidad mínima de miembros de un grupo que deben estar presentes en una reunión para que cualquier decisión que se tome sea válida. Bien, pues una reunión de compañeros intestinales también exige un cuórum, y no se hace nada hasta que hay suficientes miembros del grupo presentes.

Nuestros compañeros intestinales no pueden «ver» cuántos miembros hay; después de todo, no tienen ojos. Así que han creado su propia forma ingeniosa de controlar la asistencia: utilizan moléculas señalizadoras para comunicarse entre sí. Esto es parte del lenguaje al que hice referencia anteriormente. Esta dinámica es bastante similar a la de los amigos que te enviaban mensajes de texto para saber quién más iba a venir a la fiesta.

Nuestros compañeros intestinales utilizan estas señales químicas para sincronizar sus actividades en un proceso que implica producir y liberar estos compuestos, que serán detectados y, en principio, darán lugar a una respuesta. Digo «en principio» porque el último paso, la respuesta, depende de un umbral. Esto significa que las bacterias no responderán a las señales hasta haber detectado un cierto nivel que les indique que se ha alcanzado el cuórum.[32]

Aún más impresionante es el hecho de que las bacterias no ponen en marcha el proceso de la percepción de cuórum a menos que deban «debatir» sobre una acción que solo se podría realizar de manera efectiva como grupo. De este modo, la percepción de cuórum permite a las bacterias unicelulares actuar como organismos pluricelulares mucho más avanzados cuando es necesario.[33] ¡Estas pequeñas criaturas son realmente inteligentes!

Pero no nos llevemos a engaño; no todos los habitantes del intestino cooperan entre sí. De hecho, es importante que no lo hagan. Volvamos a la analogía de la fiesta por un momento. Tal vez tengas amigos de dos grupos diferentes que no se muestran antipatía abiertamente, pero parecen competir por tu favor y tu amistad. Esto no tiene por qué ser malo. Un poco de competencia motiva a cada uno de los grupos a mejorar. Cuando un amigo perteneciente a uno de los grupos cuenta un chiste, otro amigo del otro grupo trata de decir algo aún más divertido. Cuando un amigo menciona un dato interesante, otro intenta superarlo contando un hecho aún más fascinante. Ya captas la idea. Un sentido saludable de la competencia puede hacer que las personas se esfuercen por ofrecer su mejor versión. Y nuestros compañeros intestinales también.

En resumen, en un microbioma saludable, nuestros compañeros intestinales necesitan contar con algunos colaboradores y que haya algunos competidores para ofrecer el mejor desempeño posible. Una razón para ello es que si cada especie cooperara con las demás, se volverían interdependientes. Entonces, si una especie se viese diezmada por cualquier razón, habría muchas muertes en las otras especies también, y todo el sistema se desestabilizaría.[34]

Mira por dónde, también hay una solución incorporada para evitar esta eventualidad. Cuando ciertas especies que compiten entre sí se emparejan, funcionan de manera más eficiente que si actúan por separado.[35] Ocurre algo similar a lo que sucede entre tus amigos competitivos. O puede ser más útil pensar en dos deportistas entre los que existe rivalidad; cada uno obliga al otro a trabajar más duro y a fortalecerse. Este funcionamiento reduce la probabilidad de que la especie fortalecida desaparezca y se lleve consigo a la especie que cooperaba con ella. ¡Realmente, estos microorganismos tienen una solución para todo!

• • •

Estaría muy bien que los humanos fuéramos lo suficientemente inteligentes como para dejar en paz ecosistemas como la selva tropical o nuestro ecosistema interno para que prosperen en un estado de homeostasis armonioso y apacible. Sin embargo, por supuesto, hemos diezmado nuestra vida intestinal –al igual que hemos destruido gran parte de las selvas tropicales–, con lo que se ha perdido la delicada armonía que regía en este sistema. Pero no te preocupes. Sabiendo lo que necesitan tus compañeros intestinales para prosperar, volveremos a sembrar tu intestino y nutriremos a estas formas de vida para que conformen un ecosistema estable y diverso, en el que se dé la combinación adecuada de cooperación y competencia para restablecer el equilibrio.

En primer lugar, examinaremos con cierto detenimiento el lenguaje que utilizan nuestros compañeros intestinales; pero esta vez no nos fijaremos en el que usan para comunicarse entre ellos, sino en el que emplean para impactar profundamente en los centros energéticos de las células del cuerpo.

Capítulo 2

SE NECESITAN DOS

En este momento, estás empezando a saber cómo viven, trabajan y se comunican entre sí tus compañeros intestinales, y a apreciar lo importantes que son para tu salud y tu bienestar. Espero que al menos te sientas un poco impresionado por el diseño de tu ecosistema interno y que te estés motivando para trabajar con tus compañeros intestinales para ayudar a restablecer el estado natural de homeostasis de tu intestino. La verdad es que hasta ahora solo te he señalado la punta del iceberg.

En realidad, tus compañeros intestinales no se limitan al ámbito de su feliz ecosistema, sino que trabajan y se comunican con todos los demás sistemas de tu cuerpo. La relación más importante y estrecha la mantienen con hermanas suyas que viven y trabajan dentro de tus células.

ENTRE HERMANAS

Si este es el primer libro mío que lees, ¡te doy la bienvenida! Estoy increíblemente feliz de que estés aquí. Si has leído mis otros libros, parte de la información que voy a dar te servirá para refrescar algunas ideas. De todos modos, te será útil tenerla muy presente antes de seguir adelante.

Si recibiste la educación secundaria probablemente recordarás, de las clases de biología, que nuestras células tienen sus propias «centrales eléctricas», las mitocondrias. La historia de estos componentes es fascinante. La teoría predominante sobre su origen es que evolucionaron a partir de bacterias engullidas. Hace dos mil millones de años, el mundo estaba lleno de diferentes tipos de bacterias, pero también había otros tipos de células en la mezcla, recién aparecidas. Según la teoría, uno de esos tipos de células, probablemente precursora de las células eucariotas que componen la mayor parte de la vida en la Tierra, engulló esas bacterias. Y comenzaron a trabajar juntas, en una relación simbiótica que era beneficiosa para ambos organismos. La bacteria ayudaba a la célula a respirar, es decir, a utilizar el oxígeno para producir energía. A cambio, la célula le proporcionaba un hogar a la bacteria, que le brindaba protección frente a los elementos. Con el tiempo, esas bacterias evolucionaron para convertirse en las actuales mitocondrias.

A pesar de encontrarse dentro de nuestras células, las mitocondrias nunca han renunciado por completo a sus raíces bacterianas; de hecho, son bastante similares a las bacterias intestinales que forman parte de nuestro microbioma. Para empezar, tienen su propio ADN, al igual que nuestros compañeros intestinales. Y pueden dividirse al mismo tiempo que lo hacen las células que las alojan, pero también pueden hacerlo para dar lugar a más mitocondrias en cualquier momento, mediante un proceso llamado *mitogénesis*. Como no tardarás en descubrir, la capacidad que tienen de replicarse sin que el resto de la célula tenga que dividirse es fundamental para ti, tu salud y tu destino.

Hoy en día, nuestro microbioma y nuestras mitocondrias siguen conectados por el pasado bacteriano que comparten. Permanecen en contacto a través de unas moléculas señalizadoras llamadas *posbióticos*. Generalmente, los posbióticos los producen los microbios que habitan el intestino, pero también podemos ingerir muchos de ellos. Nuestros microbios intestinales vigilan diligentemente todo lo que ocurre en el cuerpo. Están en una excelente posición para hacerlo, ya que regularmente reciben información sobre el estado de las cosas tanto por parte del sistema inmunitario como del sistema nervioso. A partir de aquí transmiten mensajes a las mitocondrias sobre la cantidad de energía que necesitan producir a través de las moléculas señalizadoras que son los posbióticos.[1] La información que reciben las mitocondrias procedente del microbioma influye en la cantidad de energía que generan.

Esta es una de las razones por las que la dieta cetogénica tradicional y las dietas con bajo contenido en carbohidratos o alto contenido en proteínas, que restringen la ingesta de fibra de origen vegetal, pueden dar lugar a efectos secundarios como la fatiga y la niebla mental. Esa fibra es esencial para tener un microbioma próspero que, a su vez, produzca los esenciales posbióticos. Pronto trataremos esta cuestión con más detalle; antes, sin embargo, examinaremos con mayor detenimiento cómo funcionan nuestras centrales eléctricas interiores.

CÓMO PRODUCEN ENERGÍA LAS MITOCONDRIAS

La denominación técnica para hacer referencia a la conversión de los alimentos y el oxígeno en energía es *respiración celular*. Este proceso tiene lugar una y otra vez en cada mitocondria del cuerpo y, como recordarás, tu cuerpo alberga billones de ellas. La respiración celular es asimilable a una cadena de montaje interna. Se necesitan varios pasos para convertir la glucosa (o las proteínas y grasas) en trifosfato de adenosina, o ATP, que es la moneda energética de las células.

Como podrá confirmarte cualquier fan de *Star Trek*, los seres humanos somos formas de vida basadas en el carbono. También consumimos carbono. Toda la comida que ingerimos, ya esté compuesta de azúcares, aminoácidos o grasas, acaba por descomponerse en un montón de moléculas de carbono. Estas moléculas se dirigen al interior de las células, donde las mitocondrias las recogen para iniciar el proceso de producción de energía. Esto supone el inicio del ciclo de Krebs (también llamado *ciclo del ácido cítrico*), compuesto por la serie de reacciones que convierten estas moléculas de carbono en ATP.

Cuando las moléculas de carbono han ingresado en las mitocondrias, empiezan a ejecutar una danza fascinante con los protones y los electrones, algunos de los cuales provienen del agua y, como quizá recuerdes, son partículas cargadas («electrificadas», podríamos decir). La carga de los protones es positiva (+) y la de los electrones es negativa (−). Luego, estos protones y electrones son conducidos a través de la membrana mitocondrial interna hasta la parte más interior de las mitocondrias. Allí pasan por una serie de reacciones químicas conocidas como *cadena de transporte de electrones*. Es un tema algo complejo, pero para explicarlo de una manera sencilla, se puede decir que esta cadena ayuda a incrementar la carga de estas partículas: van saltando de un nivel de carga al siguiente.

Para hacerte una idea de lo «calientes» que se ponen las cosas, puedes pensar en un grupo de veinteañeros que se dirigen a pasar una velada en el último local que se ha abierto en la ciudad, un club más espacioso y animado que cualquiera de los existentes. Imagina que una sola mitocondria es este local. Si has leído mi libro *Descifrando el código keto: la nueva ciencia de la cetosis que permite obtener más beneficios sin privaciones*, recordarás que lo llamé Club Mito. Si no lo has leído o necesitas que te refresque la memoria, este asunto es tan importante que lo repasaré aquí para que todos estemos en la misma onda.

EL CLUB MITO

Este lugar de moda tiene una entrada principal por la que entran los clientes y una puerta giratoria de un solo sentido en la parte trasera a través de la cual pueden salir. (También hay algunas salidas de emergencia. Después de todo, el Club Mito quiere respetar la normativa antiincendios..., pero hablaremos de ellas más adelante. Por ahora, considera que solo hay una entrada y una salida para los clientes).

Hace mucho calor en el Club Mito, que está abarrotado; está repleto de cientos de protones, electrones y moléculas de oxígeno e hidrógeno, entre otras. Como el Club Mito puede llegar a llenarse mucho, hay porteros en la entrada, cuya misión es no dejar entrar a más individuos a partir de cierto punto. Pero aunque los porteros se están esforzando por hacer bien su trabajo, los clientes apenas pueden llegar a la barra sin tropezar con una docena de individuos por lo menos. Y al igual que en un club real, hay muchos protones y electrones que están allí con la esperanza de conectarse (acoplarse) con una molécula de oxígeno.

Algunos logran acoplarse con ese ansiado oxígeno. Se agarran del brazo, se dirigen a la puerta giratoria trasera y producen una gran cantidad de ATP al salir. El proceso se parece un poco a cómo el agua genera la energía que hace girar una muela de molino al pasar por una noria. Cuando los protones cargados positivamente, ahora acoplados con el oxígeno, pasan juntos a través de la puerta giratoria trasera de la membrana de la mitocondria, producen energía. Además, en el proceso de salida, los protones dejan tras de sí dióxido de carbono (CO_2). En este escenario, puedes considerar que el CO_2 son las botellas de cerveza y otros desperdicios que arrojan los clientes protones antes de salir por la puerta con sus acompañantes.

Es una típica noche de sábado con el local repleto de gente cuando, de repente, muchos de los electrones deciden marcharse. Eso deja a un montón de protones, que esperaban conectarse con alguna molécula de oxígeno, dando vueltas por ahí, conscientes de que las probabilidades de conectarse con el oxígeno son bajas. Los protones, frustrados, ven el letrero de salida en la distancia y se dirigen directamente a la puerta. Allí, algunos de los protones se encuentran con algunas moléculas de oxígeno despistadas, y logran acoplarse por fin. A continuación, a medida que estas nuevas parejas van pasando por la puerta giratoria, van produciendo más ATP. Pero la mayoría de los otros protones no tendrán tanta suerte. Van a salir del club solos e insatisfechos. No generarán nada de ATP esa noche.

Debo mencionar que este proceso no es tan simple como esta analogía puede dar a entender. En las mitocondrias reales, este proceso de varios pasos en el que se intenta combinar el oxígeno con los protones para producir ATP puede conducir a que se produzca algo más que un poco de CO_2. Desafortunadamente, no solo los protones quieren acoplarse con el oxígeno; ¡los electrones también están emocionados! Cuando son los electrones, en lugar de los protones, los que terminan acoplándose con el oxígeno, se producen las denominadas *especies reactivas de oxígeno* (ERO; ROS por sus siglas en inglés), que incluyen los radicales libres de los que tanto hablamos los expertos en salud.

Las ERO guardan cierta similitud con el escape del motor de los automóviles. En la analogía del Club Mito, serían los clientes que se han excedido y comienzan a dar golpes. Los porteros acabarán por encargarse de ellos, pero esto no significa que no armen un buen alboroto mientras tanto. Las ERO están detrás del estrés oxidativo, que daña las mitocondrias y, de resultas de ello, las células. Probablemente ya hayas oído hablar de las ERO y el estrés oxidativo; se ha relacionado a ambos con el envejecimiento y las enfermedades crónicas.

Ahora bien, es correcto que haya algunas ERO. El Club Mito no sería un lugar adecuado si no hubiera un poco de emoción. En pequeñas cantidades, actúan como moléculas señalizadoras, que mandan mensajes para ayudar a que las células se conserven sanas. Solo son problemáticas cuando hay demasiadas. Cuando la cantidad de electrones y moléculas de oxígeno que se acoplan es excesiva, las mitocondrias pueden resultar perjudicadas. Y lo que es aún peor, si los porteros del Club Mito no encuentran la manera de controlar las ERO, pueden inducir la apoptosis, que es, literalmente, la muerte explosiva e inmediata de la célula. Como puedes imaginar, un exceso de peleas y situaciones dramáticas haría que el club tuviese que cerrar.

Los dos tipos de porteros principales del Club Mito son la melatonina (sí, la hormona del sueño de la que has oído hablar tanto) y el glutatión, un conocido antioxidante. Ayudan a que haya la cantidad óptima de ERO: las suficientes para que desempeñen sus funciones de señalización, pero no tantas como para que inflijan daños a la célula. Como puedes imaginar, al Club Mito le gusta tener muchos de esos porteros para asegurarse de que las cosas no se descontrolen. De todos modos, es necesario contar con un sistema de seguridad más. Aquí es donde entra en juego el desacoplamiento mitocondrial.

UN DESACOPLAMIENTO FAVORABLE A LA SALUD

En la actualidad, muchas personas utilizan, en la lengua inglesa, el término *uncoupling* ('desacoplamiento') para referirse al final de una relación romántica. Pues bien, las mitocondrias tienen su propia forma de «divorciar» la quema de combustible (el metabolismo) de la producción de energía (ATP). Es lo que se llama *desacoplamiento mitocondrial* (*mitochondrial uncoupling* en inglés).

Permíteme retomar la analogía del Club Mito para explicar cómo funciona el desacoplamiento. Como ya sabes, este local es *el* lugar de moda, y la fila para entrar se ha vuelto cada vez más larga. El ambiente se está caldeando en el interior y llega el momento en que los protones dejan de estar interesados en acoplarse con las moléculas de oxígeno: quieren irse y probar un nuevo lugar o dar la noche por terminada. El Club Mito solo tiene esa salida en la parte de atrás, y con la multitud que se agolpa ahí, se crea un cuello de botella. Pero entonces alguien abre una de las salidas de emergencia cercanas y los clientes salen en estampida por esa puerta lateral, tan vivificados por su nueva libertad que se dirigen calle abajo para intentar «acoplarse» en algún otro lugar.

Ahora que hay algo más de espacio en el local, la tensión se disipa y los clientes pueden volver a disfrutar. De hecho, los protones y las moléculas de oxígeno ahora tienen espacio para comenzar a acoplarse nuevamente. Además, los porteros pueden dejar pasar a algunos de los individuos que estaban esperando fuera. Pero en solo unos minutos, el club vuelve a estar repleto. ¿Qué debe hacer el propietario?

Tanto los clientes que están muy apretados en el interior como los que están fuera esperando para entrar están insatisfechos. Necesita un nuevo plan de acción.

Con tantos clientes dando vueltas fuera sin nada que hacer, está claro que a la célula le vendría bien tener algún local (algunas mitocondrias) más para satisfacer la demanda. Entonces acontece el proceso llamado *mitogénesis*, por el que pasa a haber más mitocondrias en la célula. Bajo ciertas circunstancias, la célula producirá más mitocondrias para manejar la carga de trabajo. (Como recordarás, las mitocondrias tienen su propio ADN y pueden dividirse cuando lo necesitan, independientemente de lo que esté haciendo el resto de la célula). La mayoría de los expertos aseguran que solo hay dos formas de producir más mitocondrias: ayunar y hacer ejercicio. Pero yo te diré que hay otras maneras de provocar la mitogénesis. Y puedes obtener los recursos que necesitas con esta finalidad aplicando los trucos alimentarios que ofrezco en este libro.

Volviendo a la analogía, el dueño del club decide montar más locales, después de haber perfeccionado una fórmula exitosa con el Club Mito. Pero para hacerlo va a necesitar un préstamo bancario. ¿Y adónde se dirige para conseguir el dinero? Puede acudir a las reservas de grasa para obtener los recursos que necesita para montar los nuevos locales (las nuevas mitocondrias), para que en ellos se empiece a producir toda esa energía gratificante una vez más.

Tal vez estés pensando: «De acuerdo, pero ¿por qué deberían dar sus existencias los almacenes de grasa? Aquí hay algo que no encaja». Si has pensado esto, tienes toda la razón. Se necesita la participación de unas proteínas singulares, estimuladas por las cetonas u otros «compuestos desacopladores», para abrir esas puertas laterales, promover la mitogénesis y decirles a los almacenes de grasa que abran sus puertas.

En 1978, los fisiólogos David G. Nicholls, Vibeke S. M. Bernson y Gillian M. Heaton, investigadores del Buck Institute for Research on Aging ('instituto Buck de investigación sobre el envejecimiento'), descubrieron que las mitocondrias disponen de «salidas de emergencia» integradas para los distintos actores que participan en la cadena de transporte de electrones. Estas salidas están controladas por las *proteínas desacopladoras* (o *desacoplantes*).

En la actualidad se sabe que hay cinco proteínas desacopladoras en total, de la UCP1 a la UCP5. Todas ellas residen dentro de la membrana mitocondrial interna y permiten que los protones salgan, bajo ciertas circunstancias. Como ocurre con los clientes del Club Mito que escapan por la puerta lateral, nuestras mitocondrias pueden permitir que los protones desacoplados abandonen las centrales eléctricas de las células ¡y desperdicien calorías en el proceso!

Las cetonas, y también otras moléculas de las que hablaré posteriormente, envían mensajes a las mitocondrias para que abran esas salidas de emergencia (o, lo que es lo mismo, para que desacoplen), de tal manera que produzcan menos ATP. En el proceso, las mitocondrias practican un «baipás calórico» (desperdician calorías en lugar de usarlas como combustible) e inducen la mitogénesis (promueven su propia proliferación).

Al desacoplar, cada mitocondria termina generando menos ATP del que fabricaría de otro modo. Esto podría parecer negativo de entrada, pero en realidad presenta unos beneficios tremendos. Como expuso por primera vez Martin Brand, doctor en Bioquímica y prolífico investigador del Buck Institute for Research on Aging, quien ha estudiado los mecanismos de transformación de la energía en el cuerpo humano, el desacoplamiento mitocondrial tiene que ver con la protección de las propias mitocondrias. Recuerda que la producción de ATP daña las mitocondrias. Por lo tanto, el desacoplamiento protege la salud de estas de las peligrosas ERO.

Contar con unas mitocondrias más saludables y mejor protegidas es clave para todos los aspectos de tu salud. Este asunto tiene una importancia descomunal. Me atrevería a decir que a fin de cuentas estás tan sano como lo están tus mitocondrias.

Después de haber ejecutado el desacoplamiento y la mitogénesis, dos mitocondrias sanas pueden producir más ATP juntas del que podría generar una sola mitocondria dañada. Piensa en un trineo tirado por perros: si cuentas con un solo perro, no podrás ir muy rápido. Además, el perro no tardará mucho en cansarse, así que tampoco llegarás muy lejos. Por cada perro adicional que enganches al trineo, llegarás más lejos e irás más rápido, porque los perros estarán compartiendo la carga. El único inconveniente es que ahora tendrás que alimentar a más perros, para lo que vas a necesitar más comida.

Lo mismo ocurre con las mitocondrias, pero en este caso alimentar a más de ellas presenta otro beneficio. La razón de ello es que el desacoplamiento permite desperdiciar calorías y sacar grasa almacenada para alimentar a las nuevas mitocondrias. Además, el desacoplamiento mitocondrial genera calor a través de un proceso llamado *termogénesis*, que promueve la pérdida de peso, la vitalidad y la buena salud.[2]

En resumidas cuentas, te conviene que tus mitocondrias desacoplen y proliferen. ¿Cómo puedes hacer que ocurra esto? Les está reservado un papel a los hermanos (más bien las hermanas) de las mitocondrias en esta historia.

LOS COMPUESTOS DESACOPLADORES

Regresemos a la membrana mitocondrial interna, donde residen las proteínas desacoplantes. Básicamente, son los guardianes de la entrada lateral del Club Mito que pueden abrir las puertas de la salida de emergencia y desencadenar, así, el proceso del desacoplamiento. Pero no abren las puertas al azar; ni siquiera lo hacen cada vez que la mitocondria está sobrecargada. Esperan a que sus hermanos les manden una señal.

Estas señales se presentan en forma de compuestos desacopladores, que incluyen los polifenoles, los ácidos grasos de cadena corta y las cetonas. Esto no significa que basta con que comas un montón de polifenoles, bebas un poco de vinagre de sidra de manzana (que contiene AGCC) y consumas aceite TCM (que estimula la producción de cetonas en el hígado) para obtener todos los beneficios del desacoplamiento mitocondrial. ¡Ojalá fuera tan simple! Vuelve a mirar el título de este capítulo: «Se necesitan dos». Independientemente del compuesto que utilices para que tus mitocondrias desacoplen, tus compañeros intestinales son, y siempre serán, una parte fundamental de la ecuación del desacoplamiento.

Los polifenoles

Como he mencionado anteriormente, los polifenoles no son antioxidantes, como nos han hecho creer. Al igual que los antioxidantes, protegen nuestras células, pero a diferencia de ellos, lo hacen induciendo el desacoplamiento mitocondrial. Ahora bien, solo pueden cumplir esta función si nuestros compañeros intestinales los procesan primero. Durante años, mis colegas investigadores se esforzaron por entender cómo funcionan los polifenoles dentro de nosotros, ya que son muy poco absorbidos. Ahora sabemos que nuestros compañeros intestinales son los intermediarios (¡o intermediarias!). Ellos constituyen el eslabón perdido que nos ha estado eludiendo durante tanto tiempo.

Resulta que los polifenoles son una de las fuentes de alimentación principales (y favoritas) de muchos de nuestros compañeros intestinales. Les encantan y, al digerirlos, los transforman, convirtiéndolos así en compuestos más absorbibles y bioactivos.[3] Es entonces cuando pueden actuar como desacopladores mitocondriales.

Los antioxidantes y los polifenoles actúan de formas diferentes. Los primeros reparan el daño celular causado por las ERO después de que este ya se ha producido; son como el equipo de limpieza que llega después de que el Club Mito ha cerrado de madrugada. En cuanto a los polifenoles, una vez que han sido procesados por nuestros compañeros intestinales hacen algo aún mejor: desencadenan el desacoplamiento mitocondrial para evitar que el daño se produzca.[4]

Tal vez te estés preguntando por qué existen los polifenoles. Como sabes, los humanos necesitan oxígeno para producir energía, pero este puede dañar las mitocondrias, al generar ERO. Este es nuestro dilema original: ¡no podemos vivir sin oxígeno, pero tampoco podemos vivir con él! De manera similar, las plantas necesitan los fotones de la luz solar para producir energía (ATP), pero esos fotones pueden dañar las mitocondrias de la planta (llamadas *cloroplastos*). Las plantas producen polifenoles para que sus mitocondrias puedan desacoplar y quedar, así, protegidas.

Por increíble que pueda parecerte, cada otoño disfrutas de la vista de todos estos polifenoles en la gloriosa exhibición de colores de las hojas caídas. Los hermosos amarillos, rojos, naranjas, azules y morados de las hojas estuvieron allí todo el tiempo, reflejando el trabajo de desacoplamiento de las mitocondrias de las hojas, si bien no pasaron a estar visibles hasta que desapareció el verde oscuro de la clorofila. En cuanto a las frutas y verduras de colores oscuros, estos también provienen de los polifenoles. Si las consumimos, pueden proteger a nuestras mitocondrias de la misma manera que protegen a los cloroplastos de las plantas, pero, nuevamente, solo si nuestros compañeros intestinales están allí para ayudarnos a absorberlos.

Después de ser procesados por nuestros compañeros intestinales, los polifenoles también nos ayudan de otras maneras. Para empezar, envían una señal a la sirtuina 1 (SIRT1), una enzima ubicada en el núcleo celular que repara el ADN y evita que sufra daños. La SIRT1 está profundamente involucrada con el metabolismo, el funcionamiento del cerebro y el envejecimiento, y cuando los polifenoles estimulan su sobreexpresión, mejora en gran medida la salud y extiende la esperanza de vida.[5] Por lo tanto, nuestros compañeros intestinales están básicamente empoderando a los polifenoles para que les digan a las células que protejan a las mitocondrias y que también se protejan a sí mismas, por lo que estamos hablando de un doble impacto.

El resveratrol (RSV), un tipo de polifenol que ha recibido mucha atención por estar presente en el vino, es uno de los muchos polifenoles que pueden activar la SIRT1. De hecho, como a mi esposa le gusta recordarme, ¡el consumo moderado de champán es positivo!; se ha demostrado que reduce el riesgo de enfermedad cardiovascular.[6] Pero el RSV tiene un impacto aún mayor en el cerebro y el metabolismo que en el corazón. En ratas con una neuropatía similar a la enfermedad de Alzheimer, este polifenol fue capaz de frenar la pérdida de memoria al potenciar la plasticidad neuronal del hipocampo; también tuvo efectos positivos en las enfermedades metabólicas y aumentó la esperanza de vida.[7]

Además de producir el efecto mencionado sobre la SIRT1, el RSV y otros polifenoles también estimulan la proteína quinasa activada por AMP (AMPK), una enzima que activa la captación de glucosa y grasa por parte de las mitocondrias para que puedan producir más energía. Esto conduce a la neurogénesis (el nacimiento de nuevas neuronas) y la biogénesis mitocondrial (el nacimiento de nuevas mitocondrias).[8] Por lo tanto, los poderosos polifenoles nos ayudan a fabricar neuronas nuevas y flexibles dotadas de nuevas mitocondrias generadoras de energía, a la vez que evitan que las ERO las dañen. No es de extrañar que nuestros compañeros intestinales piensen que los polifenoles son lo mejor que se ha inventado desde el pan rebanado. (Es una comparación poco apropiada, lo siento).

El RSV es tan potente que muchos investigadores están explorando cómo se puede utilizar para tratar o prevenir enfermedades neurodegenerativas y metabólicas. Curiosamente, a menudo concluyen que el principal obstáculo para un tratamiento exitoso es su baja biodisponibilidad,[9] lo que significa que no podemos absorberlo lo suficientemente bien como para obtener todos los beneficios que puede brindar. Por supuesto que esto es así: necesitamos que nuestros compañeros intestinales hagan que sea absorbible.

Otro tipo de polifenol importante son los elagitaninos. Si la combinación de microorganismos intestinales es la adecuada, pueden usar los elagitaninos –que se encuentran principalmente en las bayas, las granadas y las nueces– para producir un metabolito llamado *urolitina A*. Cuando se administra urolitina A a gusanos, ¡su esperanza de vida aumenta en un cincuenta por ciento! Curiosamente, este es el mismo efecto en la esperanza de vida que se logra mediante el ayuno periódico o la restricción calórica, lo cual trataré en detalle más adelante. La urolitina A incrementa la esperanza de vida a través de un mecanismo de desacoplamiento que activa tanto la mitofagia (el reciclaje de las mitocondrias viejas o dañadas) como la mitogénesis (la creación de nuevas mitocondrias).[10] En los humanos, se ha visto que los efectos mitocondriales de la urolitina A impactan de manera beneficiosa en la salud muscular y mitigan la degeneración del cartílago y el dolor en las personas con osteoartritis.[11]

Todo esto suena bastante bien, pero antes de que salgas corriendo a comprar bayas, granadas y nueces, hay algo que debes saber. En estudios centrados en ancianos supercentenarios, se vio que alrededor del cincuenta por ciento de estas personas albergaban la combinación correcta de bacterias que permite fabricar la urolitina A. Si tienes la impresión de que encontraron la fuente de la juventud en su intestino, estás sobre una buena pista. Solo alrededor del veinte por ciento de la población general tiene la combinación adecuada de bacterias intestinales para producir urolitina A a partir de los polifenoles. Esto significa que por más que te comas todas las granadas del mundo, y por más ricas que estén, podrías no producir en absoluto este importante metabolito.[12]

Lo diré una vez más: se necesitan dos. Tú y tus compañeros intestinales debéis trabajar juntos por el bien de tu salud y en favor de la longevidad. Si te faltan una o más «especies clave», el ecosistema comenzará a desmoronarse, y no lograrás obtener los beneficios de una alimentación saludable.

Debo insistir, sin embargo, en el hecho de que los polifenoles no son antioxidantes. En las mitocondrias hay dos antioxidantes solamente, la melatonina y el glutatión. Y resulta que las plantas también los producen, con el fin de reparar cualquier daño causado por los fotones durante su proceso de producción de energía. Por supuesto,

esto significa que muchas plantas contienen tanto polifenoles como antioxidantes, lo que se traduce en un doble efecto de protección mitocondrial. Entonces, tal vez, solo tal vez, una alimentación basada en plantas sea buena para nosotros... No obstante, como ocurre con la urolitina A, si no tienes la combinación correcta de compañeros intestinales, toda tu alimentación «saludable» podría ser en vano. ¿Quién lo habría pensado? Pero no te preocupes. Este libro trata sobre poner en orden tu intestino.

Algo que sigue fascinándome es cómo nuestros ancestros parecían tener una increíble sabiduría natural en cuanto a lo que les hacía bien. Parece que este tipo de sabiduría brilla por su ausencia en la actualidad. Pongamos el comercio de especias a modo de ejemplo. Como he escrito en otras obras, las especias contienen tanto polifenoles como antioxidantes. Se han librado guerras por las especias, y me niego a creer que fue solo porque a la gente le gustaba que la comida estuviese más condimentada. A lo largo de la historia, el ser humano ha estado dispuesto a morir por una sola cosa: las drogas (y tal vez por el sexo, también). A su manera, las especias y otros productos vegetales son drogas medicinales increíblemente poderosas. Me pregunto cómo lo sabían las personas de otros tiempos.

Los ácidos grasos de cadena corta

Los ácidos grasos de cadena corta (AGCC) constituyen otra categoría principal de compuestos desacopladores.[13] Incluyen el acetato, el butirato y el propionato. A diferencia de lo que ocurre con los polifenoles, que nuestros compañeros intestinales procesan para nosotros, se creía que los AGCC se producían directamente en el intestino cuando la microbiota intestinal fermentaba la fibra alimentaria soluble (la fibra prebiótica). Pero esta cuestión tiene que ser examinada con mayor detenimiento. Recuerda que se necesitan dos. En este caso, es posible que se necesiten incluso más de dos.

En su labor de investigación llevada a cabo en la Universidad de Stanford, Erica y Justin Sonnenburg mostraron que sujetos humanos que siguieron una dieta alta en fibra no experimentaron mejorías en la biodiversidad de la microbiota intestinal ni en lo relativo a los niveles de inflamación. Pero cuando complementaron la ingesta con alimentos fermentados como el kéfir, la kombucha, el yogur, el chucrut e incluso el vinagre, que contienen posbióticos y se comen la fibra prebiótica, la diversidad de su microbiota intestinal aumentó y los marcadores de la inflamación mostraron que esta se había reducido.[14]

Esta es una cuestión a la que regresaré una y otra vez a lo largo del libro. Todos hemos oído un millón de veces lo importante que es comer mucha fibra o complementar la alimentación con grandes cantidades de fibra. Pero como ocurre con los polifenoles, la fibra alimentaria no es tan beneficiosa en sí misma. El punto más relevante es que es realmente buena para nuestros compañeros intestinales, pero solo si reciben las señales y cuentan con los precursores que les permitan hacer uso de ella. Para que los polifenoles o la fibra alimentaria puedan beneficiarte, necesitas que tus compañeros intestinales los digieran por ti. Pero no pueden hacerlo solos. Hay un paso que se ha omitido durante mucho tiempo.

Resulta que tus compañeros intestinales necesitan que la fibra sea prefermentada antes de poder procesarla para ti. A través de la fermentación, las levaduras y las bacterias producen intermediarios de los AGCC, como el formiato, el succinato y el lactato. A diferencia de los AGCC, estos intermediarios no desempeñan ningún papel directo en el organismo; solo sirven como fuente de alimento para otras bacterias, especialmente las que producen butirato.[15] Esto significa que tus bacterias productoras de butirato no pueden fabricarlo para ti hasta que sus amigas hayan producido un intermediario de los AGCC para su consumo.[16] Alerta de *spoiler*: los alimentos fermentados son pésimos como fuentes de probióticos (bacterias y levaduras vivas), pero están cargados de intermediarios de los AGCC. Esto significa que hay que tener muy en cuenta los alimentos fermentados para que la fibra alimentaria aporte sus beneficios.

Por supuesto, las culturas indígenas de todo el mundo han estado fermentando alimentos desde mucho antes de que alguien viera bacterias y levaduras bajo un microscopio. El primer caso documentado de fermentación inducida por el ser humano tuvo lugar en el norte de África alrededor del 10000 a. C., cuando se utilizó leche fermentada para hacer yogur. Tres mil años después, los chinos comenzaron a elaborar una bebida hecha con frutas fermentadas. Avancemos otros tres mil años y los egipcios estaban utilizando levadura para fermentar la masa y hacer pan. Alrededor de la misma época, los chinos empezaron a encurtir vegetales y a utilizar cuajadas de soja mohosas a modo de «antibióticos». Y así sucesivamente durante siglos. Guiadas por su intuición en cuanto a lo que le sentaba bien al cuerpo y por la sabiduría recopilada por la sociedad, estas poblaciones pudieron aprovechar el poder sinérgico de la fermentación y los polifenoles; incrementaron significativamente la biodisponibilidad de estos y sus propiedades antioxidantes[17] mucho antes de que Louis Pasteur descubriera «oficialmente» la fermentación en 1856.

Pero la fibra no es la única fuente alimentaria que pueden procesar nuestros compañeros intestinales para producir AGCC. Ciertos microorganismos intestinales especializados también pueden producir estos ácidos grasos –incluido el más importante, el butirato– utilizando la mucosa generada por las células epiteliales que recubren el intestino.

Como explicaré en detalle, nuestro revestimiento intestinal está protegido por una capa de mucosa. La función de esta capa es atrapar posibles invasores externos y evitar que ingresen en el torrente sanguíneo. Y esta mucosidad también es una fuente nutritiva valiosa para un microorganismo intestinal esencial, que puede utilizarlo para producir AGCC. Este microorganismo es la bacteria *Akkermansia muciniphila*, nombre que significa, literalmente, 'amante del moco'.[18] Se alimenta de la capa de mucosa, lo que estimula una mayor producción de mucosidad, con la consecuencia de que el revestimiento intestinal resulta fortalecido y queda más protegido. Si has leído mis otros libros, ya sabes algo sobre estas bacterias. Se cuentan entre los habitantes más importantes del intestino, y diré más sobre ellas más adelante.

La *Akkermansia* puede alimentarse de la mucosa para producir butirato, y el butirato, a su vez, indica a las células epiteliales que aumenten su producción de mucosa. De resultas de ello, la barrera intestinal puede cumplir mejor su función.[19, 20] Además, cuando la *Akkermansia* está bien alimentada y cuidada, mantiene la capa intestinal fuerte y en buen estado; el revestimiento se mantiene unido gracias a que las uniones están apretadas y brindan impermeabilidad. También se reproduce, para que haya más individuos para comer la mucosa, generar más butirato e indicar a las células epiteliales que deben producir más mucosa.

En lo profundo del colon no hay oxígeno. ¿Qué pueden hacer al respecto las pobres células del colon? El butirato tiene que acudir al rescate; es la única fuente de alimentación de la que pueden disponer. Si no hay butirato, las células del colon no estarán felices, no habrá ninguna barrera para evitar que las partículas y las bacterias no deseadas pasen y se crearán las condiciones ideales para las células cancerosas. Este ejemplo es suficiente para mostrar que Hipócrates tenía razón cuando decía que toda enfermedad comienza en el intestino. A lo largo del libro encontrarás muchos ejemplos más, de todos modos.

Recuerda la razón principal por la que estoy hablando del butirato: es una molécula señalizadora que indica a las mitocondrias que desacoplen, lo cual fomenta la salud de estas y de las propias células. Si las células que recubren el intestino cuentan con unas mitocondrias fuertes, sanas y abundantes, el revestimiento intestinal también se mantendrá fuerte y saludable. Así es precisamente como el butirato mejora e incluso restaura la función de la barrera intestinal.[21]

Los AGCC también contribuyen a la pérdida de peso, en parte gracias a la forma en que el desacoplamiento conlleva un «desperdicio» de calorías. Cuando se proporciona una alimentación rica en grasas a las ratas, la suplementación con AGCC las ayuda a evitar el aumento de peso, en comparación con lo que sucede con las ratas que, llevando la misma alimentación, no reciben este suplemento.[22] El acetato, otro AGCC, también ayuda a regular el apetito, al hacer que el intestino libere hormonas que le indican al cerebro si la situación es de hambre o de saciedad.[23-25]

El butirato, en particular, no solo es un desacoplador mitocondrial potente; también tiene un impacto generalizado en todo el sistema inmunitario. Indica a las células epiteliales cuándo deben liberar citoquinas proinflamatorias y cuándo no deben hacerlo,[26] lo cual mitiga la inflamación intestinal crónica. Desencadena la liberación del antioxidante glutatión para que repare el daño celular causado por las ERO[27] e incluso modula el desempeño de las células dendríticas, un tipo especial de célula inmunitaria.[28, 29] El butirato también incrementa el número de células T reguladoras (células inmunitarias) en el revestimiento intestinal y la producción de la inmunoglobulina A secretora (SIgA, por sus siglas en inglés).[30] La SIgA es el anticuerpo más destacado producido en el organismo para proteger contra las infecciones. Los ratones libres de gérmenes que no cuentan con microorganismos intestinales para producir butirato presentan unos niveles de inmuniglobulina A (IgA) diez veces inferiores.[31]

La SIgA difiere de otros anticuerpos, que eliminan bacterias invasoras específicas. Actúa en un proceso dinámico, teniendo en cuenta el delicado equilibrio del ecosistema interno. Puede alterar el comportamiento de una cepa específica de bacterias, por ejemplo, evitando su actividad proinflamatoria, o puede eliminar totalmente esa cepa, según una serie de factores. La SIgA es única en el sentido de que afecta al equilibrio de todo el microbioma.[32] Su actividad es muy relevante en el mantenimiento de la homeostasis.

Básicamente, los AGCC constituyen un sistema de mensajería, un lenguaje creado por nuestros compañeros intestinales para informar a sus hermanos y hermanas sobre lo que está sucediendo en el intestino. Si las cosas están un poco complicadas o se acercan invasores, esta señal indica al sistema inmunitario que debe atacar. Si las cosas van bien, le sugiere que deponga las armas y se relaje. También les dice a las mitocondrias cuándo es el momento de desacoplar, ponerse más saludables y empezar a producir más energía, y posteriormente le indica al glutatión que entre y arregle cualquier desorden que se haya producido en el proceso.

Recuerda por un momento cómo se producen los AGCC en el intestino: a través del proceso de la fermentación, que es la descomposición de una sustancia por parte de bacterias o levaduras. Espero que estés empezando a comprender la importancia que tiene este proceso en tu intestino. Hace mucho tiempo que los científicos saben que necesitamos bacterias para descomponer la comida, pero hasta fechas muy recientes no han empezado a tener conocimientos sobre todos los metabolitos beneficiosos que se producen durante el proceso de fermentación y la forma que tienen de comunicarse con el resto del cuerpo.

Las cetonas

La única categoría principal de desacopladores mitocondriales que no se produce o procesa en el intestino son las cetonas, pero eso no significa que nuestros compañeros intestinales sean totalmente ajenos a ellas. Las cetonas son compuestos orgánicos que se producen en el hígado a partir de ácidos grasos libres procedentes de células adiposas y también pueden producirse en este órgano mediante la ingesta de triglicéridos de cadena media (TCM; son un tipo de grasa alimentaria). Durante años pensamos que las cetonas eran una modalidad de combustible secundaria pero importante. Por supuesto, muchas personas aún creen que lo son. La versión simplificada de esta teoría es que en principio las mitocondrias usan glucosa para producir ATP, pero cuando no hay glucosa disponible, queman grasa, en forma de cetonas, en su lugar.

Esta teoría es la base de toda la publicidad que rodea a la dieta cetogénica (o dieta keto). Sin embargo, presenta algunos problemas, por lo que la dinámica que acabo de anunciar es un mito. En primer lugar, para que el cuerpo produzca suficientes cetonas como para que tengan un impacto, no debe tener acceso a otras modalidades de combustible. Esto significa que hay que ayunar durante doce horas al día por lo menos o comer solo alimentos compatibles con la dieta cetogénica, es decir, que no contengan los carbohidratos presentes en la mayoría de los alimentos vegetales.

En segundo lugar, y más importante aún, es el hecho de que las cetonas no son una buena fuente de combustible en realidad. Son moléculas señalizadoras que indican a las mitocondrias que desacoplen. ¡Esta es la verdadera razón por la que las personas pierden peso con la dieta keto! Las cetonas indican a las mitocondrias que desperdicien combustible para protegerse de sufrir daños y que se multipliquen para que las nuevas tomen el relevo. Las cetonas son, por lo tanto, compuestos desacopladores, pero no son los más fáciles de producir ni los más beneficiosos.

Hay algunas fuentes de alimentos que ayudan a que se generen cetonas, pero no muchas. La gente a menudo comete el error de pensar que el aceite de coco les proporcionará muchas cetonas. En realidad, hay diferentes tipos de TCM en el aceite de coco, cada uno de los cuales contiene entre seis y doce átomos de carbono. (El C6 tiene seis átomos de carbono, el C8 tiene ocho, y así sucesivamente). Para no alargarme con las explicaciones, diré que cuantos menos átomos de carbono contiene el TCM, mayor es el efecto cetogénico. Por lo tanto, para obtener suficientes cetonas, te convienen más el C6 y el C8 que el C10 y el C12. Dado que el C6 huele a cabra, el C8 es la opción mejor y más apetitosa de la que dispones.

El aceite de coco está compuesto por TCM en un cincuenta y cinco por ciento lo cual suena bastante bien si nos detenemos ahí. Pero si seguimos indagando, descubrimos que el cuarenta y dos por ciento es la variedad C12, ¡que no tiene ningún efecto cetogénico! Esto significa que solo el trece por ciento del aceite de coco está compuesto por los tres tipos de TCM más beneficiosos, combinados.[33]

Alternativamente, puedes consumir aceites TCM, que por lo general contienen un mayor porcentaje de los TCM más útiles. Estos aceites tienen un lugar en el programa *Gut Check*.* Pero recuerda que las cetonas no son una gran fuente de combustible y que hay otros compuestos poderosos que no solo inducen el desacoplamiento mitocondrial sino que, además, nutren el intestino y ofrecen otros beneficios.

Por otra parte, tu intestino debe estar sano, y necesitas los microbios producidos por ciertas bacterias para que tu cuerpo fabrique cetonas. Así es; como anuncié, tus compañeros intestinales también tienen un papel en la producción de cetonas. El butirato es uno de los componentes fundamentales de un tipo de cetona llamada *betahidroxibutirato*. Y ya sabes que necesitas a tus compañeros intestinales para producir butirato. Por lo tanto, aunque las cetonas sean las señales que indican a tus mitocondrias que deben desacoplar, el mensaje proviene esencialmente de los «hermanos» que tienen en el intestino.[34]

Los micro-ARN y el intestino

Los micro-ARN (mi-ARN) son cadenas simples de moléculas de ARN que se sintetizan en el núcleo de las células y actúan en el citoplasma. Nuestras células utilizan los mi-ARN para controlar la expresión génica. Tienen un impacto directo en procesos importantes como la apoptosis (la muerte celular), la proliferación (el crecimiento y división de las células) y la diferenciación celular. Las alteraciones en los mi-ARN tienen un papel en muchos tipos de cáncer,[35] la artritis reumatoide[36] y las enfermedades autoinmunes.[37]

Hasta hace poco, los científicos creían que los mi-ARN solo podían actuar en la expresión de los genes humanos. Pero recientemente

* N. del T.: Nombre del programa creado por el autor con el objetivo de mantener el intestino en forma y, por ende, la salud general en óptimas condiciones. *Gut* en referencia a los intestinos, el estómago y en general a todo el aparato digestivo, y *check* en referencia a chequeo, comprobación, revisión.

han efectuado dos descubrimientos fascinantes. En primer lugar, las células epiteliales intestinales producen mi-ARN y los envían a las mitocondrias para que regulen la expresión génica mitocondrial.[38] En segundo lugar, los mi-ARN producidos por las bacterias de nuestro microbioma también se encuentran en vesículas extracelulares que son absorbidas y circulan por todo el cuerpo. Estos mi-ARN extracelulares pueden entrar en las bacterias y regular su expresión génica también. Ello influye mucho en la composición y modulación del microbioma.[39]

Parece que los mi-ARN constituyen otro sistema de señalización. Cuando a los ratones les falta una enzima específica de procesamiento de los mi-ARN llamada *endoribonucleasa Dicer*, su microbiota intestinal empieza a descontrolarse y la composición de su bioma intestinal se desequilibra totalmente. También experimentan una reducción del número de moléculas de unión estrecha epiteliales, que normalmente son reguladas por los microorganismos intestinales. Esto conduce a la infiltración celular del colon y puede desembocar en una colitis.[40] Cuando se los somete a un trasplante fecal de mi-ARN, se restablece la homeostasis intestinal y mejoran de la colitis.[41]

La relación existente entre nuestros compañeros intestinales y los mi-ARN es bidireccional, lo que significa que tiene lugar en ambos sentidos: los mi-ARN influyen en la composición de la biota intestinal y los microorganismos intestinales afectan a los mi-ARN. Esta es otra razón por la que es tan importante que el ecosistema del intestino esté equilibrado. Fallos en el procesamiento de los mi-ARN pueden conducir a la aparición de células cancerosas y alterar el microbioma de tal manera que se cree un entorno más favorable para que estas células cancerosas crezcan, se reproduzcan y proliferen.[42]

¿Cómo tiene lugar este efecto? Cuando el intestino está desequilibrado y ciertas bacterias se multiplican en exceso, pueden degradar los mi-ARN, lo que lleva al crecimiento de tumores y a un aumento de la inflamación, entre otros problemas de salud. Por otro lado, si la paz y el equilibrio reinan en el intestino, nuestros compañeros intestinales producirán butirato, el cual, entre otras cosas, puede alterar los mi-ARN para impedir que las células cancerosas prosperen.[43]

Por otra parte, los ratones libres de gérmenes tienen más mi-ARN que los que son colonizados por bacterias. Y cuando a los ratones colonizados se les administran antibióticos para que eliminen a los microorganismos intestinales, su nivel de mi-ARN aumenta significativamente.[44]

Tal vez te estés preguntando: «Pero ¿no es bueno que haya más mi-ARN?». La respuesta corta es: «A veces». Hay que tener en cuenta el efecto Ricitos de Oro[*] en relación con este tema: no conviene que haya demasiados mi-ARN ni demasiado pocos. Se trata de tener un ecosistema equilibrado, en el que todos los elementos trabajen juntos en armonía. Los estudios llevados a cabo con ratones no muestran si es bueno o malo que aumenten o disminuyan los mi-ARN, pero sí demuestran que existe una relación directa entre el microbioma y los mi-ARN. Esta es otra capa de la cebolla aparentemente interminable que vamos a pelar juntos.

LOS GASOTRANSMISORES

Tus compañeros intestinales también producen algo llamado *gasotransmisores* durante el proceso de fermentación. Son unas moléculas señalizadoras importantes procedentes del microbioma. Los

* N. del T.: En referencia al popular cuento infantil *Ricitos de Oro y los tres osos*, este efecto hace alusión a nuestra preferencia innata por algo que se encuentra dentro de un rango óptimo. La niña protagonista llega a una casa en la que vive una familia de osos (padre, madre y osezno), que en esos momentos no está. Prueba varias comidas, sillones, camas..., y finalmente siempre se decide por la opción intermedia (la correspondiente a los objetos de la madre). Es decir, según este efecto, lo ideal sería tender a opciones que no son ni demasiado extremas ni demasiado moderadas.

gasotransmisores son básicamente transmisores (mensajeros químicos) hechos de gas. Tú o las personas con las que convives podéis establecer una asociación negativa en lo que respecta a los gases que se producen en tu intestino, pero en realidad tienen efectos beneficiosos en todo tu organismo. Los gasotransmisores incluyen el óxido nítrico (NO), el monóxido de carbono (CO) y el sulfuro de hidrógeno (H_2S), por nombrar tres. Tienes estos gases en el cuerpo, en efecto. A menudo se consideran tóxicos, pero te conviene que estén ahí.

Aunque pueda resultarte difícil de creer, los gasotransmisores constituyen otro tipo de sistema de señalización entre los microorganismos intestinales y las mitocondrias. Cada uno actúa de una forma un poco diferente en el cuerpo, pero todos regulan el funcionamiento mitocondrial mediante el desacoplamiento y estimulando la mitogénesis (el nacimiento de nuevas mitocondrias).[45] Conforman otra capa del complejo sistema de comunicación que utilizan las hermanas bacterianas que residen en nuestro interior.

El sulfuro de hidrógeno

Los científicos creían que el sulfuro de hidrógeno (H_2S) era tóxico, hasta que descubrieron su papel como molécula señalizadora en el cuerpo. Este gasotransmisor (con su famoso olor a huevo podrido) se crea mediante la fermentación de compuestos que contienen azufre en el intestino. Actúa sobre las neuronas y desempeña un papel importante en la nocicepción, es decir, en el proceso que sigue el sistema nervioso para entender los estímulos nocivos (el calor, el frío, la fuerza mecánica y la estimulación química).

Cuando experimentamos dolor, nuestros compañeros intestinales producen H_2S y lo envían al cerebro para informarle de que se ha producido un daño. Seguidamente, el H_2S activa las neuronas nociceptivas del cerebro, lo que conduce a la liberación de citoquinas inflamatorias y factores de crecimiento para curar el daño.[46] Tiene sentido, entonces, que las señales de nocicepción problemáticas estén asociadas a alteraciones significativas en el microbioma. Y cuando se eliminan los nociceptores, el resultado es que el proceso de protección y reparación del tejido deviene defectuoso.[47] Las neuronas no reciben la señal de que se está experimentando dolor y es necesaria una curación. (Por cierto, la nocicepción sienta las bases para las «sensaciones instintivas» o el «instinto».* Nuestros compañeros intestinales producen H_2S, lo que nos permite interpretar el dolor y las molestias).

El H_2S también está vinculado a la memoria. Estimula la actividad del hipocampo, que es el centro de las emociones, la memoria y el sistema nervioso autónomo del cerebro. También incrementa la plasticidad sináptica,[48] con lo que se fortalecen las uniones entre las neuronas que les permiten comunicarse. En otras palabras, nuestros compañeros intestinales envían H_2S a modo de señal a las células del cerebro para decirles que deben hablar entre ellas. Entonces mejora la comunicación entre las neuronas y, en consecuencia, también lo hace la memoria.

No resulta sorprendente que exista un vínculo directo entre el H_2S y la salud mental. Si hay muy poco H_2S en el hipocampo, se sufre un problema llamado *estrés leve crónico impredecible* (CUMS, por sus siglas en inglés). Este problema está asociado a una pérdida de espinas dendríticas en el hipocampo y lleva a comportamientos depresivos. Esto es fascinante, ya que las neuronas necesitan estas espinas dendríticas para comunicarse entre sí. El H_2S manda la señal para que las células se comuniquen, pero si no hay la cantidad suficiente de H_2S, no pueden hacerlo. No debe sorprender, entonces, que el hecho de incrementar la cantidad de H_2S en el cerebro tenga la consecuencia de que se acaba con los síntomas depresivos asociados al CUMS... ¡en tan solo unas pocas horas![49] Esto sí es asombroso.

* N. del T.: En inglés, la relación de estas sensaciones con el intestino es directa: las sensaciones o sentimientos instintivos (o viscerales) son *gut feelings* en esta lengua, literalmente 'sensaciones (o sentimientos) intestinales', y una de las maneras de hacer referencia al instinto es *gut instincts*, literalmente 'instintos intestinales'.

Además de los efectos que tiene en el cerebro, la señalización del H_2S ayuda a prevenir las enfermedades cardíacas mediante su papel en la vasodilatación y en el proceso de la angiogénesis (la creación de nuevos vasos sanguíneos).[50] Asimismo, reduce la inflamación en el intestino y promueve la reparación de tejidos en el tracto gastrointestinal, además de proteger la capa de mucosa que recubre el intestino.[51]

Sin embargo, como ocurre con la mayoría de las cosas, en el caso del H_2S y otros gasotransmisores también hay que tener en cuenta el efecto Ricitos de Oro: tanto el exceso como la carencia son perjudiciales. Anteriormente se consideraba que el H_2S era una toxina porque en cantidades excesivas obstaculiza la actividad mitocondrial.[52] Pero ahora sabemos que tampoco nos interesa que haya demasiado poco.

Una clave para mantener unos niveles de H_2S ideales es reducir la ingesta de proteínas de origen animal. Limitar los aminoácidos derivados de la proteína animal resulta en una producción de H_2S equilibrada.[53] Una alimentación rica en proteínas de origen animal desequilibra esta proporción, con lo que la valiosa capa de mucosidad sufre daños y la diversidad de la microbiota experimenta alteraciones.[54] Esta es una de las razones por las que seguir una dieta cetogénica típica puede tener un impacto negativo en tus planes para alcanzar la longevidad.

El óxido nítrico

Nuestros compañeros intestinales producen óxido nítrico (NO) al fermentar amoníaco. El NO ayuda a regular la dopamina, que, como sabes, es una sustancia química importante que nos hace sentir bien y se libera en el cerebro.[55] Nuestro cerebro secreta dopamina para motivarnos a hacer algo, recompensarnos por hacerlo y ayudarnos a aprender de ello. Por lo tanto, cuando nos enfrentamos a una tarea, nuestros compañeros intestinales reconocen que necesitamos un poco de motivación adicional y producen NO, que viaja al cerebro y desencadena la liberación de dopamina. Muy ingenioso.

Además, el NO juega un papel en el desarrollo del sistema nervioso. Estimula el crecimiento de fibras nerviosas y nuevas neuronas y la formación de nuevas conexiones sinápticas.[56] Nuestros compañeros intestinales utilizan esta herramienta de comunicación para alentarnos a completar tareas y para configurar en nuestro cerebro el «*hardware*» que debe permitirnos aprender de ellas.

En 2019, un estudio realizado por la Case Western Reserve University School of Medicine ('facultad de medicina de la universidad Case Western Reserve'), el University Hospitals Cleveland Medical Center ('centro médico Cleveland de los hospitales universitarios') y la Harvard Medical School ('facultad de medicina de Harvard') examinó los efectos del NO secretado por las bacterias intestinales en pequeños gusanos.[57] Descubrieron que el óxido nítrico se unía a miles de proteínas, con lo que se alteraba totalmente la capacidad del gusano para regular su propia expresión génica. Cuando los gusanos tenían un exceso de bacterias productoras de NO, quedaban silenciados genes fundamentales para el desarrollo. Sus órganos reproductores se deformaban y morían. Aunque esto no debe preocuparnos en la práctica, ya que las bacterias productoras de NO no proliferarán de forma natural hasta este punto en nuestro intestino, este fenómeno ilustra el tremendo poder que tiene un microbioma equilibrado (o desequilibrado).

En los humanos, el NO está directamente vinculado a la salud mental. Un exceso daña las conexiones sinápticas y las neuronas[58] y se da en los pacientes con trastorno bipolar grave. Curiosamente, el litio, el tratamiento de primera línea para el trastorno bipolar, regula los niveles de NO.[59]

Además del impacto que tiene en la dopamina, el NO media en los efectos de varios neurotransmisores que nos hacen sentir bien, como la noradrenalina, la serotonina y el glutamato. Los pacientes con depresión tienen alterados los niveles de NO en varias regiones cerebrales, en el líquido cefalorraquídeo, en la sangre y en el gas exhalado.[60] Como ocurre con el litio, el efecto de muchos medicamentos antipsicóticos se debe en parte a que modifican estos niveles en el cerebro.[61] Es curioso que muchos medicamentos efectivos deban su acción a que alteran el microbioma intestinal. ¿Por qué no ir directamente a la fuente y sanar el intestino? Bueno, eso es lo que vamos a hacer.

Los efectos más impresionantes del NO tienen lugar en los vasos sanguíneos. De hecho, es tan importante que el endotelio de los propios vasos sanguíneos puede producirlo. Es responsable de dilatar estos, y su carencia es un factor significativo en la hipertensión arterial y el daño renal.[62]

Pero este es un libro centrado en el microbioma. El gen que codifica la enzima que convierte el nitrato alimentario en nitrito para después producir NO se llama *NOS endotelial*, o eNOS, por sus siglas en inglés. (Te prometo que esto no entrará en el examen). El eNOS suele volverse disfuncional a medida que envejecemos, pero hay una solución microbiana: un microbioma oral sano puede convertir los nitratos alimentarios en NO.[63] Desafortunadamente, varios estudios centrados en humanos muestran que la mayoría de los enjuagues bucales comerciales destruyen la microbiota oral. Y es que ya lo dicen los anuncios: «Mata al noventa y nueve por ciento de las bacterias que hacen que tu boca huela mal». Un mensaje publicitario más honesto sería este: «Tu aliento fresco y mentolado tiene como coste que necesitarás tomar medicamentos para la hipertensión».

Sin embargo, el raspado periódico de la lengua promueve una microbiota oral más diversa. Esto, a su vez, puede estimular la producción de NO. Una vez más, hay investigaciones científicas que confirman los beneficios de esta práctica antigua, aparentemente arcaica, y, ya de paso, confirman el hecho de que somos el producto final de nuestro microbioma.

Como avance de un tema que trataré más adelante, diré que la fructosa –el principal tipo de azúcar que se encuentra en la fruta– reduce la síntesis de NO, y que el alto consumo de fructosa está vinculado a la fibrosis cardíaca, la hipertrofia cardíaca y la vasoconstricción.[64] El solo hecho de que la fructosa sea «natural» ¡no significa que debamos comerla en grandes cantidades durante todo el año! La menor síntesis de NO es solo una de las razones por las que este azúcar es problemático.

El monóxido de carbono

En el cerebro, el monóxido de carbono (CO) protege a las células de agentes dañinos por medio de un proceso llamado *citoprotección*, que conlleva una reducción de la muerte celular. También reduce la neuroinflamación al regular las reacciones redox celulares,[65] lo que supone un equilibrio entre la creación de especies reactivas de oxígeno y la destrucción de estas a manos de los antioxidantes. Ya sabes que la salud de las mitocondrias queda preservada de esta manera.

Curiosamente, la señalización del NO está asociada a los efectos antiinflamatorios del CO en las células microgliales,[66] que son las células inmunitarias del cerebro. A estas alturas, no debería sorprendernos que nuestros compañeros intestinales utilicen estos diversos sistemas de comunicación para trabajar juntos de las maneras más intrincadas.

El CO también desempeña un papel importante en el desarrollo cerebral del feto. En ratas, la baja exposición prenatal al CO conduce a diversos trastornos neurológicos, afecta a las funciones de los neurotransmisores –incluida la dopamina– y tiene un impacto en el comportamiento sexual. Estos cambios están relacionados con un menor rendimiento en las pruebas motoras y en las destinadas a evaluar la capacidad de aprendizaje y la memoria.[67] Esta es una de las razones por las que es muy importante que las mujeres embarazadas se aseguren de contar con los compañeros intestinales adecuados y de que estos trabajen juntos y realicen las diversas tareas que les corresponden. Por supuesto, todos tenemos que asegurarnos de esto mismo, y es lo que vamos a hacer.

• • •

Acabas de leer mucha información sobre las diversas moléculas que producen nuestros compañeros intestinales para comunicarse con el cuerpo y controlarlo; y has visto que las principales destinatarias de sus acciones son las mitocondrias. No obstante, aún quedan muchos asuntos por tratar. Continuaremos trabajando en descifrar el lenguaje que usan nuestros compañeros intestinales a medida que avancemos. Pero primero debemos abordar el que es tal vez el resultado más importante del desacoplamiento mitocondrial: una pared intestinal sana e impenetrable.

Capítulo 3

TENGO UNA BOLA DE CRISTAL, Y ES TU PARED INTESTINAL

¿Considerarías que estoy exagerando si te dijera que cuando llegan por primera vez a mi consulta casi todos mis pacientes sufren de permeabilidad intestinal aumentada, afección conocida también como *intestino permeable*?* Este problema deriva de una grieta en la pared intestinal que permite que compuestos perjudiciales se filtren en el torrente sanguíneo y en el cuerpo. El intestino permeable se ha convertido en una epidemia que afecta a más personas de las que jamás habríamos imaginado. Es el resultado de tener dañado el ecosistema interno y constituye un factor concomitante en casi todas las enfermedades principales.

¿Te parece que estoy exagerando? Bueno, ¿y si te dijera que casi todos mis pacientes están enfermos debido a que sufren una inflamación generalizada? ¿Te parecería más aceptable esta declaración? Es igual de cierto que lo anterior, pero aunque no lo sepas, y aunque lo ignoren también la mayoría de los profesionales de la salud y de los expertos en salud que hay en Internet, la «inflamación generalizada»

* N. del T.: Aun cuando el intestino debe gozar de un grado de permeabilidad para poder absorber los nutrientes, la denominación *intestino permeable*, sin más, hace referencia a una permeabilidad excesiva.

es una manifestación y una consecuencia del intestino permeable, por lo que es otra forma de denominar el mismo problema.

Desafortunadamente, esto significa que aunque comas todos los alimentos «antiinflamatorios» del mundo, conseguirás pocos efectos contra la inflamación. Para quienes vivimos en California, comer alimentos antiinflamatorios para mitigar la inflamación es como combatir un incendio forestal con una manguera de jardín. En el mejor de los casos, tal vez puedas reducir un poquito la inflamación de esta manera, pero a menos que abordes la causa raíz, nunca podrás mantenerla alejada. La inflamación seguirá llegando porque la causa raíz seguirá estando ahí. Y esta causa no es otra que la permeabilidad intestinal aumentada.

En relación con el título de este capítulo, resulta que cuando evalúo el funcionamiento de la pared intestinal de un paciente –lo que puedo hacer mediante análisis de sangre que miden la permeabilidad intestinal, como los centrados en los anticuerpos antizonulina y antiactina (ambos de tipo IgG) y anti-LPS–, puedo ver su futuro, literalmente. Si su pared intestinal está intacta y su microbioma goza de homeostasis, probablemente le espera una vida larga, saludable y libre de enfermedades. Sin embargo, si su pared intestinal es demasiado permeable, es casi seguro que sufrirá inflamación, dolor y enfermedades.

La buena noticia es que es completamente posible hacer que la pared intestinal recupere toda su gloria anterior y que en este proceso no solo se reduzca la inflamación, sino que se reviertan las enfermedades. Las transformaciones que veo regularmente en mis pacientes cuando siguen el programa *Gut Check* son notables por lo menos, y te aseguro que en tu caso esto también puede ser así.

HAY UNA GRIETA EN LA PARED

Comencemos haciendo un breve repaso de cómo funciona tu intestino y tu pared intestinal. El tubo digestivo comienza en la boca y la nariz y continúa hasta el ano. Visualiza este tubo como si fuera tu piel invertida. Piensa en ello: tu piel está ahí para protegerte del mundo exterior, pero también es capaz de absorber muchas de las sustancias que le aplicas, como los productos para el cuidado de la piel y los protectores solares. (Más adelante hablaré de estos últimos).

Ahora piensa en la última vez que te cortaste o te clavaste una astilla. ¿Recuerdas todo el enrojecimiento y la hinchazón que estuvieron ahí por un tiempo? Era la inflamación que produjeron los guardianes de tu sistema inmunitario (como los glóbulos blancos) al atacar a invasores extranjeros como ciertas bacterias y proteínas que pudieron acceder a tu cuerpo a través del corte o del agujero que hizo la astilla. Esos enemigos extranjeros superaron la barrera protectora de tu piel, y los efectos no solo fueron visibles, sino que también experimentaste dolor.

Ahora comparemos la pared intestinal y sus funciones con la piel. El revestimiento intestinal, al igual que la piel, debería protegernos de los elementos extraños que ingerimos o inhalamos, como bacterias, virus, mohos y gusanos (sí, gusanos), así como de las proteínas exóticas que forman parte del sistema de defensa de las plantas para que nadie se las coma. (En breve abordaré este tema también). Pero nuestra pared intestinal tiene que absorber muchos más elementos que nuestra piel. De hecho, tiene la responsabilidad de absorber todos los nutrientes, vitaminas, minerales y otros elementos que necesitamos para funcionar, al mismo tiempo que debe mantener fuera todo lo que no deseamos o que nos ocasionaría algún daño.

Es un trabajo exigente sin lugar a dudas, sobre todo considerando que si bien el revestimiento de nuestro intestino tiene la extensión de una pista de tenis, tiene el grosor de una sola célula. De entrada, puede parecer un diseño de ingeniería bastante malo, pero hay razones complejas que lo explican.

A lo largo del revestimiento intestinal hay glóbulos blancos, unas células especializadas que conforman entre el sesenta y el ochenta por ciento de todo el sistema inmunitario. Hacen las veces de tropas que custodian los muros de la fortaleza. Están ahí para pasar a la acción y atacar a los elementos no deseados que atraviesan el revestimiento, como sucede en la piel cuando sufre un corte o la perfora una astilla.

Dentro del aparato digestivo, nuestra microbiota (con la ayuda del ácido estomacal y las enzimas) descompone todo lo que ingerimos en aminoácidos, ácidos grasos o moléculas de azúcar, que a continuación se acercan al revestimiento intestinal con la esperanza de salir del intestino y entrar en el torrente sanguíneo. Antes que nada, tienen que superar varios obstáculos o controles. El primero es una gruesa capa de mucosa que recubre la pared intestinal. Luego, en la pared intestinal, se someten a un escaneo completo, al igual que nosotros cuando pasamos por el control de seguridad de un aeropuerto.

Si se considera que el elemento fruto de la digestión examinado es seguro, las células del revestimiento intestinal extraen una molécula de cada uno de los alimentos digeridos y la hacen pasar; la sueltan en una vena grande que lleva casi todo directamente al hígado. Después de ser evaluadas en este órgano, las moléculas en cuestión ingresan en el torrente sanguíneo. Todo lo demás permanece en el intestino, donde tiene que estar, y se elimina como desecho o sirve de alimento a la otra mitad de nosotros, nuestra microbiota. De hecho, como ya sabes, ¡nuestra microbiota constituye mucho más del cincuenta por ciento de nuestro ser físico!

Ahora, volvamos atrás. ¿Por qué está revestida con esa capa de mucosa la pared intestinal? Como bien sabes, la mucosa es pegajosa. De hecho, está compuesta por mucopolisacáridos, o, lo que es lo mismo, muchas moléculas de azúcar. Si un invasor que no pertenece al cuerpo llega hasta la capa de mucosa en su empeño por salir del intestino y entrar en el organismo, la función de la mucosidad es atraparlo para que no pueda pasar. Algunas de las moléculas extrañas son proteínas que se unen con tipos específicos de moléculas de azúcar, muchas de las cuales están en la mucosa. Y allí se quedan, unidas a dicha mucosa.

Sin embargo, si el tipo incorrecto de moléculas o bacterias logran atravesar la capa de mucosidad y la pared intestinal y entrar en el cuerpo o el torrente sanguíneo, el sistema inmunitario responde. Recuerda que entre el sesenta y el ochenta por ciento del sistema inmunitario está montando guardia justo allí, en la pared intestinal, armado y listo para atacar.

La siguiente pregunta es: ¿cómo sabe el sistema inmunitario qué moléculas deben estar ahí y cuáles no? Las células inmunitarias que lo componen contienen unos dispositivos de exploración llamados *receptores tipo toll* (TLR, por sus siglas en inglés), o, como yo los llamo, «pequeños radares», que median en la respuesta inmunitaria. Son como los escáneres de los códigos de barras. Reconocen la estructura de moléculas específicas y escanean las que atraviesan el revestimiento intestinal para asegurarse de que sean inofensivas. Cuando un TLR reconoce a un invasor, la célula inmunitaria libera unas hormonas inflamatorias llamadas *citoquinas*. Estas citoquinas señalan al resto del sistema inmunitario que hay problemas en el intestino y que, por tanto, las otras células inmunitarias deben estar preparadas para atacar también si los alborotadores aparecen en su vecindario.

En un cuerpo saludable, este sistema funciona de manera brillante. Pero cuando el intestino sufre de permeabilidad aumentada, es habitual que los invasores terminen en lugares en los que no deberían estar. El sistema inmunitario ataca a estos invasores una y otra vez. Y todas las citoquinas producidas generan una inflamación generalizada, que es la causa raíz de muchas enfermedades. Como puedes ver, esta causa es, en realidad, un síntoma del intestino permeable.

¿Qué hace que el revestimiento intestinal se vuelva excesivamente permeable, a partir de lo cual se desencadena la inflamación mencionada? Uno de los culpables son las lectinas, con las que ya estás familiarizado si has leído mis otros libros. Las lectinas son un tipo de proteína que se encuentra en muchas plantas, que surgió, fruto de la evolución, como un mecanismo de defensa para evitar que estas plantas o sus semillas terminasen en el estómago de ciertos animales. Como respuesta, los humanos evolucionamos para tener nuestros propios sistemas de defensa: nuestra microbiota, a la que le encanta comer lectinas, y la mucosa, que no solo se encuentra a lo largo de nuestro revestimiento intestinal sino también en la nariz, la boca y el esófago. Las lectinas se cuentan entre esas proteínas pegajosas buscadoras de azúcar que mencioné antes. Se sienten atraídas por la mucosa, que las incorpora y atrapa. Otro gran sistema.

El problema es que la cantidad de mucosidad que recubre la pared intestinal de muchos de nosotros es claramente insuficiente. La razón de ello es que en nuestro ecosistema no habita la combinación adecuada de microorganismos. Recuerda que tiene que estar presente la compañera intestinal *Akkermansia* para que coma esa mucosa y produzca butirato, el cual, a su vez, estimulará a las células del revestimiento intestinal a producir más mucosa.

Cuando el ecosistema interno no goza de homeostasis –y este es el caso de muchos de nosotros, lamentablemente–, es posible que no tengamos la suficiente cantidad de *Akkermansia* y otras bacterias productoras de butirato para mantener en buen estado el revestimiento intestinal de tal forma que este nos proteja eficazmente contra los invasores. Tampoco tenemos la combinación adecuada de bacterias consumidoras de lectinas para que conformen otra línea defensiva contra el asedio. Entonces, la mucosidad que tenemos se gasta de resultas de tener que estar todo el rato incorporando y atrapando la gran cantidad de lectinas y otros intrusos que intentan abrirse paso. Por lo tanto, la mucosa, que debería ser un recurso renovable, comienza a escasear, y pasamos a estar expuestos a los invasores.

La situación empeora aún más. Una vez que han superado la capa de mucosidad agotada, las lectinas pueden unirse a receptores a lo largo del revestimiento intestinal y producir un compuesto llamado *zonulina*, que rompe las uniones estrechas que mantienen unido el revestimiento intestinal. Lo que antes era una frontera pegajosa e impenetrable es ahora una barrera mucho menos pegajosa debido a la falta de mucosa y además está llena de grietas que permiten el paso a cualquier invasor que quiera atravesarla.

Los invasores pueden ser lectinas, bacterias patógenas o lipopolisacáridos (LPS), que son fragmentos de la membrana externa de bacterias muertas. Como mencioné en libros anteriores, por lo general no uso un lenguaje fuerte, pero no puedo resistirme a llamar a los LPS «pequeños pedazos de m...», porque eso es literalmente lo que son. Finalmente, si la pared del intestino tiene grietas, las partículas de alimentos no digeridos que normalmente nunca la cruzarían sin haber sido descompuestas y absorbidas le parecen invasores extranjeros a nuestro sistema inmunitario, y también las ataca.

Imagina la cara que puso una de mis pacientes cuando se enteró de que, de resultas de todo lo expuesto, su sistema inmunitario había creado anticuerpos contra el brócoli, una hortaliza que consumía mucho, pensando que era uno de los alimentos más saludables que existen. Por efecto de su permeabilidad intestinal aumentada, el brócoli no digerido era atacado una y otra vez por su sistema inmunitario. Cuando el sistema inmunitario se enfrenta repetidamente al mismo enemigo, crea unas proteínas llamadas *anticuerpos* para protegernos de él. Como parte de la respuesta inmunitaria, los anticuerpos que se unen a su objetivo causan inflamación. ¡Imagina un alimento antiinflamatorio como el brócoli provocando inflamación! (No te preocupes, la historia tiene un final feliz. Después de seguir el programa *Gut Check*, tanto ella como su sistema inmunitario volvieron a adorar el brócoli).

LAS PERSONAS MUERTAS NO PUEDEN CONTAR HISTORIAS, PERO LAS BACTERIAS MUERTAS SÍ

Mientras investigaba para este libro, encontré información fascinante sobre las bacterias muertas. Sí, lo has leído bien. Las bacterias muertas contienen información significativa para nuestros compañeros intestinales; tienen un papel importante en la percepción de cuórum y en otras tareas bacterianas que se ejecutan colectivamente. Tanto las bacterias muertas como las vivas envían mensajes determinantes a sus amigos intestinales, pero la información que comparten unas y otras es ligeramente diferente.

Este es un componente fascinante del lenguaje que emplean nuestros compañeros intestinales y una razón más por la que los alimentos fermentados tienen un papel tan crucial en nuestra salud. La mayoría de los alimentos fermentados contienen bacterias muertas, así como los «mensajes» posbióticos que produjeron estas durante el proceso de fermentación (cuando estaban vivas, por supuesto). Un estudio reciente centrado en seres humanos ha mostrado que una alimentación rica en alimentos fermentados aumenta drásticamente la diversidad de la microbiota y reduce los marcadores inflamatorios.[1]

Otro estudio reciente examinó los efectos de la suplementación con *Akkermansia* en ratones; se compararon los efectos según si estas bacterias estaban vivas o muertas (por efecto de la pasteurización).[2] El estudio mostró que ambos tipos de suplementos fueron beneficiosos para el microbioma, pero de diferentes maneras. Ambos fortalecieron el revestimiento intestinal, pero las bacterias muertas fueron más efectivas que las vivas a este respecto. El fortalecimiento del revestimiento intestinal hizo que los ratones que habían recibido las bacterias muertas viesen más reducida la inflamación. Las bacterias vivas, sin embargo, indujeron efectos más fuertes en la modulación de la expresión génica relacionada con la síntesis de los ácidos grasos, la homeostasis energética y la respuesta inmunitaria. También tuvieron un impacto mayor en la promoción de la homeostasis en el intestino.

Claramente, el ciclo natural de la vida y la muerte es un componente fundamental de la forma en que las bacterias ejercen su control sobre nosotros. Es casi como si hubieran tenido en cuenta el hecho de que inevitablemente morirían y lo hubieran incorporado a su sistema de comunicación. ¿Ahora sí estás impresionado?

Al igual que nuestros compañeros intestinales vivos responden a las señales de las bacterias muertas, los receptores tipo toll (TLR) de las células inmunitarias responden a las bacterias muertas que atraviesan la pared intestinal. Pero estos lo hacen de una manera menos amable. Los TLR reconocen los fragmentos de bacterias muertas (LPS) como invasores y responden impulsando un ataque.

A modo de pequeña digresión, es interesante tener en cuenta que fermentar alimentos que contienen lectinas es una de las mejores formas de reducir su contenido en lectinas para poder consumirlos de manera segura, sin dañar la pared intestinal. Durante el proceso de fermentación, las bacterias se comen la gran mayoría de las desagradables lectinas. ¿Es posible que lo hagan intencionadamente para proteger a sus compañeros intestinales? A estas alturas, no me sorprendería.

Hay muchas maneras de proteger y restaurar la pared intestinal, que exploraremos en breve. Pero la manera más importante y efectiva es asegurarse de que las mitocondrias de las células que recubren el intestino se mantengan sanas mediante el desacoplamiento y la mitogénesis. En todas las partes de nuestro cuerpo, cuanto más sanas estén las mitocondrias, más lo estarán las células. Y cuanto más sanas estén las células, más lo estarán los tejidos y los órganos. Por supuesto, esto también es aplicable a la pared intestinal.

Por otro lado, cuando las mitocondrias de las células sufren daños hasta el punto de que son irreparables, las células mueren y explotan en un proceso llamado *apoptosis*. Los restos celulares, que incluyen fragmentos de la pared celular y de la pared de las mitocondrias, van a parar al torrente sanguíneo. ¿Puedes recordarme qué son las paredes mitocondriales? ¡Bacterias! Desde el punto de vista de los TLR, vienen a ser lo mismo que LPS. Los TLR activan el sistema inmunitario, ¿y cuál es la consecuencia? La inflamación, en efecto.

¿Cómo podemos evitar este panorama? Después de todo, las células mueren todo el tiempo... Es cierto, pero las células pueden morir de otra manera, a través de un proceso llamado *autofagia*, palabra que significa, literalmente, 'comerse a uno mismo'. En este proceso, los fragmentos celulares, incluidos los componentes mitocondriales, se reciclan para formar nuevas células con nuevas mitocondrias, por lo que no quedan expuestos al sistema inmunitario. La autofagia ayuda a evitar la apoptosis[3] y es un componente fundamental de la homeostasis.

La autofagia podría ser comparable a la muerte por vejez y la apoptosis a la muerte por enfermedad. La apoptosis deriva en inflamación, la cual contribuye a nuestro propio envejecimiento y a la enfermedad. ¿Cómo podemos ayudar a que nuestras células mueran por causas naturales después de una vida larga, feliz y saludable? Podemos asegurarnos de que las mitocondrias que hay en su interior estén sanas y protegidas, mediante el desacoplamiento principalmente. Esto es válido para cada célula del cuerpo, y tiene una importancia capital en la pared intestinal.

HISTORIAS DESDE LAS CRIPTAS

Es bien sabido que la pared de nuestro intestino tiene una superficie equivalente a la de una pista de tenis, pero la mayoría de nosotros no nos detenemos a preguntarnos por qué. Es debido a las microvellosidades, unas membranas con forma de dedo presentes en las células de la pared intestinal. Como estas células están tan juntas, las microvellosidades que hay a lo largo de la pared del intestino parecen una alfombra tupida. Las imagino como raíces incrustadas en el suelo. Y como ocurre con el suelo de un terreno, tu «suelo» debe estar lleno de bacterias y hongos que fomenten la absorción de nutrientes y minerales.

En la base de cada microvellosidad hay criptas que albergan un conjunto de microorganismos y de células madre no diferenciadas que están ahí para replicarse y reemplazar a las células muertas de la pared intestinal, para que permanezca fuerte y sana. Dado que el revestimiento tiene el grosor de una sola célula, sustituir estas células cuando mueren es de suma importancia. Se cree que estas criptas surgieron como fruto de la evolución para proteger a esas células madre tan valiosas.[4]

Los microorganismos intestinales que habitan en estas criptas junto a las células madre deben mantener un equilibrio específico. Su función es potenciar la absorción de los nutrientes. Usando la misma metáfora, son el suelo. Curiosamente, la combinación de microorganismos de las criptas no es la adecuada en los pacientes con cáncer de colon.[5] Esto es solo uno de los muchos vínculos existentes entre el cáncer y el intestino, que examinaré en detalle más adelante.

Dado que las células madre que hay en las criptas son tan importantes, hay otro tipo de célula en las criptas también, las llamadas *células de Paneth*, que ayudan a protegerlas y defenderlas. Estas células contienen receptores tipo toll para poder identificar las bacterias patógenas y secretan los denominados *péptidos antimicrobianos* (PAM) para eliminarlas una vez que las han detectado. Así, las células madre permanecen protegidas, lo cual favorece la homeostasis intestinal.

Los enterocitos que recubren el intestino también producen PAM, lo cual no debería sorprendernos, dado lo delgada que es la barrera intestinal que deben proteger. Así, la funcionalidad de esta barrera se ve favorecida. De hecho, los ratones que carecen de un tipo específico de PAM, la catelicidina-WA, tienen una capa de mucosa demasiado delgada, lo que facilita que los patógenos la atraviesen.[6]

Nuestros compañeros intestinales mantienen una relación bidireccional con los PAM. Estos péptidos ayudan a conformar el microbioma al eliminar las bacterias patógenas o que proliferan en exceso, pero si el microbioma no goza de buena salud, no se secretarán cantidades suficientes de PAM. Esto se debe a que los metabolitos producidos por los microorganismos intestinales, incluido el butirato, son señales que indican a las células que deben crear PAM.[7] Esto explica por qué los tratamientos con antibióticos de amplio espectro, en los que profundizaré más adelante, reducen la producción de PAM, lo cual permite que las bacterias patógenas se establezcan en el intestino.[8] Y aquí tienes otra sorpresa (bueno, en realidad no tiene nada de sorprendente): la producción de PAM es inferior a la que tendría que ser en las personas que padecen el síndrome del intestino irritable.[9]

Entonces, si tenemos operativos los microorganismos intestinales adecuados (una condición que no se da en muchísimas personas), el sistema puede proteger a las células madre que se encuentran en las criptas. A partir de aquí, cuando una de estas células sea llamada a la acción, tendrá que multiplicarse y diferenciarse en células epiteliales, que tendrán que salir de la cripta y «trepar por las raíces» para reemplazar a las células dañadas o muertas.[10] ¿Y quién llama a la acción a las células madre? Lo has adivinado: los microorganismos intestinales que están con ellas en las criptas. Los metabolitos que producen, incluido el amigo butirato, indican a las células madre que se precisan sus servicios.[11] Entonces estas se activan: se multiplican, se diferencian y viajan hacia arriba; salen de la cripta y pasan a través de las microvellosidades para proteger la pared intestinal.

Déjame contarte una pequeña historia que quizá te ayude a ver todo esto desde otra perspectiva. A principios de la década de 1970, era becario de cirugía cardíaca en los Institutos Nacionales de Salud estadounidenses (NIH). Practicamos un reemplazo de válvula cardíaca a un joven procedente de China. La operación fue difícil y afrontamos muchos problemas. El paciente sobrevivió, pero no despertó después de la intervención. Permaneció en coma durante días. Sus constantes vitales se mantenían estables, pero no despertaba, y no sabíamos por qué.

Al cabo de dos semanas, el hermano del paciente voló desde China. Entró en la unidad de cuidados intensivos, se inclinó y susurró algo que no pudimos oír en el oído de su hermano. Casi de inmediato, el paciente despertó. No pudimos dar crédito. ¿Había percibido la presencia de su hermano o había ocurrido algo más?

Más tarde, el hermano del paciente explicó que provenían de un antiguo linaje de practicantes de kungfú. A mi entender, en su práctica aprenden a ponerse en trance para protegerse del peligro inminente. Solo un practicante conoce el «código» secreto que les indica que están a salvo y es aceptable despertar. El hombre le había susurrado ese código a su hermano como una señal de que todo estaba en orden. El paciente no solo despertó, sino que recordaba perfectamente bien lo que había sucedido mientras estuvo en coma. Saludó a las enfermeras que lo habían estado cuidando llamándolas por su nombre y relató correctamente incidentes que se habían producido en la UCI durante esas dos semanas.

Ante este episodio tan inusual, mis colegas de los NIH no tuvieron interés en redactar un informe de caso para que fuese incluido en una revista médica. Te creas o no la historia, es útil para ilustrar el asunto de las criptas: las células madre están ahí abajo, escondidas, y nuestros compañeros intestinales les envían butirato y otros metabolitos a modo de códigos que les dicen: «Salid. Os necesitamos y el entorno es seguro».

El problema, por supuesto, es que si las criptas no contienen los microorganismos intestinales adecuados, no habrá nadie que pueda mandar la señal. Y de la misma manera que no pudimos despertar al paciente sin que su hermano estuviera ahí, las células madre no podrán diferenciarse y restaurar la pared intestinal a menos que reciban las señales correctas. Los compañeros intestinales tienen que estar allí para enviar el código. De lo contrario, la pared intestinal podría sufrir grandes daños, pero las células madre que están esperando en las criptas para arreglar el desastre ni se enterarían.

Aquí tienes un ejemplo claro: en un estudio centrado en ratones, en las criptas a las que se desproveyó de bacterias se produjo una activación anormal de las células madre y un incremento de la apoptosis. Cuando se permitió que bacterias patógenas poblaran las criptas, los ratones contrajeron una septicemia letal. Y cuando las criptas fueron repobladas con la mezcla original de microorganismos intestinales, la homeostasis regresó y las criptas recuperaron sus habilidades regenerativas.[12]

Otra pieza de este rompecabezas es la vitamina D, que sabemos que también mantiene una relación bidireccional con la biota intestinal.[13] La cantidad de vitamina D que hay en el cuerpo afecta a la mezcla de microorganismos intestinales, y necesitamos que estos estén presentes en la combinación correcta para que sinteticen esta vitamina para nosotros. Es por eso por lo que, en un estudio, los ratones que no tenían receptores para la vitamina D padecieron una diarrea grave, sangrado rectal y una pérdida de peso muy importante, y murieron.[14] Los investigadores que realizaron el estudio encontraron una alteración en las «uniones estrechas» epiteliales de esos ratones y concluyeron que la vitamina D juega un papel determinante en la homeostasis de la barrera mucosa, al preservar la integridad de esas uniones estrechas.

Ahora estamos empezando a entender qué sucede. Resulta que sin la cantidad suficiente de vitamina D las células madre alojadas en nuestras criptas no reciben la señal que les indique que deben diferenciarse en células epiteliales. Esto se debe probablemente a que la vitamina D favorece la proliferación de la *Akkermansia muciniphila* y también de otros dos productores de butirato importantes, las bacterias de los géneros *Faecalibacterium* y *Coprococcus*.[15] Por lo tanto, si no tienes suficiente vitamina D, no tendrás los suficientes compañeros intestinales correctos para mandar una señal a las células madre de las criptas. Y las cosas son aún algo más complicadas: debido a la relación bidireccional que mantienen la vitamina D y el intestino, si no cuentas con los microorganismos intestinales adecuados, ¡no podrás sintetizar esta vitamina![16]

Una vez más, lo que antes era un sistema bellamente complejo y dispuesto en múltiples capas ha degenerado a medida que nos hemos alejado de nuestras propias «raíces». Antes obteníamos suficiente vitamina D del sol, pero ahora pasamos la mayor parte del tiempo en interiores o untados con protector solar. Mientras que antes comíamos grandes cantidades de alimentos fermentados, polifenoles y antioxidantes, nuestras dietas actuales carecen de compuestos desacopladores. Y ni siquiera hemos empezado a abordar el hecho de que nuestro bioma intestinal es un páramo desértico en estos días. ¡Por supuesto que la permeabilidad intestinal aumentada se ha convertido en una epidemia! Nos falta todo lo que necesitamos para mantener, restaurar y regenerar nuestro revestimiento intestinal. Pero si trabajamos juntos, te prometo que lo restableceremos.

¡QUE VENGAN REFUERZOS!

Dado que el revestimiento intestinal es de suma importancia, contamos con muchos recursos para proteger y restablecer su funcionalidad. Debemos aprovechar todos ellos para hacer que recupere su antigua gloria. Vamos a verlos.

La fosfatasa alcalina intestinal

Otro pilar de la salud de la barrera intestinal es la fosfatasa alcalina intestinal (FAI), una enzima secretada por nuestros enterocitos. Está presente en todo el tracto gastrointestinal, sobre todo junto a las microvellosidades. Una razón por la que la FAI es tan importante es que constituye una línea de defensa adicional contra los LPS, esos perjudiciales fragmentos de bacterias muertas que excitan sobremanera al sistema inmunitario cuando atraviesan la barrera intestinal.

La FAI nos protege de los LPS de dos maneras. En primer lugar, impide que atraviesen la pared intestinal y circulen por el cuerpo, y en segundo lugar, descompone su estructura química, o «código de barras», al eliminar uno de sus dos grupos fosfato. Con esta acción, su toxicidad se reduce cien veces. Los LPS descompuestos, o desfosforilados, también se unen a los receptores tipo toll, pero no suscitan la misma reacción en el sistema inmunitario y, así, la respuesta inflamatoria es menor.[17]

Pero el impacto de la FAI en la funcionalidad de la barrera intestinal no termina ahí. También la promueve regulando positivamente las proteínas que protegen las uniones estrechas a lo largo de la pared intestinal[18] y tiene una influencia directa en el propio microbioma. Favorece la proliferación de los microorganismos intestinales útiles al preservar la homeostasis e incluso ayuda a restablecer el estado de homeostasis después de que el intestino ha sido «limpiado» con antibióticos[19] o se ha visto alterado por el estilo de alimentación típico de Occidente.[20]

Curiosamente, los niveles de FAI aumentan de forma natural durante la infancia, período en que la microbiota adquiere mayor diversidad con rapidez. Y parece que la FAI desempeña un papel importante en la regulación del intestino desde el principio.[21] Los niveles de FAI tienden a disminuir con la edad, lo cual suele estar acompañado de un incremento de la permeabilidad intestinal y la inflamación sistémica. Pero cuando se proporcionaron suplementos de FAI a ratones, su permeabilidad intestinal mejoró y sus niveles de citoquinas inflamatorias se redujeron significativamente.[22]

Muy bien, ha quedado claro que la enzima FAI nos beneficia. ¿Cómo podemos hacer que el cuerpo la produzca en mayores cantidades? Nuestro nivel de FAI depende de los alimentos que consumimos y de que alberguemos los microorganismos intestinales adecuados para digerir esos alimentos. Por ejemplo, la curcumina –el polifenol de la cúrcuma– incrementa la actividad y la expresión de la FAI y conduce a una menor producción de LPS, a una reducción de la inflamación y a menos alteraciones en la barrera intestinal. Otras especias, como la pimienta negra, la pimienta roja y el jengibre, también hacen subir los niveles de FAI.[23]

Por lo tanto, parece que los polifenoles como la curcumina desencadenan la producción de FAI, pero recuerda lo que vimos anteriormente sobre los polifenoles: necesitamos que nuestros compañeros intestinales los procesen para nosotros. Esto explica por qué los probióticos estimulan la actividad de la FAI y reducen la inflamación intestinal.[24, 25] Para tener más FAI, debemos velar por que haya la mezcla adecuada de microorganismos intestinales comiendo los alimentos adecuados. ¡Ellos, a su vez, velarán por nosotros!

La glicina

La glicina es el aminoácido simple no esencial más importante para los humanos y muchos animales, incluidos una gran cantidad de mamíferos. Es un precursor de varios metabolitos clave, el glutatión especialmente. Como mencioné con anterioridad, el glutatión es uno de los dos únicos antioxidantes que actúan en las mitocondrias. No debe sorprender, entonces, que la glicina también actúe directamente en las mitocondrias, reduzca la inflamación y ayude a preservar el revestimiento intestinal. También contribuye a regular el sistema inmunitario; manda la señal de que todo está en orden y no hay necesidad de atacar con citoquinas inflamatorias.[26]

De hecho, los cirujanos emplean glicina para inhibir ligeramente el sistema inmunitario durante las operaciones de trasplante. Así se obtienen mejores resultados y se reduce la probabilidad de que el cuerpo rechace el nuevo órgano. Nuevamente, se trata de decirle al sistema inmunitario que todo está bien, que puede deponer las armas y relajarse.

¿Qué tiene que ver esto con la pared intestinal? Recuerda que todo lo que es bueno para las mitocondrias es bueno para ella. Y aunque no me gusta señalar favoritos, diré que las mitocondrias que se encuentran en la pared de tu intestino son quizá las más significativas de tu cuerpo.

Además, hay pruebas de lo importante que es la glicina para la preservación de la pared intestinal. Por ejemplo, se sabe que las células del revestimiento intestinal son sensibles a los efectos tóxicos de la radioterapia, la cual deteriora este revestimiento, que se vuelve más permeable.[27] Los resultados son diarrea, dolor abdominal, náuseas e incluso septicemia.[28] En ratas, los suplementos de glicina protegen la pared intestinal del daño debido a la radiación; su grosor, volumen e impermeabilidad se mantienen.[29]

Los niveles de glicina suelen disminuir con la edad, lo que lleva a un incremento del estrés oxidativo, carencia de glutatión, disfunción mitocondrial y mayor inflamación. Estos efectos no me sorprenden, ya que sabemos que la glicina protege la pared intestinal y que la permeabilidad intestinal aumentada está detrás de todas las enfermedades que solemos asociar con el envejecimiento. Ahora bien, se ha demostrado que los suplementos de glicina pueden ser muy efectivos.

En un estudio, adultos mayores con un grado muy elevado de inflamación y disfunción endotelial experimentaron una gran mejoría con la ingesta de glicina. Después de dos semanas solamente, el funcionamiento de sus mitocondrias mejoró y sus marcadores inflamatorios mostraron una reducción significativa de la inflamación.[30,31] Además, los suplementos de glicina corrigieron completamente la disfunción mitocondrial en pacientes con VIH.[32]

La glicina también es un componente importante del colágeno. Tal vez esta sea la razón por la que el colágeno puede contribuir a mantener, reforzar y reparar la pared intestinal modulando las reacciones inmunitarias, reduciendo el estrés oxidativo y ayudando a distribuir y expresar las proteínas de las uniones estrechas.[33]

¿Quieres que mencione otro beneficio que presenta tener una mayor cantidad de glicina en el organismo? Tomada como suplemento antes de acostarse, reduce la temperatura corporal e induce un sueño de alta calidad.[34]

Las poliaminas

Las poliaminas son compuestos orgánicos que tienen muchas funciones en el cuerpo, desde contribuir a la proliferación y diferenciación celular hasta actuar como antioxidantes y «barrer» el cuerpo para eliminar los radicales libres.[35] Hay tres poliaminas: la espermina, la espermidina y la putrescina. (Alerta de *spoiler*: la última no huele muy bien). Curiosamente, nuestras células pueden sintetizar poliaminas a partir de aminoácidos, pero nuestros compañeros intestinales producen la mayoría de ellas en el intestino grueso.[36]

La presencia de las poliaminas es especialmente importante durante los períodos en que las células deben multiplicarse con rapidez, es decir, en las primeras etapas de la vida sobre todo. La leche materna las contiene en grandes cantidades.[37] Juegan un papel en el desarrollo del ecosistema interno, a lo largo de la pared intestinal especialmente. Contribuyen a que las células de la pared intestinal proliferen y se diferencien, a la vez que contribuyen al desarrollo del sistema inmunitario.[38] Al ayudar a configurar el sistema inmunitario y actuar como antioxidantes, las poliaminas desempeñan un papel importante en la modulación de la respuesta inmunitaria inflamatoria.[39]

Al favorecer que las células proliferen y se diferencien, las poliaminas cooperan en el mantenimiento del revestimiento intestinal a lo largo de toda la vida. En ratones, la administración oral de poliaminas ayuda a reparar la mucosa intestinal y reducir la inflamación. También potencia la actividad de la fosfatasa alcalina intestinal –otro de los grandes mecanismos de defensa de la pared intestinal, que hemos visto anteriormente–[40] y hace que haya más anticuerpos en las criptas intestinales, cuya función es proteger a las preciadas células madre.[41]

¿Qué podemos hacer para que haya más poliaminas en nuestro cuerpo? Recuerda que los compuestos importantes producidos por nuestros compañeros intestinales también se encuentran en los alimentos fermentados. No resulta sorprendente que este sea también el caso de las poliaminas, presentes en todo tipo de alimentos fermentados.[42]

Esto me lleva de nuevo al argumento que seguiré repitiendo a lo largo del libro, aunque corra el riesgo de mostrarme repetitivo o demasiado insistente: lo que es bueno para uno es bueno para todos. Cuando nuestros compañeros intestinales están protegidos y bien alimentados, fermentan unos compuestos esenciales que nos ayudan a mantenernos sanos y que además les brindan protección, lo cual les permite seguir cuidando bien de nosotros. Pero todo debe empezar con un ecosistema saludable, protegido y funcional. De algún modo, nuestros compañeros intestinales nos dicen que los ayudemos a ayudarnos.

El problema es, por supuesto, que no los hemos ayudado. Y es precisamente por eso por lo que ya no nos están ayudando. No es que no quieran hacerlo; es que no pueden, literalmente, porque han sido ignorados, diezmados y maltratados, y se han quedado indefensos. Esto me lleva al próximo capítulo, en el que descubrirás todas las formas en que hemos dañado gravemente nuestro ecosistema interno. A continuación profundizaré en cómo esto ha derivado en casi todas las enfermedades comunes y, lo más importante, en cómo podemos prevenirlas y curarlas.

Capítulo 4

UNA TORMENTA PERFECTA

En la película clásica *El graduado*, un hombre de mediana edad se acerca a Benjamin Braddock, interpretado por un joven Dustin Hoffman, en una fiesta y le dice: «Solo quiero decirte una palabra. Solo una palabra». Después de una pausa dramática, proclama: «¡Plásticos! [...] Los plásticos tienen un gran porvenir».

Tenía razón. *El graduado* se estrenó en 1967, y, en los más de cincuenta años transcurridos desde entonces, la tasa de producción de plásticos ha crecido más que la de cualquier otro material. Como consumidores, nos encanta el plástico. Es barato, liviano, práctico y versátil. Y, por supuesto, a la industria del plástico también le encanta. El mercado global del plástico está valorado en 609.000 millones de dólares en la actualidad, y se espera que esta cifra supere los 811.000 millones hacia 2030.[1]

Los plásticos son omnipresentes. Están en todas partes, desde nuestros vertederos hasta nuestros océanos, pasando por los alimentos que comemos, el agua que bebemos e incluso el aire que respiramos. Pero el brillante porvenir de los plásticos ha llegado con un lado oscuro importante: además de tener un impacto ambiental descomunal, son devastadores para nuestro ecosistema interno. Son tóxicos para el microbioma. Léelo de nuevo: son tóxicos. Afectan negativamente a la composición y la diversidad de la microbiota. Estos cambios alteran el equilibrio hormonal y la respuesta inmunitaria, y se crea el entorno ideal para la aparición de enfermedades.[2]

Pero el problema no son los plásticos solamente, ni mucho menos. En los últimos cincuenta años, el incremento de la producción de plásticos ha coincidido con la llegada de otras tecnologías, medicamentos y tendencias, desde las velas perfumadas hasta las «bondades de los granos enteros», que han causado estragos en nuestro ecosistema interno. Paradójicamente, algunos de estos fármacos, como los medicamentos antiinflamatorios no esteroideos (AINE) y los inhibidores de la bomba de protones (también conocidos como *antiácidos*), se toman para aliviar los síntomas de un microbioma desequilibrado, pero solo sirven para exacerbar el problema. Se entra en un ciclo terrible de dolor y enfermedad, medicamentos dañinos, más dolor y enfermedad, y aún más medicamentos dañinos.

Al mismo tiempo, nuestras dietas han cambiado radicalmente; en ellas están cada vez menos presentes los alimentos que necesitan nuestros compañeros intestinales para vivir y prosperar en armonía. Aún peor: los hemos reemplazado por alimentos artificiales, procesados y cargados de sustancias químicas que hacen que nuestros compañeros intestinales pasen hambre, literalmente, hasta que terminan muriendo, mientras que favorecen que los microorganismos perjudiciales se reproduzcan y prosperen. Y ni siquiera he mencionado los antibióticos de amplio espectro, que arrasan con nuestro microbioma, ni las sustancias químicas perjudiciales que están en el aire y en el agua que llega a nuestras casas, además de que han sido rociadas directamente sobre nuestros alimentos.

Tomando en consideración todos los factores, hemos creado la tormenta perfecta para tener una selva disfuncional, disbiótica y completamente diezmada. No podríamos haber diseñado un sistema mejor para destruir nuestro microbioma si nos lo hubiésemos propuesto.

Y ahora estamos pagando el precio. Como sin duda sabes, en los últimos cincuenta años han aumentado mucho casi todas las enfermedades crónicas. Desde la década de 1970, las tasas de obesidad se han incrementado sin parar entre los adultos y se han más que triplicado entre los niños. En la actualidad, el cuarenta y dos por ciento de los adultos estadounidenses son obesos. Esta realidad ha llevado, por supuesto, a la expansión de la diabetes tipo 2, y la Asociación Estadounidense del Corazón ha predicho que el cuarenta y cinco por ciento de los habitantes de Estados Unidos sufrirán enfermedades cardíacas hacia el año 2035. Mientras tanto, el cáncer de inicio temprano (en pacientes menores de cincuenta años) está aumentando espectacularmente en todo el mundo, con Estados Unidos a la cabeza. Alguien en este país contrae la enfermedad de Alzheimer cada sesenta segundos, y la enfermedad de Parkinson está aumentando aún más rápidamente; es el trastorno neurológico cuya incidencia se está incrementando a mayor velocidad en el mundo.[3]

También estamos en medio de múltiples epidemias. La Alianza Nacional sobre Enfermedades Mentales* informa de que los índices de enfermedades mentales han estado aumentando año tras año, desde mucho antes de que la pandemia de covid afectara a la salud mental de tantas personas. Y a lo largo de los últimos veinticinco años se han incrementado en un cuarenta y cuatro por ciento los tipos de anticuerpos presentes en el lupus y otras enfermedades autoinmunes, enfermedades que presentaban una incidencia extremadamente baja anteriormente (ya no). Sostengo que todas las enfermedades que he mencionado hasta aquí están relacionadas con la autoinmunidad, la permeabilidad intestinal aumentada y la disbiosis intestinal. En otras palabras: todas tienen su origen en el intestino.

A los plásticos les esperaba un gran porvenir, sin duda. Un futuro menos esperanzador aguardaba tanto a nuestro ecosistema interno como al externo.

Lo más importante que quiero que recuerdes al leer este capítulo es que por más que hayas dañado tu microbioma sin darte cuenta, no

* N. del T.: National Alliance on Mental Illness; es la organización de base comunitaria dedicada a la salud mental más grande de Estados Unidos.

tienes la culpa. Nos han vendido a todos un falso paquete de mentiras. Lo han hecho líderes y supuestos expertos que no sabían nada de nuestro microbioma, ni siquiera de su existencia, ni de cuántos elementos «mejoradores del estilo de vida» podrían perjudicarlo. Una vez que lo supieron, no compartieron la información con el público; eligieron una y otra vez las ganancias antes que nuestra salud. Lo hiciste lo mejor que pudiste en ese momento a partir de la información de la que disponías, y ahora que sabes más, puedes hacerlo mejor.

Lo más importante es que no es demasiado tarde. Podemos prevenir, detener y revertir la gran mayoría de estas enfermedades eliminando los destructores del intestino y restaurando nuestra salud intestinal. Pero antes que nada examinemos con mayor detenimiento los elementos que han creado esta tormenta perfecta y cómo nos está afectando.

LOS ANTIBIÓTICOS DE AMPLIO ESPECTRO

He hablado de algunos tipos específicos de microorganismos intestinales, pero aún no he presentado las dos categorías principales de bacterias: las gramnegativas y las grampositivas. En 1884, un bacteriólogo danés llamado Hans Christian Gram ideó una prueba para determinar si las bacterias tenían membranas gruesas o delgadas. Las que tienen membranas gruesas se denominan *grampositivas* y aquellas cuyas membranas son delgadas son las *gramnegativas*. Las bacterias gramnegativas tienen además una membrana externa que contiene lipopolisacáridos: ¡sí, esos molestos LPS! Las membranas tienen una función protectora en ambos tipos de bacterias; dejan entrar los nutrientes e impiden el paso a los productos de desecho.

He dado esta información porque es importante en relación con los antibióticos. Los primeros antibióticos que se crearon solo podían matar uno de estos dos tipos de bacterias. Por ejemplo, la penicilina mataba principalmente bacterias grampositivas, mientras que la estreptomicina actuaba contra las gramnegativas. Los médicos recetaban uno de ellos según el tipo de infección que tenía el paciente. Por supuesto, estos medicamentos afectaban al bioma intestinal, pero el caso es que había una infección presente. Había un tipo de bacteria que se estaba multiplicando en exceso, con lo que estaba provocando una infección, y esos antibióticos dirigidos ponían fin al problema. En general, dejaban en paz a los microorganismos intestinales que estaban ocupados en sus asuntos, por lo que el microbioma permanecía relativamente intacto.

Hasta que a finales de la década de 1960 se creó el primer antibiótico de amplio espectro. Que un antibiótico sea de *amplio espectro* significa que mata tanto las bacterias grampositivas como las gramnegativas. Esta herramienta facilitó las cosas a los médicos, que ya no tendrían que molestarse en averiguar qué tipo de infección tenía un paciente dado. Podían recetar el nuevo medicamento y adiós a la infección.

Sin embargo, estos fármacos presentan un problema, que coincide exactamente con aquello que los hace tan atractivos. El problema es que matan un *amplio espectro* de la microbiota: lo bueno, lo feo y lo malo. De esta manera, el microbioma deja de ser una selva exuberante y se convierte en un páramo desértico.

El desastre estaba servido. A medida que los antibióticos de amplio espectro ganaron popularidad sobre medicamentos como la penicilina a mediados de la década de 1970 –hace unos cincuenta años, precisamente–, comenzaron a recetarse en exceso. A los médicos les resultaba muy fácil dárselos a pacientes que tenían cualquier tipo de infección con el fin de obtener resultados rápidos, por lo que empezaron a recetarlos a los que presentaban cualquier *indicio* de infección. Pero muchos síntomas de la infección se asemejan a los causados por virus comunes, que por lo general se resuelven por sí mismos, sin necesidad de intervención externa, si se tiene un sistema inmunitario saludable. En la actualidad, el veinticinco por ciento de las recetas de antibióticos se consideran inapropiadas o innecesarias, y al estadounidense promedio se le recetan antibióticos cada seis meses.[4]

Esto no afecta a las personas que toman los medicamentos solamente, aunque sin duda lo hace. Por lo expuesto hasta ahora, creo que ha quedado claro hasta qué punto son inteligentes las bacterias. No permanecen estáticas con el tiempo. Han evolucionado junto con nosotros durante miles de millones de años y continúan haciéndolo. Todos los seres, como individuos y como especie, deben evolucionar para adaptarse y sobrevivir en un entorno cambiante. Y las bacterias han evolucionado rápidamente para volverse inmunes a los antibióticos, con el fin de que estos no puedan acabar con ellas con tanta facilidad.

Esto ha llevado a que los científicos y las bacterias se encuentren enzarzados en una carrera armamentista. A medida que se desarrollan nuevos fármacos, las bacterias se adaptan y se vuelven más fuertes. Pero ¿adónde nos llevará esta dinámica? Ya en la actualidad las tasas de mortalidad son altas entre los pacientes con infecciones resistentes a los antibióticos,[5] y enfermedades comunes como la neumonía, la tuberculosis y la salmonela son cada vez más difíciles de tratar, ya que los antibióticos que solían utilizarse contra ellas se están volviendo menos efectivos. La resistencia a los antibióticos es considerada una crisis de salud pública en estos tiempos.[6]

Además, no solo se administran antibióticos a los humanos. Es habitual que se suministren al ganado también, aunque no padezcan infecciones. Hay dos razones que lo explican, que no tienen nada que ver con la salud, ya sea la nuestra o la de los animales, y tienen todo que ver con las ganancias. En primer lugar, los antibióticos hacen que los animales ganen peso con mayor rapidez (en nosotros también tienen este efecto). Y en segundo lugar, la mayor parte del ganado vive en unas condiciones tan inhumanas que las infecciones son muy comunes. Unos animales infectados significan menos dinero, por lo que se les administran antibióticos como medida profiláctica (preventiva). Estos fármacos están presentes en los productos que consumes procedentes de animales tratados,[7] por lo que obtienes una dosis baja de antibióticos con cada porción. Esto contribuye a la crisis de la resistencia a los antibióticos y, lo que es más importante para ti en estos momentos, daña tu microbioma.

¿Cómo se ve afectado nuestro microbioma exactamente? Un solo tratamiento con antibióticos conduce a una reducción muy importante y rápida de la riqueza y la diversidad microbianas,[8] que son las dos características distintivas de un microbioma saludable, como recordarás. Esto prepara el terreno para que los microorganismos perjudiciales oportunistas tomen el control, por lo que estamos en mayor riesgo de sufrir infecciones como la provocada por la *Clostridioides difficile* (*C. diff.*), que causa diarrea y colitis, e incluso puede ser mortal.[9]

Nuestros compañeros intestinales quieren vivir en un estado de homeostasis y tratan de volver al equilibrio después de un tratamiento con antibióticos, pero sus esfuerzos reparadores no suelen ser suficientes. Hay una gran variación, entre las personas, en los cambios exactos que no son revertidos y la medida en que permanece perturbado el microbioma. En algunos casos, el microbioma recupera la estabilidad, pero con una composición diferente de la que tenía antes del efecto de los antibióticos.[10]

Retomaré el ejemplo del incendio forestal del capítulo anterior para explicar este fenómeno. Una selva o un bosque son ecosistemas complejos que se desarrollan a lo largo de un período prolongado, siendo interdependientes la flora y la fauna. Cuando uno de estos ecosistemas es pasto de las llamas, aunque se planten miles de árboles jóvenes después, pasarán de veinte a treinta años antes de que se restablezca en toda su complejidad y se regrese a la normalidad.

Lo mismo sucede en el ecosistema que es la selva intestinal. Por supuesto, podemos tomar algunos probióticos (bacterias amigables), pero ¡qué ingenuos somos al creer que podemos reconstruir ese complejo ecosistema en poco tiempo! De hecho, numerosos estudios cuyos sujetos fueron voluntarios humanos sanos a quienes se administraron antibióticos de amplio espectro recetados habitualmente para infecciones del tracto respiratorio superior (que suelen ser causadas por virus, no bacterias) presentaron estos resultados: el microbioma sufrió grandes alteraciones y la microbiota se vio diezmada. Estos efectos duraron entre dos meses y dos años. Incluso después de la recuperación, el microbioma presentaba un aspecto muy diferente; no había ni rastro de muchos microorganismos que estaban ahí antes de la intervención.[11, 12]

Te estarás preguntando cuáles son las repercusiones de todo esto... Estos cambios pueden ser muy perjudiciales. Existe una conexión clara y bien establecida entre el uso de antibióticos y la obesidad[13] –recuerda a ese ganado engordado– y otras enfermedades. Ratones tratados con antibióticos contrajeron espontáneamente diabetes tipo 1,[14] pasaron a albergar más citoquinas en el colon y mostraron unos niveles más bajos de ácidos grasos de cadena corta y otros metabolitos importantes producidos por bacterias.[15]

En ausencia de estos elementos de señalización, se interrumpe la comunicación entre los microorganismos intestinales y las mitocondrias.[16] Esto tiene graves consecuencias para el sistema inmunitario y para cada célula de nuestro cuerpo. Sin estos metabolitos, las mitocondrias no saben cuándo deben desacoplar y reproducirse ni cuándo deben morir o cómo deben hacerlo; nuestro sistema inmunitario no sabe cuándo, dónde ni qué atacar, y las células madre que residen en las criptas no saben cuándo se necesita su presencia para fortalecer la pared intestinal. ¡Y esto es solo el comienzo! No resulta sorprendente, entonces, que el consumo de antibióticos esté relacionado con un incremento del daño oxidativo en los tejidos,[17] una inhibición de la expresión génica y el daño mitocondrial.[18]

Todos estos efectos tienen lugar en los adultos en general. Sin embargo, los antibióticos son posiblemente aún más perjudiciales cuando se toman durante el embarazo y la primera infancia. Cuando una mujer embarazada toma antibióticos que alteran su microbioma, la microbiota del feto pasará a presentar una menor diversidad;[19] además, el feto tendrá un sistema inmunitario menos eficaz[20] y la futura persona estará más expuesta a las enfermedades.[21] Los bebés que fueron expuestos a antibióticos en el útero están en mayor riesgo de padecer colitis,[22] parálisis cerebral, epilepsia y malformaciones cardíacas y genitales.[23] También tienen más probabilidades de sufrir asma, alergias,[24] limitaciones funcionales en el desarrollo y la cognición,[25] obesidad[26] y diabetes.[27]

Los antibióticos son más perjudiciales para el feto cuando la madre los toma durante el primer trimestre.[28] Ciertos defectos de nacimiento poco comunes, como la microftalmia (un grave defecto ocular), el síndrome del corazón izquierdo hipoplásico (el lado izquierdo del corazón no se desarrolla correctamente, lo que hace que el flujo sanguíneo se vea restringido), el defecto del tabique auricular (un agujero entre las cavidades superiores del corazón, las denominadas *aurículas*) y el labio leporino con paladar hendido también están asociados al consumo de antibióticos por parte de la madre durante el primer trimestre.[29]

Después del parto, las madres que toman antibióticos mientras amamantan tienen alterada la microbiota de la leche, lo que influye en el microbioma en desarrollo del bebé.[30] Por supuesto, los infantes y los niños que toman antibióticos en la etapa crucial en la que se están desarrollando su microbioma y su sistema inmunitario también tienen alterado el microbioma.[31] Esto hace que presenten un mayor riesgo de padecer asma,[32] alergias[33] y obesidad[34] más adelante.

Quiero dejar algo claro: no me estoy posicionando en contra del consumo de antibióticos ni de cualquier otro medicamento cuando se recetan para infecciones que ponen en peligro la vida y se toman de manera responsable. Pero los antibióticos no se han gestionado bien y se han recetado en exceso, lo cual está dando lugar a unos efectos secundarios que tienen un impacto en la vida y el mundo. Es esencial que tomes antibióticos o se los des a tus hijos solo cuando sean absolutamente necesarios.

No obstante, si necesitas tomar antibióticos o los has tomado en el pasado, no te preocupes pensando que tu destino es sufrir disbiosis y enfermedades. Siguiendo el programa *Gut Check* antes, durante o después de un tratamiento con antibióticos puedes proteger y restaurar tu importantísimo ecosistema interno.

EL GLIFOSATO

Mientras hemos estado destruyendo nuestros ecosistemas internos al abusar de los antibióticos orales, también los hemos estado rociando sobre nuestra comida. Literalmente. El glifosato, el ingrediente activo del herbicida Roundup, fue patentado como un antibiótico. Su acción consiste en interrumpir la vía que usan las plantas para producir aminoácidos, la llamada *vía del «shikimato»*. Esta vía la utilizan las plantas, pero no los animales, lo que llevó a los científicos a suponer que el glifosato mataría las malas hierbas pero no implicaría ningún perjuicio para los humanos y otros animales. Tiene sentido, ¿verdad?

No saquemos conclusiones precipitadas. ¿Sabes quién más utiliza la vía del *shikimato*? Nuestros compañeros intestinales, por supuesto. El glifosato es letal para ellos, lo que supone un gran problema para nosotros.

He escrito sobre el glifosato en algunos de mis libros anteriores, pero actualmente disponemos de nueva información y más pruebas sobre la forma en que hace daño a la microbiota y, por lo tanto, nos perjudica a nosotros. El glifosato fue introducido en el mercado en 1974. Inmediatamente, las plantas, con toda su sabiduría, encontraron una manera de evolucionar y volverse resistentes a esta sustancia, igual que han hecho las bacterias frente a los antibióticos. A principios de la década de 1990, los cultivos resistentes al glifosato llevaron a un uso mucho mayor de este producto. Es decir, como no estaba funcionando, se entendió que la solución debía ser utilizarlo en mayores cantidades... No fue una idea brillante por parte de los humanos. Si las plantas pueden evolucionar para tolerar un poco de glifosato, ¿qué pensamos que iba a pasar cuando empezásemos a aplicar mucho más? Aparentemente, nadie se detuvo a pensar en ello, y en 2019 los agricultores estadounidenses estaban rociando más de ciento veintisiete millones de litros de glifosato en sus cultivos cada año.[35] Este incremento en el uso del herbicida ha llevado, obviamente, a que cada vez haya más residuos de glifosato en nuestra comida.[36]

En los años transcurridos desde entonces, hemos encontrado pruebas de que el glifosato es peligroso y carcinogénico,[37] pero no sabíamos cómo afectaba al intestino exactamente. Hasta que en 2021 científicos del King's College de Londres llevaron a cabo un estudio innovador que analizó los efectos del glifosato en el microbioma infantil.[38] Descubrieron que, siendo clave mantener los niveles de pH para la homeostasis intestinal, el glifosato da lugar a un entorno ácido que es letal para algunos de nuestros compañeros intestinales a la vez que permite que otros proliferen en exceso.

No solo ocurre que el glifosato destruye el estado de homeostasis, sino que también ocurre que, por desgracia, algunas de las bacterias que son más resistentes a él son las más perjudiciales, ya que tienen el potencial de aumentar la producción de citoquinas proinflamatorias y de las especies reactivas de oxígeno (ERO). Para empeorar las cosas, resulta que incluso la exposición a dosis bajas de glifosato reduce la presencia de las enzimas clave que necesitamos para combatir las ERO, especialmente la superóxido-dismutasa y la glutatión reductasa.[39, 40] Esto supone recibir un doble golpe en la lucha contra el daño celular.

¿Pueden ser peores las cosas todavía? Sí. Resulta que algunos de los microorganismos más sensibles al efecto del glifosato también son los más esenciales. Se incluyen los *Lactobacillus*, las *Ruminococcaceae* y los *Butyricicoccus*, que son productores clave de ácidos grasos de cadena corta (AGCC), triptófano y l-glutamato. Ya sabes lo importantes que son los AGCC. El triptófano y el l-glutamato también son esenciales, para la salud mental sobre todo. Estos aminoácidos son precursores de muchos neurotransmisores importantes, incluidos la serotonina, la dopamina, el ácido gammaaminobutírico (GABA) y la noradrenalina.[41, 42] Se trata de sustancias químicas estabilizadoras del estado de ánimo que nuestro cuerpo no puede producir sin la ayuda de nuestros compañeros intestinales. Más adelante profundizaré en este tema.

Además, nuestros compañeros intestinales normalmente metabolizan el triptófano en compuestos adicionales, como el ácido indol-3-propiónico, un antioxidante importante presente en el cerebro que mitiga la activación de las células microgliales (las células inmunitarias del cerebro). Ello supone una protección para el ADN y ayuda a prevenir la enfermedad de Alzheimer.[43] No debería sorprender, entonces, que una reducción de la población de microorganismos intestinales más sensibles al glifosato tenga un papel en varias enfermedades neurológicas, como el párkinson,[44] la esquizofrenia[45] y la depresión.[46]

Como dije, llevo años escribiendo sobre los peligros del glifosato, y las pruebas en su contra siguen acumulándose. Entonces, ¿por qué continuamos usándolo? En 2017, documentos filtrados de Monsanto (la empresa, ahora propiedad de Bayer, que vende el Roundup y se lucra con él) mostraron que había llevado a cabo su propia investigación para «demostrar» que su producto era seguro, al tiempo que había ocultado los desacuerdos internos sobre su inocuidad. Sin embargo, aún no se ha prohibido en Estados Unidos. Dos años después, en 2019, el Environmental Working Group ('grupo de trabajo ambiental') encontró glifosato en los veintiún cereales para desayuno populares que examinó, incluidas diversas variedades ecológicas.

Mientras tanto, muchos países europeos ya han prohibido el glifosato. Y los que lo permiten imponen unos límites más bajos que Estados Unidos. No es casualidad que muchos de mis pacientes que viajan a Europa se sientan muy bien después de comer el pan y la pasta que les causan malestar en casa. Regresan y me dicen: «Doctor G., ¡me he curado!». Por desgracia, cuando llevan sus hábitos alimentarios europeos a Estados Unidos, a menudo terminan enfermando de nuevo. No son solo nuestras papilas gustativas las que advierten la diferencia cuando prueban algo «bueno»; nuestros compañeros intestinales la notan también.

LOS DISRUPTORES ENDOCRINOS

Hace mucho tiempo que los científicos saben que ciertas sustancias químicas de nuestro entorno imitan el comportamiento de las hormonas de nuestro cuerpo, lo que resulta en un desequilibrio del sistema endocrino. Estas sustancias son los *disruptores endocrinos* e incluyen los pesticidas, el bisfenol A (BPA, presente en alimentos enlatados y plásticos fabricados antes de 2012), los ftalatos (presentes en plásticos y productos perfumados), los parabenos (presentes en muchos alimentos procesados y productos de cuidado personal), metales pesados (presentes en muchos cosméticos y en nuestra alimentación y en el agua que llega hasta nuestra casa) y la oxibenzona (presente en protectores solares). Lo que estamos descubriendo actualmente es la conexión que existe entre los disruptores endocrinos y nuestro microbioma.

La primera manera, y la más impactante, en que nos afectan los disruptores endocrinos es a través de nuestros sistemas endocrino y hormonal, obviamente. En los hombres, afectan a la producción y calidad del esperma, y en las mujeres, a la concepción, el embarazo y el parto.[47] Lo hacen interactuando con los receptores hormonales, es decir, activándolos o desactivándolos y tomando el control de las señales que se envían a estos receptores.

Los disruptores endocrinos también pueden tener un impacto en la cantidad de hormonas que circulan por el organismo. Lo hacen alterando la permeabilidad de las membranas celulares que permiten que las hormonas entren y salgan. En otras palabras: estas sustancias químicas determinan adónde deben ir nuestras hormonas y cuándo deben hacerlo, y cómo debe responder el resto del cuerpo a los niveles fluctuantes de hormonas. El impacto que tiene esto en el organismo es descomunal. Incluso desequilibrios hormonales leves pueden desembocar en problemas como la infertilidad, la ansiedad, la depresión, enfermedades óseas, enfermedades cardíacas y el cáncer.[48]

¿Estás pensando que todo este asunto de la señalización tiene que ver con una de las funciones de nuestros compañeros intestinales? Si es así, tienes razón. Los disruptores endocrinos causan muchos estragos al afectar a las moléculas señalizadoras de los microorganismos intestinales, esas herramientas de comunicación tan importantes. Por un lado, alteran la forma en que los AGCC mandan mensajes al metabolismo de la glucosa y lo modulan (en la actualidad, se cree que esta es la conexión que existe entre los disruptores endocrinos y el mayor riesgo de contraer diabetes). También interrumpen las importantes señales enviadas por los neurotransmisores, las citoquinas y las hormonas.

Además, los disruptores endocrinos pueden provocar cambios en la composición de la microbiota, siendo la disbiosis la consecuencia. Algunos tipos de microorganismos intestinales son más vulnerables que otros frente a sustancias químicas específicas, lo cual da lugar a composiciones disbióticas únicas. Por ejemplo, el BPA provoca cambios en el intestino similares a los de una dieta alta en grasas,[49] que contrarrestan los beneficios de una alimentación saludable. Y antes de que digas que ya no usas botellas de plástico con BPA, debes saber que los sustitutos de este, como el bisfenol S (BPS) y el bisfenol F (BPF), no son más seguros, y recientemente se los ha relacionado con las causas del cáncer de tipo hormonal.[50]

Somos especialmente vulnerables a los cambios provocados por los disruptores endocrinos en el útero y durante la primera infancia, que es cuando se establece la homeostasis intestinal. Pero la exposición a ellos puede provocar disbiosis en cualquier momento. En 2019, científicos franceses encontraron que, en organismos acuáticos, la exposición a estas sustancias químicas provocó un aumento de los microorganismos perjudiciales en el intestino y una disminución de los beneficiosos.[51] En los humanos, los disruptores endocrinos están asociados al síndrome del ovario poliquístico, la diabetes, las alergias, el asma y otras enfermedades autoinmunes.[52] También conducen a una menor expresión de las proteínas de unión estrecha, lo cual afecta a la pared del intestino y conduce a la permeabilidad intestinal aumentada.[53]

Esto explica por qué algunas personas están diciendo que el uso de aromas es «el nuevo fumar». Los disruptores endocrinos están presentes en los aromas sintéticos de todo tipo de productos, desde ambientadores y velas hasta perfumes. Como un pequeño adelanto de algo de lo que hablaré con detalle más adelante, a tus compañeros intestinales les gustaría mucho más que fumases que no que lleves perfume. De hecho, creo que incluso lo disfrutarían.

LOS BENEFICIOS DE LOS GRANOS ENTEROS

No fue hasta 1994 que el Departamento de Agricultura de Estados Unidos (USDA, por sus siglas en inglés) comenzó a definir para nosotros qué era «saludable» comer, y fue poco después, con el apoyo del Whole Grains Council ('consejo de granos enteros'), cuando empezó a alentar a los estadounidenses a consumir más granos enteros. Ahora bien, recuerda que la función del USDA es promover la agricultura, no la salud..., y sin embargo está a cargo de definir la pirámide alimentaria «saludable». Esto equivale a lo que sería poner a las compañías farmacéuticas a cargo de la mayor parte de la labor de investigación y de la formación de los médicos de Estados Unidos, en lo que supondría un conflicto de intereses total. Pero... ¡espera! ¡Eso es lo que se ha hecho exactamente tanto con los medicamentos como con los alimentos! Es muy evidente que el zorro está custodiando el gallinero.

Por supuesto, a lo largo de la historia, los humanos nunca necesitaron que una agencia gubernamental les dijera qué debían comer, y dejados a su libre albedrío, nuestros ancestros elegían con mucho acierto qué comer y cómo almacenar y procesar esos alimentos para que sus compañeros intestinales resultasen directamente beneficiados. Esto incluye la forma en que procesaban los granos enteros. ¿Alguna vez se detuvo el USDA a preguntarse por qué las civilizaciones antiguas siempre refinaban sus granos a través de un proceso llamado *molienda*? De esta manera se separaban el salvado, el germen y la cáscara de los granos.

Se atribuye a los antiguos romanos ser el primer pueblo que practicó la molienda de granos. El proceso requería trabajo y materiales y era costoso, por lo que el consumo de granos refinados se convirtió en un símbolo de estatus. Solo la élite adinerada comía pan blanco, mientras que los esclavos y los miembros de las clases más bajas consumían granos enteros. Eso fue así durante gran parte de la historia de la humanidad. De manera sorprendentemente similar, que me niego a creer que fuese casual, las culturas asiáticas comenzaron a quitarle el salvado al arroz hace miles de años para obtener el arroz blanco. Hasta fechas relativamente recientes, el arroz blanco se consideraba un lujo reservado para la élite de la sociedad.

Esto nos lleva a la pregunta del millón de dólares: si el proceso de refinar granos era tan caro y laborioso, ¿por qué se molestaron en impulsarlo todas esas personas? Estoy seguro de que fue por la misma razón por la que nuestros ancestros libraron guerras por las especias y fermentaron sus alimentos: porque sabían, de manera instintiva, que esos alimentos eran más saludables.

Con las técnicas y formas de medir científicas con que contamos en la actualidad, ahora sabemos exactamente por qué son más saludables estos alimentos: porque son mejores para nuestros compañeros intestinales. Así es: a pesar de todo lo que nos han dicho sobre lo mucho que necesitamos los granos enteros y su fibra y sus nutrientes, resulta que los granos refinados son muchísimo mejores para nuestro intestino. Pero atención, cuando digo «refinados» ¡no quiero decir altamente procesados!

¿Qué problema presentan los granos enteros? Puede resumirse en una palabra: lectinas. Un tipo de lectina del que estamos aprendiendo más cada día es la aglutinina del germen de trigo (AGT). Como su nombre indica, la AGT es parte del germen del trigo, que se elimina durante la molienda. ¿Por qué molestarse en quitarlo? Porque la AGT se une al ácido siálico. Este ácido se encuentra en el revestimiento azucarado de muchas de nuestras superficies celulares, incluidos los vasos sanguíneos, las superficies sinoviales de las articulaciones, la casi impermeable barrera hematoencefálica, la vaina de mielina que envuelve y aísla los nervios e incluso la superficie de los globos oculares. Este revestimiento se llama *glucocáliz*. Al igual que la capa de mucosa del revestimiento intestinal, estas superficies pegajosas están destinadas a atrapar invasores y mantenerlos alejados de partes del cuerpo delicadas a la vez que fundamentales, como son los vasos sanguíneos, los nervios, las articulaciones y otras.

Esto es importante porque la AGT es un invasor y actúa sobre el glucocáliz como una astilla en un dedo. El problema es que esta pequeña lectina puede colarse a través de la barrera intestinal incluso si no se sufre de permeabilidad intestinal aumentada.[54] Y cuando consumimos granos enteros con regularidad, como el USDA quiere que hagamos, el efecto de la AGT sobre el glucocáliz tiene lugar una y otra vez en todo el cuerpo. Esto hace que el sistema inmunitario se sobreactive, lo que lleva a la inflamación y la enfermedad.[55]

El glucocáliz protege muchísimas partes de nuestro cuerpo, y la AGT puede unirse a cada una de ellas, provocando un ataque autoinmunitario contra esos tejidos. Hemos observado esto en todo, desde las células endoteliales vasculares que recubren nuestras arterias, venas y capilares[56] hasta el glucocáliz que recubre nuestros ojos.[57] Además, al ser tan pequeña, la AGT puede penetrar la barrera hematoencefálica,[58] una capa de células endoteliales que protege al cerebro de los invasores. El resultado es la inflamación del sistema nervioso.

En el próximo capítulo daré más detalles sobre cómo esta situación lleva a la enfermedad, pero apuesto a que ya estás empezando a hacerte una idea. Por ahora, quédate con la información de que los elogios que han recibido los granos enteros en las últimas décadas han conducido a un gran perjuicio para nuestro intestino y casi todos los sistemas de nuestro cuerpo.

LOS MEDICAMENTOS ANTIINFLAMATORIOS NO ESTEROIDEOS Y LOS INHIBIDORES DE LA BOMBA DE PROTONES

He hablado mucho sobre lo importante que es que las mitocondrias desacoplen, pero todos sabemos que siempre puede haber demasiado de algo bueno. Para ponerte un poco en contexto, compartiré una breve historia que te resultará familiar si has leído mi libro *Descifrando el código keto*. Durante la Primera Guerra Mundial, muchas personas que trabajaban en fábricas de municiones en Francia y Alemania comenzaron a perder peso rápidamente. Los investigadores no tardaron en descubrir que el responsable era el 2,4-dinitrofenol (DNP, por sus siglas en inglés), un compuesto utilizado para fabricar explosivos. Pronto fue empaquetado y vendido como un medicamento para bajar de peso. El DNP aumentaba la tasa metabólica basal de quienes lo consumían, lo que hacía que quemasen más calorías procedentes de los alimentos y de sus reservas de grasa, y esto conducía a una pérdida de peso drástica.

Suena bastante bien, excepto por el hecho de que las personas que tomaron el fármaco comenzaron a sufrir muchos efectos secundarios, como fiebre, cataratas y problemas de tiroides; incluso morían. El DNP fue prohibido al cabo de poco tiempo y cayó en un olvido casi completo. Aproximadamente cuarenta años después, en la década de 1970, se descubrió que causaba la pérdida de peso al promover un desacoplamiento mitocondrial rápido. Pero lo hacía sin inducir el beneficio de la mitogénesis.

Recuerda que el desacoplamiento funciona bien cuando se crean más mitocondrias al mismo tiempo para compartir la carga de trabajo. Cuando una mitocondria desacopla sin que se generen más mitocondrias con las que compartir la carga, produce menos ATP. Esto puede llevar a la muerte de la célula y al daño tisular. Piensa en mi analogía del trineo tirado por perros del capítulo dos. Es como tener solo un perro exhausto tirando del trineo, lo cual hace que el avance sea muy lento. Todos los efectos secundarios atribuibles al DNP fueron el resultado de que muchas células morían por falta de ATP.

¿Qué tiene que ver esto con los medicamentos antiinflamatorios no esteroideos (AINE)? En menor medida, hacen lo mismo que el DNP. Cuando entran en la pared intestinal, provocan un desacoplamiento drástico en las mitocondrias de la pared del intestino sin estimular la aparición de nuevas mitocondrias mediante la mitogénesis.[59] Las células del revestimiento intestinal mueren por falta de ATP y nos quedamos con grietas en la pared intestinal. En definitiva, volvemos a encontrarnos con la permeabilidad intestinal aumentada.

Los AINE causan disbiosis a la vez que provocan sangrados, inflamación y ulceración en el estómago y el intestino delgado.[60] Solo necesitan una hora, a partir de su ingesta, para impulsar cambios dependientes de la dosis en las mitocondrias.[61] No debería sorprendernos, entonces, que las personas que los consumen a largo plazo presenten un mayor riesgo de sufrir enfermedades cardíacas o accidentes cerebrovasculares.[62]

Además, los AINE exacerban la inflamación, y no solo en el intestino. Un nuevo estudio de la Universidad de California ha mostrado que, después de un año de tratamiento con estos fármacos para la osteoartritis, los pacientes tenían los mismos niveles de inflamación. Después de cuatro años de tratamiento, la inflamación había empeorado.[63] Por supuesto, cuando los pacientes no dejan de quejarse del dolor después del tratamiento con AINE, ¿sabes qué se les suele recetar? Lo has adivinado: ¡más AINE!

Si los síntomas causados por los AINE se manifiestan en la parte superior del tracto gastrointestinal, los médicos a menudo recetan inhibidores de la bomba de protones (IBP), que reducen la producción de ácido estomacal. Pero estos medicamentos solo causan más daños. Como la mayoría de las cosas que hay en tu cuerpo, el ácido estomacal está ahí por una razón; en este caso, por más de una razón: debe destruir las lectinas y protegernos de las bacterias que no deberían ir más allá del estómago. Recuerda que un entorno ácido es mortal para las bacterias.

A medida que el ácido se desplaza hacia abajo en el tracto gastrointestinal y se encuentra con un ecosistema interno cada vez más poblado, es diluido por los jugos pancreáticos y la bilis. Cuando llega al final del intestino delgado, el ácido ha quedado neutralizado en gran medida. Esta distribución gradual de la acidez se conoce como *gradiente ácido*, y evita que las bacterias suban más arriba en el intestino.

Si se usan IBP para deshacerse del ácido, se pierde el gradiente y no hay nada que impida que las bacterias se desplacen hacia el intestino delgado, donde no deberían estar. La consecuencia puede ser un *sobrecrecimiento bacteriano en el intestino delgado* (SIBO, por sus siglas en inglés), que es fácil que conduzca a problemas inmunitarios.[64] Las personas que consumen IBP también ven reducida significativamente la abundancia y diversidad de la microbiota en el tracto gastrointestinal inferior[65] y presentan un mayor riesgo de padecer infecciones como la causada por la *Clostridioides difficile*.[66]

¿Y qué tienen que ver los protones con todo esto? Ya sabemos que los protones se utilizan para producir ATP al bombearlos desde la membrana mitocondrial externa hasta la interna. Y resulta que producimos tanto ATP como ácido estomacal con el bombeo de protones. Al desarrollar los IBP, los científicos solo tuvieron en cuenta la mitad de esta ecuación y supusieron que sería una buena idea inhibir el bombeo de protones en el estómago. Pero esto, al mismo tiempo, impide que las mitocondrias produzcan ATP, lo cual es problemático.

Actualmente es bien sabido que tomar estos medicamentos durante períodos prolongados entraña sus riesgos, por lo que no es nada recomendable. En el mismo envase se indica que no hay que tomarlos durante más de dos semanas. Sin embargo, veo pacientes que los han estado consumiendo durante décadas. El consumo de IBP a largo plazo está asociado a un mayor riesgo de contraer demencia,[67] neumonía,[68] enfermedades renales[69] y enfermedades cardíacas,[70] y también podría reducir la densidad ósea.[71]

Lamentablemente, esto es lo que sucede cuando los científicos observan el cuerpo humano con estrechez de miras. Nuestros compañeros intestinales y el funcionamiento del intestino en general constituyen un magnífico ejemplo de cómo todo está conectado y funciona en perfecta armonía si no se introducen alteraciones. Porque cuando se perturba un elemento del sistema, todo se desmorona.

LOS MICROPLÁSTICOS

Terminaré con la exposición sobre los ataques de que son objeto nuestros compañeros intestinales justo donde empecé: refiriéndome a los plásticos. Más concretamente, aquí voy a tratar el tema de los microplásticos. Aunque algunos compuestos dañinos como el BPA han sido prohibidos en los plásticos, las partículas plásticas llamadas *microplásticos*, cuyo tamaño es de una micra (0,001 milímetros) aproximadamente, están por todas partes en nuestro entorno. Algunos de ellos se fabrican directamente; otros están en el ecosistema como fragmentos de plásticos más grandes. Se encuentran en el aire que respiramos y en nuestra cadena alimentaria, por lo que los inhalamos y consumimos todos los días.[72]

Un estudio reciente reveló hasta veinte microplásticos diferentes en las heces de ocho voluntarios sanos, siete de los cuales estaban comiendo pescado.[73] Podrías suponer que no hay ningún problema, dado que los excretaron, ¿verdad? Pero no, lo siento. Los efectos de los microplásticos son de gran alcance y francamente aterradores.[74]

Los microplásticos alteran la diversidad de la microbiota, provocan disbiosis[75] y afectan al funcionamiento de la barrera intestinal.[76] La exposición a ellos incrementa la abundancia de bacterias asociadas a enfermedades respiratorias (las *Klebsiella* y las *Helicobacter*) y a enfermedades del tracto digestivo (los *Bifidobacterium*, los *Streptococcus* y las *Sphingomonas*) y hace que haya menos bacterias beneficiosas, como las *Bacteroides*, las bacterias del grupo *Ruminococcus torques*, las *Dorea*, los *Fusobacterium* y los *Coprococcus*.[77] Y cuando son ingeridos, los microplásticos pueden acumularse en el intestino, ocasionar daños a las células epiteliales y tener efectos tóxicos.[78] Y algo que es aún peor: atraviesan la placenta y entran en el cuerpo del futuro bebé.[79]

Las personas a las que los gobiernos* han puesto a cargo de nuestra salud parecen creer que los microplásticos son demasiado pequeños para tener un impacto significativo. Sin embargo, como hemos ido viendo, son las pequeñas cosas las que tienen un mayor impacto en la salud y el bienestar. Pero esta es la historia de la civilización occidental: hemos ignorado las pequeñas cosas que tienen una importancia capital, les hemos negado lo que quieren y hemos intentado matarlas agresivamente.

Basta con decir que están furiosas y ya no van a seguir tolerando esta situación.

* N. del T.: En el original, «el Gobierno», en referencia al estadounidense.

Capítulo 5

HIPÓCRATES TENÍA RAZÓN

Casi todos los días, ya sea tratando a mis pacientes o investigando, hay dos pensamientos que me vienen siempre a la cabeza. El primero es: ¿cómo lo supo Hipócrates? Vivió hace veinticinco siglos. Para ponerte un poco un contexto te diré que en esos tiempos la esperanza de vida era de treinta y cinco años. Los humanos creían que la Tierra era plana, no tenían el concepto de la evolución y desconocían el hecho de que había otros planetas en nuestro sistema solar o de que habían existido los dinosaurios. Sin embargo, de alguna manera Hipócrates tenía conocimiento de una verdad simple, profunda y misteriosa que hoy en día solo estamos *empezando* a confirmar plenamente: que *toda enfermedad empieza en el intestino*.

Para ir un paso más allá, te diré que la muerte misma comienza en el intestino, ya que el microbioma también es la raíz del envejecimiento. El *Caenorhabditis elegans* es un nematodo (un tipo de gusano redondo) que ofrece un modelo útil al que se acude a menudo en el campo de la investigación, ya que su genoma tiene contrapartes funcionales en los humanos. En el modelo de envejecimiento del *Caenorhabditis elegans* se observa claramente que a medida que se rompe la pared intestinal se deteriora el gusano.[1] Lo mismo ocurre en los humanos.

El primer pensamiento que cruza tan a menudo por mi mente va de la mano del segundo: ¿cómo nos hemos equivocado tanto? No solo hemos destruido nuestros ecosistemas fundamentales de todas las formas a las que me he referido en el capítulo anterior, sino que también hemos ignorado incluso las conexiones más obvias entre todas las enfermedades principales y el intestino. Hipócrates no contaba con pruebas materiales cuando hizo su declaración, pero desde hace muchos años nos hemos encontrado con datos abrumadores que respaldan su teoría. Sin embargo, en general no hemos prestado atención y con demasiada frecuencia hemos ido en la dirección contraria al diagnosticar y tratar las enfermedades; nos hemos centrado en los síntomas y no en la causa raíz.

Como estás a punto de ver, la disbiosis intestinal y la permeabilidad intestinal aumentada tienen un papel en todas las enfermedades principales. Hace mucho tiempo que esto es así. No obstante, incluso los investigadores que veían la conexión entre las enfermedades y el intestino interpretaban la situación al revés, en la mayoría de los casos. Cuando observaban el hecho de que los pacientes con cáncer, enfermedades cardíacas, diabetes e incluso problemas óseos y articulares presentaban disbiosis intestinal y permeabilidad intestinal aumentada, suponían que era el estado de enfermedad el que les estaba causando problemas en el intestino. De hecho, es bien sabido que los pacientes con párkinson tienen problemas de estreñimiento, por lo que hasta hace muy poco se suponía que la enfermedad de Parkinson provocaba el estreñimiento. (Dentro de un momento hablaré más al respecto). Pero no había pruebas ni tampoco teorías en cuanto a la forma en que las enfermedades podrían desembocar en problemas intestinales.

Por supuesto, no había pruebas porque las cosas no funcionan de esta manera. De hecho, lo que ocurre es exactamente lo contrario. Los pacientes presentaban permeabilidad intestinal aumentada y disbiosis porque ambas estaban en la raíz de su enfermedad, no al revés. Incluso me atrevería a decir que todas las enfermedades principales que he mencionado son en realidad la misma enfermedad: la permeabilidad intestinal aumentada. Desde esta perspectiva, lo que llamamos *enfermedad* no es más que la manifestación de los síntomas derivados de esta afección.

EL MIMETISMO MOLECULAR Y LA AUTOINMUNIDAD

Ya he explicado cómo funciona el intestino permeable y por qué es tan perjudicial. En resumen, una pared intestinal disfuncional permite que invasores como las lectinas, los lipopolisacáridos (LPS), partículas de alimentos «normales» no digeridas y bacterias dañinas se cuelen a través de la barrera intestinal y lleguen al torrente sanguíneo, donde no deberían estar. Los receptores tipo toll de las células inmunitarias reconocen a los invasores como extraños y responden mandando una señal al resto del sistema inmunitario para decirle que se mantenga en alerta máxima y lance un ataque. El resultado es la inflamación, esa vieja «causa raíz» de la enfermedad.

A modo de recordatorio, diré que la inflamación de corta duración no es negativa. La inflamación forma parte de la respuesta inmunitaria por una razón: es el resultado de la llegada masiva de glóbulos blancos al lugar de la infección o el daño para ayudarnos a sanar. Ciertamente, hay momentos en los que necesitamos esta acción. El problema es que cuando sufrimos de permeabilidad intestinal aumentada y el organismo está respondiendo a invasores todo el rato, el cuerpo no deja de estar inflamado nunca. Esto prepara el terreno para la enfermedad.

Otra pieza importante de este rompecabezas es el hecho de que muchas de las proteínas que se cuelan a través de la pared intestinal y se adhieren al cuerpo tienen un parecido sorprendente con nuestros propios tejidos. Mi amigo y colega Loren Cordain, profesor de la Universidad Estatal de Colorado, acuñó la denominación *mimetismo molecular* para designar este fenómeno. Cuando el sistema inmunitario es llamado una y otra vez a combatir una proteína extraña, se hiperactiva y comienza a atacar cualquier cosa que se parezca remotamente a esa proteína. Es decir, ataca tejidos humanos. Lleva a cabo una identificación errónea, literalmente.

Así es como explico esta idea a mis pacientes: las plantas no quieren que te las comas ni que te comas sus semillas, que son sus bebés. Por lo tanto, tienen incorporadas unas proteínas defensivas, las lectinas. Como hemos visto, si estas lectinas logran superar las defensas que son el ácido gástrico, el microbioma y la mucosidad, pueden adherirse a la pared intestinal, apretar algunos interruptores y generar grietas en la pared por las que pueden pasar.

Una gran parte del sistema inmunitario espera al otro lado de esta frontera, listo no solo para atacar localmente sino también para enviar una alerta de ataque general a todo el cuerpo, a través de las citoquinas. El organismo moviliza entonces a los aviones de combate, es decir, a las otras células inmunitarias, a las que se suministran imágenes de códigos de barras de las proteínas rebeldes invasoras, y comienzan a buscarlas por todas partes.

Creo que las plantas son sorprendentemente astutas y han hecho, con toda la intención, que varios de sus códigos de barras proteicos tengan un aspecto similar a los de otras proteínas de nuestro cuerpo. Tomemos como ejemplo una enfermedad autoinmune como la tiroiditis de Hashimoto. La permeabilidad intestinal está aumentada, por lo que se ha movilizado a los aviones de combate, que están recorriendo el organismo en busca de proteínas cuyo código de barras coincida con el que se les ha entregado para que puedan identificar los objetivos. Pasan volando junto a la glándula tiroides y, ¡oh sorpresa!, en ella hay códigos de barras (proteínas) que se parecen mucho a lo que están buscando. La coincidencia no es exacta, pero bueno, la situación es de guerra, y como el parecido es tan notable, es mejor disparar primero y preguntar después. Allá van las balas entonces... La tiroides es objeto de ataque y tenemos entonces una enfermedad autoinmune. Todo ello es el resultado del mimetismo molecular. O, mejor dicho, es el resultado de la permeabilidad intestinal aumentada.

Mantén esta idea por un momento y piensa en algo que puede no ser evidente a primera vista. ¿Qué hace que los pilotos de combate (el sistema inmunitario) estén tan dispuestos a apretar el gatillo y disparar a algo que saben que no es exactamente la misma proteína que están buscando? ¿Por qué son tan propensos a disparar sin pensarlo?

Puedo asegurarte que la barrera intestinal se rompe de vez en cuando, incluso si se cuenta con un sistema de defensa perfecto. Es por eso por lo que gran parte del sistema inmunitario se encuentra en el intestino. Dado que la rotura de la barrera solo debería producirse muy de vez en cuando, la mayor parte del tiempo el sistema inmunitario debería estar relajado, sentado tranquilamente fumando un cigarrillo, comiendo una rosquilla y tomándose las cosas con calma. «Aquí no hay nada que ver, compañeros; sigamos adelante».

Compara esta situación con una pared intestinal que se rompe constantemente, de tal manera que una gran cantidad de proteínas y bacterias extrañas no paran de cruzar la frontera. En este caso, las células inmunitarias no están relajadas, sino en un estado de alerta máxima. Y en lugar de estar equipadas con porras, ahora llevan fusiles de asalto AK-47, múltiples cargadores con munición y un chaleco antibalas. Están realmente listas y preparadas. Anteriormente, cuando todo estaba bastante tranquilo, una proteína sospechosa en la tiroides probablemente habría sido recibida con un encogimiento de hombros. Pero ahora, esa misma proteína será destruida por esos soldados de gatillo fácil.

Esta dinámica explica en gran parte por qué las lectinas en particular son tan perjudiciales. Las lectinas y las proteínas que hay en muchos de nuestros órganos, nervios, vasos sanguíneos y articulaciones comparten unos patrones moleculares similares. Entonces, cuando las lectinas están pasando constantemente a través de un intestino demasiado permeable (¡o cuando consumimos AGT, que es lo suficientemente pequeña para pasar a través de la pared intestinal incluso si está intacta!) y, además, hay LPS que están poniendo al sistema inmunitario en alerta máxima todo el rato, este comienza a ver partes del cuerpo como invasores y también las ataca. Cuando el sistema inmunitario ataca al cuerpo, tenemos una enfermedad autoinmune.

Todos los días trato con éxito estas afecciones en mis clínicas utilizando el programa *Gut Check*, y ahora tengo más de cinco mil pacientes con enfermedades autoinmunes que ya no están sufriendo su enfermedad. ¿Cómo lo hago? No es magia. Una vez que un intestino que presenta grietas está sellado, el sistema inmunitario empieza a calmarse y ya no está en guardia contra esos invasores en particular. Entonces deja de atacar a todo lo que se parezca a ellos.

Por supuesto, como parte del programa, también trabajo con mis pacientes para volver a sembrar su microbioma y restablecer un ecosistema resistente y homeostático. ¿Lo consigo? ¡Ya lo creo! Como informé a la Asociación Estadounidense del Corazón en 2018, el noventa y cuatro por ciento de mis pacientes con enfermedades autoinmunes (según lo demostrado por los marcadores sanguíneos) se habían curado o habían entrado en remisión tras llevar nueve meses siguiendo mi programa.[2]

Una enfermedad autoinmune que suelo tratar es la psoriasis. Hace unos cinco años, vino a mi consulta un niño de siete años que no podía caminar debido a las llagas supurantes que tenía en las manos y los pies. Había visitado a muchos especialistas de todo el mundo, y no le había servido de mucho. Pero sabemos que los pacientes con psoriasis tienen un microbioma muy diferente del que albergan el resto de las personas.[3] Como era de esperar, tras examinar el análisis de sangre pertinente pude ver que sufría de permeabilidad intestinal aumentada, afección que pudimos corregir con mi programa. En la actualidad es un niño sano de doce años que practica deportes y discute con su madre sobre seguir las reglas.

Recuerda que el intestino no es el único hogar de las bacterias en nuestro cuerpo. Como he mencionado con anterioridad, nuestro microbioma oral también es increíblemente importante. Nuestra mucosa oral funciona de manera muy similar a la mucosa intestinal para evitar que las bacterias entren en el torrente sanguíneo. Cuando el microbioma oral está desequilibrado y microorganismos dañinos pueden acceder a nuestro torrente sanguíneo gracias a ello, pueden causar tantos perjuicios como cuando entran desde el resto del tubo digestivo.

Un estudio reciente analizó el microbioma oral de pacientes con artritis reumatoide, una enfermedad autoinmune que afecta a millones de estadounidenses.[4] Mostró que los pacientes con artritis reumatoide eran más propensos a sufrir periodontitis que las personas sanas. Además, estos pacientes tenían grandes cantidades de bacterias pertenecientes a la microbiota oral en el torrente sanguíneo. También presentaban un nivel elevado de células inmunitarias inflamatorias en el torrente sanguíneo durante los brotes. Todos estos signos apuntan a las teorías de la «boca permeable» y el mimetismo molecular de las enfermedades autoinmunes.

Obviamente, la composición del microbioma también es increíblemente importante, y no solo para mantener en buen estado la pared intestinal. Cuando tenemos un ecosistema interno fuerte y equilibrado, nuestros compañeros intestinales trabajan juntos para producir todas las señales posbióticas necesarias de las que he hablado anteriormente. Gracias a los mensajes transmitidos por estas señales, tanto las mitocondrias como el sistema inmunitario están al tanto de cómo van las cosas en el intestino, y las células inmunitarias reciben las instrucciones pertinentes sobre cuándo y dónde deben atacar y cuándo deben deponer las armas, tomarse un descanso y relajarse.

Al diezmar a nuestros compañeros intestinales, hemos perturbado este sistema de comunicación vital. Cuando el sistema inmunitario no recibe nunca la señal de que ha llegado el momento de relajarse, las cosas pueden empeorar rápidamente. Añade la permeabilidad intestinal aumentada y la inflamación crónica a este panorama, y podrías empezar a preguntarte cómo puede ser que cualquiera de nosotros haya logrado no contraer una enfermedad autoinmune. Bueno, desafortunadamente, la mayoría de nosotros no lo hemos logrado. Esto es así porque este mismo mecanismo está detrás de todas las enfermedades principales. En realidad, todo se reduce a cuáles son las partes del cuerpo que son atacadas, por equivocación, por el sistema inmunitario.

INTESTINO PERMEABLE = CORAZÓN PERMEABLE

Como ya he mencionado, las lectinas son proteínas que buscan azúcar. Se adhieren a las moléculas de azúcar compuestas de ácido siálico que se encuentran en el revestimiento intestinal. Es por eso por lo que existe la capa de mucosa: para atrapar a invasores como las lectinas y, así, protegernos de ellos antes de que puedan unirse a la pared intestinal y abrirla.

Pues bien, resulta que el revestimiento intestinal no es la única superficie de nuestro cuerpo que está cubierta con moléculas de azúcar. También se encuentran a lo largo de los vasos sanguíneos, en las articulaciones, en las uniones que hay entre los nervios, a lo largo del revestimiento de los nervios, en los globos oculares e incluso, como veremos más adelante, en la barrera hematoencefálica, que protege el cerebro. Estos recubrimientos se conocen colectivamente como *glucocáliz*.

Un ejemplo de glucocáliz lo constituye la fina capa de polisacáridos y lípidos que recubre la superficie de las células endoteliales de los vasos sanguíneos para protegerlas. Esta capa es similar a la mucosidad que recubre la capa endotelial del intestino. Cuando la permeabilidad intestinal aumentada permite que las lectinas atraviesen el revestimiento intestinal, pueden unirse a este y dañarlo.

Entonces, ahora hay una astilla clavada en la pared de un vaso sanguíneo, sobresaliendo como una llaga. Las células inmunitarias presentes en la sangre entran en acción y atacan a la astilla, lo que conduce a la inflamación y, finalmente, a que los vasos sanguíneos sean atacados.[5, 6] El resultado es la arteriosclerosis, enfermedad cardíaca que, como todas las demás, es una enfermedad autoinmune en realidad.

De hecho, los científicos descubrieron la existencia del glucocáliz cuando usaron AGT marcada con tinte radiactivo para ver a qué partes del cuerpo iba, y hallaron que se pegaba al glucocáliz. Un momento para la reflexión: ¿esa proteína extraña se encontró pegada a los vasos sanguíneos y nadie se molestó en prestarle atención? Alerta de *spoiler*: este es un detalle bastante importante.

Recuerda que la AGT es una lectina tan pequeña que puede pasar a través de la pared intestinal aunque esta no esté perforada. Y no se adhiere a los vasos sanguíneos solamente; también se adhiere a la barrera hematoencefálica y la atraviesa, junto con los LPS.[7] Y se une a la superficie de los ojos. ¿Tal vez tienes los ojos secos y te pican? Agradéceselo a tu sándwich de pan integral. La AGT se une al cartílago también. ¿Tal vez necesitas un reemplazo de cadera o rodilla?[8]

Pero regresemos a las enfermedades cardíacas y la permeabilidad intestinal aumentada. Sin duda, los pacientes con aterosclerosis tienen menos bacterias productoras de butirato[9] de las que necesitan para mantener en buen estado el revestimiento intestinal. El resultado son unos niveles más altos de LPS y zonulina circulantes (recordemos que la zonulina es una proteína que incrementa la permeabilidad intestinal).[10] Ahora bien, cuando se proporcionó una dieta alta en butirato durante diez semanas a los ratones de un estudio, la aterosclerosis de sus aortas se redujo en un cincuenta por ciento.[11]

Otra prueba de la conexión existente entre el intestino permeable y el corazón permeable la proporciona la fosfatasa alcalina intestinal (FAI), que es secretada por los enterocitos. Como recordarás, la FAI desintoxica los LPS y ayuda a evitar que entren en el torrente sanguíneo. Cuando se administró FAI humana a ratones, su aterosclerosis se redujo significativamente.[12]

¿Aún no acabas de tener claro que la aterosclerosis se origine en el intestino? En los últimos años, muchos estudios han encontrado ADN bacteriano en las placas ateroscleróticas.[13, 14] ¿Y recuerdas qué elementos contienen ADN bacteriano? ¡Los LPS que han pasado a través de un intestino demasiado permeable!

Anteriormente he hablado sobre lo importante que es el microbioma oral para la producción de gasotransmisores como el óxido nítrico, que nos protegen de las enfermedades cardíacas. En la actualidad disponemos de pruebas de que la disbiosis que afecta al microbioma oral también contribuye a este tipo de enfermedades de otras maneras. Las infecciones orales permiten que las bacterias entren en el torrente sanguíneo, lo cual provoca la reacción del sistema inmunitario, igual que la provocan las bacterias que pasan a través de la pared intestinal.

Además, es probable que las personas con disbiosis oral presenten también disbiosis intestinal.[15] ¿Tal vez llevas a cabo demasiados enjuagues bucales con colutorios antibacterianos? Además de LPS, se han encontrado bacterias orales en válvulas cardíacas, aneurismas aórticos y paredes arteriales.[16] En otras palabras: una boca permeable también conduce a un corazón permeable.

A estas alturas, quizá te estés preguntando qué pasa con el colesterol: ¿acaso no es el causante de las enfermedades cardíacas, en gran medida? Esto es lo que nos han dicho a todos, pero no es cierto. Debido a que los científicos encontraron colesterol pegado a los vasos sanguíneos de pacientes con enfermedades cardíacas, muchos médicos e investigadores creyeron equivocadamente (y la mayoría aún lo creen) que el colesterol había causado la placa. Pero esto es como suponer que todas estas diversas enfermedades dan lugar a la permeabilidad intestinal aumentada. ¿Cómo nos hemos equivocado tanto?

En realidad, cuando los vasos sanguíneos están inflamados, las partículas de colesterol actúan como un compuesto de relleno; cubren áreas de inflamación o grietas a lo largo del glucocáliz. Un estudio de 2023 confirmó que el colesterol no tiene nada que ver con las enfermedades cardíacas. Estas tienen su origen en la inflamación de los vasos sanguíneos causada por la permeabilidad intestinal aumentada.

¿Quieres más pruebas? Un estudio de marzo de 2023 centrado en más de treinta y un mil sujetos mostró que los medicamentos llamados *estatinas* no tenían ningún efecto en la progresión de la placa ni en los ataques cardíacos y la muerte por más que pudiesen reducir drásticamente los niveles de colesterol. El factor clave era la inflamación, según lo que determinaron el análisis de la proteína C reactiva de alta sensibilidad (PCR-as) y la medición del factor de necrosis tumoral alfa (FNT-α), dos pruebas que se efectúan rutinariamente en mis clínicas.[17]

Para ilustrar estas informaciones con casos de la vida real, veamos la historia de dos de mis pacientes:

Tengo un paciente de sesenta y ocho años que es el administrador de una clínica médica de grandes dimensiones aquí en el desierto. No tiene sobrepeso, pero sus niveles de colesterol son extremadamente altos. Cuando vino a verme, su nivel de lipoproteínas de baja densidad (LDL, el llamado *colesterol malo*) era increíblemente elevado; alcanzaba los 400 mg/dl. La mayoría de los médicos te dirán que tu LDL debería estar por debajo de los 100 mg/dl, por lo que ese era un número significativo y aterrador.

Todos los médicos anteriores de ese paciente habían insistido en que tomara estatinas para bajar el colesterol, pero no las toleraba muy bien. Quería encontrar otra forma de evaluar el riesgo real que corría, y su cardiólogo lo sometió a una angiografía por tomografía computarizada (ATC, que no es lo mismo que la TC cardíaca para la cuantificación del calcio, que solo evalúa los depósitos de calcio que hay en las arterias coronarias). La ATC muestra una reconstrucción tridimensional espectacular de las arterias coronarias..., y reveló que este paciente no tenía nada de placa en las arterias. En absoluto. Sus vasos sanguíneos estaban tan lisos como el trasero de un bebé. A ver si adivinas cuál fue la reacción del cardiólogo ante esta revelación. Por supuesto, le dijo al paciente que debería comenzar a tomar estatinas ¡para *prevenir* que se desarrollasen placas!

Cuando vino a verme le expliqué que, al mirar los análisis de sangre que había encargado, podría haber predicho los resultados de la angiografía. No había inflamación en sus vasos sanguíneos ni ningún indicio de oxidación del colesterol. Eso significaba que sus niveles de colesterol altos no hacían que estuviese en riesgo de padecer una enfermedad cardíaca. Al no existir inflamación en los vasos sanguíneos, el colesterol no tenía que adherirse a ellos para «enmasillarlos».

Además, el colesterol tiene que oxidarse (o activarse) para poder adherirse a los vasos sanguíneos. El estrés oxidativo puede oxidar las LDL y volverlas «pegajosas». Pero ese paciente había seguido una dieta rica en polifenoles y tenía un intestino saludable, así que no tenía que preocuparse por la inflamación ni la oxidación.

Ahora compara este caso con el de otro paciente mío, a quien su médico, con la mejor de las intenciones, le había recetado hacía poco dosis altas de estatinas para reducir de forma drástica su LDL. Este había bajado a apenas 37 mg/dl, pero, para su consternación, el análisis de sangre que encargué para él reveló que las partículas de LDL estaban extremadamente oxidadas. Tenía arterias inflamadas y, ¡sorpresa!, placas arteriales gruesas. Resultó que presentaba todos los marcadores del intestino permeable, a diferencia del otro paciente. Al igual que en el estudio reciente que he mencionado antes, la reducción de LDL inducida por estatinas no era la respuesta a su problema, por más drástica que fuese esta reducción. Lo que marcaría la diferencia sería abordar su permeabilidad intestinal aumentada.

¿Cómo lo supe? Estudio a mis pacientes y publico los resultados. Por ejemplo, en 2018 mostré que las lectinas alimentarias causan la enfermedad arterial coronaria al provocar el ataque autoinmunitario a los vasos sanguíneos.[18] Por otra parte, en el seguimiento que efectué, durante un promedio de nueve años, de casi mil pacientes que tenían la enfermedad arterial coronaria y placa y que estaban siguiendo mi programa, el 1,6 % experimentaron accidentes cardiovasculares nuevos.[19] Esta información contrasta con el porcentaje típico de entre el diez y el veinte por ciento de pacientes que sufren nuevos episodios en un lapso de cinco a diez años de seguimiento a pesar de estar sometidos a una terapia médica óptima (incluido el tratamiento con estatinas).[20]

Quiero dejar claro que no tengo nada en contra del uso de estatinas como intervención temporal. De hecho, pueden limitar el daño a los vasos sanguíneos, pero lo hacen debido a una acción muy diferente de la que creen la mayoría de los pacientes (y de los médicos, de hecho). Lo que hacen las estatinas es bloquear los receptores tipo toll, es decir, los mecanismos de detección de las células del sistema inmunitario que reconocen a los invasores y le indican al sistema inmunitario que ataque.[21] En consecuencia, reducen la inflamación a lo largo de las arterias, y con suerte no dejarán ningún lugar al que pueda adherirse el colesterol.

Pero la aterosclerosis no es el único problema potencial. Los cambios en la microbiota intestinal y sus metabolitos resultan en unos niveles elevados de LPS en la sangre que están relacionados con el infarto de miocardio, la insuficiencia cardíaca, la fibrilación auricular[22] y la hipertensión.[23, 24] El intestino de los pacientes que tienen cualquiera de estos problemas alberga una microbiota extraordinariamente poco rica y diversa; y, sobre todo, contiene muy pocas bacterias productoras de butirato, que son fundamentales. ¡Y no es que las enfermedades cardíacas sean las causantes de la disbiosis intestinal! Como prueba al respecto, considera el hecho de que cuando se efectuaron trasplantes de heces de humanos con hipertensión a ratones libres de gérmenes, estos animales pasaron a tener hipertensión.[25]

Agradezco el hecho de que muchos de mis colegas finalmente parecen tener una idea clara de lo que está causando las enfermedades cardíacas realmente. En los últimos años, muchos estudios han concluido que este tipo de enfermedades son el resultado de la disbiosis intestinal y de la poca presencia de bacterias productoras de butirato. Estos factores conducen a problemas en la barrera intestinal, lo cual permite que LPS, lectinas e incluso bacterias entren en el torrente sanguíneo, se unan a los receptores tipo toll y desencadenen la inflamación.[26-29] ¿No te parece impactante? Si tú o un ser querido tenéis cualquiera de los problemas «cardíacos» mencionados, el lugar en el que buscar la causa y al que dirigir el tratamiento no está en el pecho, ¡sino en el intestino!

INTESTINO PERMEABLE = ARTICULACIONES PERMEABLES = METABOLISMO PERMEABLE

Aun a riesgo de parecer repetitivo, diré que la permeabilidad intestinal aumentada también está en la raíz de la osteoartritis, así como de la obesidad, que muchos consideran el factor de riesgo principal para esta enfermedad degenerativa que afecta a las articulaciones. En este caso, los invasores atraviesan el intestino permeable y se unen al revestimiento destinado a proteger las articulaciones, lo que conduce a la inflamación y la enfermedad. Los pacientes con osteoartritis en las rodillas presentan unos niveles altos de LPS, y cuanto mayor es la gravedad que reviste esta enfermedad, más LPS albergan.[30]

Anteriormente has leído sobre lo importante que es tener la vitamina D suficiente para que nuestros compañeros intestinales puedan proteger bien la pared intestinal. Un estudio examinó las bacterias intestinales y los niveles de vitamina D en personas con osteoartritis y en personas que no tenían esta enfermedad. Mostró que aquellas que presentaban déficit de vitamina D tenían alterada la composición de la microbiota, y que los cambios eran aún mayores en el grupo formado por las que, además de presentar déficit de esta vitamina, estaban enfermas de osteoartritis.[31] La falta de vitamina D provoca cambios en el microbioma y hace que aumente la permeabilidad intestinal, lo cual conduce a la inflamación y la osteoartritis.

Muchos otros estudios centrados en humanos en los que se usaron probióticos y prebióticos han confirmado la conexión existente entre el intestino y las articulaciones.[32] En un ensayo aleatorizado controlado con placebo y doble ciego, más de quinientos pacientes con osteoartritis en las rodillas recibieron diariamente un suplemento de probióticos o un placebo, durante seis meses. Finalizado este período, el grupo que había recibido los probióticos experimentó mejorías significativas en sus síntomas y vio reducida la inflamación sistémica.[33]

En un estudio similar, los pacientes que recibieron fibra prebiótica pasaron a tener más microorganismos intestinales beneficiosos, lo que resultó en una reducción de la inflamación sistémica y la que afectaba a las articulaciones de las rodillas, y en la preservación del cartílago.[34] Finalmente, un estudio de 2022 mostró que una combinación de semilla de tamarindo y cúrcuma, ricas en polifenoles, redujo el dolor, la inflamación y la degradación del cartílago en pacientes con osteoartritis en las rodillas.[35]

Incluso si no te gusta la teoría del intestino permeable como causante de la osteoartritis y prefieres creer que la obesidad o el «desgaste» son la verdadera causa, puedes estar seguro de que no estás negando que la causa original se encuentra en el intestino. De hecho, la obesidad tiene un microbioma específico asociado, con su propia composición única. Específicamente, las personas obesas presentan una relación alterada entre los dos principales filos de bacterias que habitan en el intestino: los *Firmicutes* y los *Bacteroidetes*. Estos dos filos representan aproximadamente el noventa por ciento de las bacterias que hay en nuestro intestino.

En términos generales, los pacientes obesos tienden a tener menos *Bacteroidetes* y más *Firmicutes* de lo normal. Y cuentan con una microbiota poco variada.[36] Ello es el reflejo de un microbioma que se ha alejado del equilibrio ecológico y ya no se basa en el metabolismo de los ácidos grasos de cadena corta (AGCC) ni en el intercambio de recursos. Se ha transformado en un sistema que metaboliza azúcares simples.

Para exponerlo con pocas palabras, quienes tienen el «microbioma de la obesidad» presentan una escasez de microorganismos intestinales que trabajan juntos, fermentan fibra prebiótica y producen AGCC, y una proliferación excesiva de microorganismos perjudiciales que se alimentan de azúcar. Naturalmente, este tipo de disbiosis conduce a cambios en los importantísimos metabolitos que forman parte del lenguaje de los microorganismos intestinales.[37] Y la gravedad de los cambios está correlacionada con el grado de obesidad.[38]

Volviendo a la vitamina D por un momento: cuando a mujeres que presentaban déficit de vitamina D pero por lo demás estaban sanas se les indicó que consumieran suplementos de esta vitamina, la diversidad de su microbiota aumentó significativamente y la proporción entre *Firmicutes* y *Bacteroidetes* mejoró.[39] Estos efectos les ayudaron a alejarse del «microbioma de la obesidad» y a acercarse más a un estado de homeostasis.

El «microbioma de la obesidad» no solo conduce a todos los demás problemas asociados a la disbiosis, sino que también cambia la intensidad del hambre e incluso los tipos de alimentos anhelados. Además de todas las otras funciones que desempeñan los metabolitos creados por la microbiota intestinal, también actúan como moléculas señalizadoras que regulan el apetito.[40] En otras palabras: los microorganismos intestinales envían mensajes directamente al cerebro que le indican cuándo y qué debes comer, o, más exactamente, qué necesitan comer *ellos*. Si los microorganismos perjudiciales han tomado el control de este sistema de mensajería, enviarán la señal de que debes comer más azúcar, porque es su combustible preferido, lo cual te llevará a anhelar alimentos azucarados. En efecto: no solo controlan tu hambre y tu apetito, sino que también controlan los alimentos que buscas activamente. ¡No es de extrañar que a veces sientas que tu apetito está descontrolado!

Este tipo de desequilibrio prepara el escenario para la diabetes tipo 2, que también es el resultado de la disbiosis intestinal, la reducción de la diversidad microbiana, el intestino permeable y la inflamación crónica.[41] Un equipo científico encontró en 2014 que pacientes japoneses con diabetes tipo 2 incluso tenían muchas más bacterias intestinales en la sangre –¡sí, en la sangre!– que las personas que no padecen esta enfermedad. ¡Las bacterias se habían desplazado desde el intestino hasta el torrente sanguíneo![42] Si eso no es una llamada de atención, no sé qué lo es.

Además, la metformina, el medicamento más utilizado para controlar los signos y síntomas de la diabetes tipo 2, no actúa reduciendo el azúcar en sangre, sino mejorando la diversidad intestinal.[43] Incluso el mecanismo de acción de la berberina, que también se toma para regular el azúcar en sangre, consiste en alterar el microbioma, reparar la pared intestinal y, por lo tanto, modular el sistema inmunitario.[44] ¡Voy de sorpresa en sorpresa! Pero, de nuevo: ¿por qué no ir directamente a la fuente y curar la causa raíz?

Todo esto significa que si tienes dificultades para controlar el peso, manejar los antojos alimentarios o lidiar con unos niveles elevados de azúcar en sangre o incluso con la diabetes, recuerda que no tienes la culpa de nada; todo esto no son más que señales de que debes ocuparte de tu intestino. Hoy en día, hay muchas personas que siguen una dieta saludable y aun así tienen sobrepeso u obesidad. Esto se debe a que hemos ignorado el factor más relevante para el control del peso: el conjunto adecuado de microorganismos intestinales. En última instancia, son ellos los que están al mando.

Cuando dejamos de ignorar a nuestro intestino, estos problemas pueden revertirse. Cuando se administró florizina –un fitonutriente presente en las manzanas– a ratones obesos, redujo sus niveles de LPS y mitigó el cambio de la microbiota intestinal relacionado con la obesidad.[45] Además, cuando se proporcionó fibra prebiótica a ratones obesos, su microbioma se restableció, se corrigió la proporción de *Bacteroidetes* y *Firmicutes*, se redujo la inflamación y sus rodillas quedaron protegidas de la osteoartritis, al prevenirse la pérdida de cartílago.[46] Y dar suplementos de butirato a ratones obesos y prediabéticos mejoró significativamente la efectividad de la barrera intestinal y redujo el aumento de peso, la resistencia a la insulina, la hiperinsulinemia y la hiperglucemia.[47] No pararé de decirlo hasta que te convenza: ¡cuando cuidamos a nuestros compañeros intestinales, ellos cuidan de nosotros!

INTESTINO PERMEABLE = HUESOS PERMEABLES

Cuando les digo a mis pacientes con osteopenia (densidad ósea reducida) u osteoporosis (una pérdida de masa ósea más grave) que hay un problema intestinal detrás de estas afecciones, por lo general me miran como si hubiera perdido la razón. Pero la realidad es que incluso nuestros huesos están a merced de nuestro intestino en última instancia.[48] En nuestros huesos hay células inmunitarias, como las hay en nuestros tejidos, que tienen sus receptores tipo toll que reconocen a los LPS y a otros invasores y activan la liberación de citoquinas inflamatorias. Es la misma historia de siempre, contada en un tono un poco diferente.

Como ocurre con la obesidad, los pacientes con osteoporosis padecen un tipo concreto de disbiosis.[49] Y, una vez más, la gravedad de la enfermedad (en este caso, la pérdida de masa ósea) se correlaciona con el grado de desequilibrio del microbioma.[50]

Los ratones libres de gérmenes tienen una cantidad de masa ósea significativamente mayor que los ratones convencionales,[51] y los antibióticos restablecen la masa ósea en los ratones con osteopenia.[52, 53] No me malinterpretes; no estoy diciendo que debamos acabar con nuestra microbiota usando antibióticos para revertir las enfermedades óseas. De todos modos, estos estudios dejan claro que si no hay bacterias que atraviesen la pared intestinal y activen el sistema inmunitario, los ratones no sufren inflamación y pérdida de masa ósea. Por supuesto, es mucho más efectivo ir directamente a la causa original y restaurar el intestino que someterlo a antibióticos.

Hemos visto muchas veces que los cambios en el bioma intestinal afectan a la salud de los huesos e incluso constituyen un tratamiento para las enfermedades óseas. Los probióticos que reducen la inflamación y mejoran la impermeabilidad intestinal también previenen la pérdida de masa ósea.[54, 55] Los importantísimos AGCC que protegen el revestimiento intestinal también están vinculados a la salud de los huesos.[56] Y restablecer la microbiota con probióticos reduce la pérdida de masa ósea.[57] Realmente, el intestino está en el centro de los problemas y las soluciones, en relación con los huesos en este caso. Una vez más, me pregunto cómo lo sabía Hipócrates.

LA CONEXIÓN ENTRE EL INTESTINO Y EL CÁNCER

Sí, incluso el cáncer está relacionado con la permeabilidad intestinal aumentada. Los pacientes con cáncer de colon presentan disbiosis,[58] un microbioma poco rico y diverso[59] y una permeabilidad intestinal excesiva, lo que conduce a la inflamación crónica. Cada vez más estudios señalan el papel que tiene el microbioma en la aparición de muchos otros tipos de cáncer, por su influencia en el sistema inmunitario.[60] Presentes la disbiosis y la permeabilidad intestinal aumentada, los invasores pueden atravesar la pared intestinal y desencadenar una inflamación que facilite la proliferación de las células cancerosas; además, los microorganismos nocivos pueden apoderarse del microbioma y provocar un daño que dé lugar a la oncogénesis (el nacimiento de células cancerosas). Una de las formas en que producen este efecto es alterar las señales que le dicen al sistema inmunitario si debe permitir o no que las células cancerosas se reproduzcan y proliferen.[61]

Normalmente, nuestros compañeros intestinales mandan señales al sistema inmunitario para que entre en acción y elimine las células cancerosas antes de que puedan multiplicarse demasiado. Pero cuando el intestino se encuentra en un estado de disbiosis, estas señales dejan de mandarse y el sistema inmunitario queda incapacitado: es incapaz de combatir el cáncer, literalmente. Otra manera de contemplar esta situación consiste en considerar que si el intestino sufre de exceso de permeabilidad permanentemente, el sistema inmunitario está tan distraído con su guerra constante con los invasores que no tiene suficientes «agentes» que puedan patrullar y detectar una célula cancerosa rebelde para matarla antes de que empiece a multiplicarse. Además, los agentes no reciben el mensaje de que deben estar atentos a los disturbios locales. Como recordarás, estos mensajes llegan en forma de metabolitos microbianos, como los AGCC y las poliaminas. En los pacientes oncológicos, los cambios en estos metabolitos afectan al avance del cáncer e incluso a la metástasis.[62]

Aún peor es el hecho de que cuando las moléculas señalizadoras o metabolitos sufren alteraciones pueden volverse tóxicas o dañar directamente el ADN celular. La acumulación de daños en el ADN puede conducir a mutaciones cancerosas.[63] Por ejemplo, durante el crecimiento del tumor, la presencia de ciertas citoquinas inflamatorias y otros productos metabólicos puede hacer que las células inmunitarias inviertan su curso de acción y pasen a promover el tumor en lugar de combatirlo.[64] Ahora tenemos inflamación y un sistema inmunitario que no cumple con su papel, lo cual permite que el cáncer se siga expandiendo.

Las señales que se mandan al sistema inmunitario pueden restablecerse si se incrementa la presencia de AGCC a través de la ingesta de probióticos. El resultado es la apoptosis (muerte) de las células cancerosas y la inhibición de la proliferación del tumor.[65] En particular, nuestro viejo amigo butirato da la señal para que se expandan las células T con el objetivo de obtener una buena respuesta inmunitaria y poner fin tanto a la carcinogénesis como al crecimiento tumoral.

Pero no olvidemos lo importante que es la conexión bacteriana existente entre el intestino y las mitocondrias. Se ha observado que el desacoplamiento mitocondrial está alterado en muchos tipos de células cancerosas. Una vez más, esto se debe a la interrupción de las señales enviadas desde los microorganismos intestinales hacia las mitocondrias,[66] que hace que las células cancerosas tengan un comportamiento ciertamente extraño.

Retomemos ahora el tema de la producción de ATP (energía celular). Cuando la Tierra carecía de oxígeno, las primeras células, que no tenían mitocondrias, producían energía fermentando glucosa. El resultado era que se obtenían dos moléculas de ATP por cada molécula de glucosa, solamente. A lo largo de miles de millones de años, el proceso evolucionó; las mitocondrias se hicieron cargo de la producción de energía y se formó la célula eucariota moderna. En la actualidad, nuestras mitocondrias utilizan el método sobre el que has leído anteriormente para producir treinta y dos moléculas de ATP por cada molécula de glucosa, un rendimiento asombroso. Esto representa un salto cuántico en la producción de energía, que permitió que la mayoría de las plantas y animales evolucionaran y prosperaran.

Cuando no hay oxígeno disponible, las células pueden regresar al proceso de producción de energía por fermentación. Curiosamente, las células cancerosas se sirven de este método aunque tengan oxígeno a su disposición. Si piensas en ello, verás que no tiene ningún sentido. Las células cancerosas quieren proliferar rápidamente, lo que, por supuesto, requiere mucha energía. Al usar este proceso de fermentación en lugar del sistema de transporte de electrones de las mitocondrias, mucho más eficiente, necesitan *dieciséis veces* más azúcar para generar la misma cantidad de energía.

¿Por qué tienen este comportamiento las células cancerosas? Anteriormente, los científicos creían que el motivo era que están dañadas y han perdido la capacidad de producir energía a través de cualquier procedimiento distinto de la fermentación. Pero actualmente sabemos que esto no es así. Acuden a la fermentación por elección, no por necesidad.

La teoría más reciente, que encuentro atractiva, la propusieron investigadores de la Universidad Estatal de Arizona. Según esta teoría, las células cancerosas tienen el comportamiento mencionado porque ya no confían en que las mitocondrias, dañadas, produzcan energía. Estas mitocondrias no han estado recibiendo señales por parte de la microbiota para que desacoplen o se deshagan de las especies reactivas de oxígeno (ERO) y, en consecuencia, están dañadas hasta tal punto que son irreparables. Por lo tanto, las células cancerosas generan energía de otra manera, excluyendo a las mitocondrias del proceso, al estar «averiadas».

Deja que me explique. Aquellos de nosotros que somos lo suficientemente mayores para recordar el sistema operativo original de Windows para ordenadores sabemos que si hacías algo mal el aparato se resistía y se negaba a obedecer los comandos. Cuando apagabas el ordenador y lo volvías a encender, se reiniciaba en «modo seguro».

Entonces el ordenador volvía a funcionar, pero no muy bien, hasta que encontrabas el problema y lo solucionabas.

En esta teoría del cáncer, la célula dañada comienza a operar en «modo seguro», lo que significa que regresa a su funcionamiento primordial, consistente en servirse de la fermentación, y no de las mitocondrias, para producir ATP. Además, las células primordiales no conocían la inhibición por contacto. Las células avanzadas como las tuyas y las mías dejan de crecer y dividirse cuando tocan a sus vecinas; ¡quieren disponer de su espacio personal! Pero las células cancerosas que se encuentran con células vecinas siguen creciendo y dividiéndose, como si nada. En efecto, da la impresión de que el «modo seguro» es el sistema predeterminado de las células cancerosas.[67]

De hecho, hay muchas pruebas de que existe una conexión entre el cáncer, el intestino y las mitocondrias. Los polifenoles, que como sabes suelen actuar en el sentido de proteger las mitocondrias de las ERO, hacen exactamente lo contrario en las células cancerosas... ¡para protegernos! En las células cancerosas, los polifenoles potencian el estrés oxidativo e inducen la apoptosis de las células tumorales.[68] En particular, el polifenol resveratrol es tóxico para las células cancerosas y tiene efectos antiproliferativos.[69, 70] Pero, por supuesto, los polifenoles solo pueden actuar sobre las células cancerosas después de que nuestros compañeros intestinales los hayan digerido por nosotros.

He aquí una muestra más de lo importante que es albergar la mezcla adecuada de compañeros intestinales para que nos ayuden a combatir el cáncer desde el interior. Hace poco se ha descubierto que los flavonoides, un tipo de polifenol, ayudan a reconfigurar la microbiota intestinal para que tenga una actividad contraria al cáncer.[71] Cuando nuestros compañeros intestinales digieren los flavonoides, inhiben la carcinogénesis.[72] Finalmente, el butirato y los otros AGCC producidos por una microbiota intestinal bien alimentada obstaculizan directamente los cambios cancerosos, detienen directamente la división de las células cancerosas y modulan la capacidad del sistema inmunitario de buscar y destruir estas células.[73]

El equilibrio de la microbiota incluso determina cómo se responde a la quimioterapia, lo cual tiene sentido, ya que sabemos que los microorganismos intestinales dirigen el sistema inmunitario. Nuestros compañeros intestinales modulan literalmente el grado de eficacia o toxicidad de la quimio.[74, 75] Cuando se administraron antibióticos a ratones con cáncer de colon, los efectos anticancerosos de la quimioterapia quedaron anulados.[76] ¡Estos animalitos dejaron de tener los microorganismos intestinales adecuados que debían decirle al sistema inmunitario cómo responder!

La situación es especialmente delicada en el cáncer de colon, ya que la radioterapia puede causar disbiosis y dañar las células epiteliales, con el consiguiente deterioro de la barrera intestinal. La consecuencia, por supuesto, puede ser un incremento de la inflamación, y la eficacia de otros tratamientos contra el cáncer puede verse afectada negativamente.[77] Todos estos son factores importantes que se deben considerar al decidir cómo tratar el cáncer.

En definitiva, hay pruebas claras que respaldan la idea de que el cáncer tiene su origen en la disbiosis y la permeabilidad intestinal aumentada. Pero hay algo más que tomar en consideración. Antes los científicos creían que nuestros órganos y tejidos no alojaban microorganismos, pero actualmente se sabe que contienen sus propias poblaciones microbianas, aunque la cantidad de microbios es menor que en el intestino. Esto significa que los tumores que hay dentro de estos tejidos también albergan bacterias, que configuran lo que se conoce como *microbiota intratumoral*.[78] La microbiota intratumoral tiene un gran papel en la tumorigénesis, la progresión de la enfermedad, la resistencia a los fármacos e incluso el pronóstico de la enfermedad.[79]

¿Quién iba a pensarlo? La disbiosis bacteriana intratumoral se correlaciona con la oncogénesis,[80] la metástasis,[81] una respuesta inmunitaria atenuada[82] y la resistencia a los medicamentos.[83] En otras palabras: cuando hay un desequilibrio bacteriano dentro de los tumores cancerosos, esta disbiosis impide que el sistema inmunitario detenga el nacimiento, la división y la muerte de las células cancerosas,[84] al tiempo que favorece un entorno inflamatorio en el que el cáncer puede prosperar.[85] Esto está directamente vinculado al pronóstico de la enfermedad.[86]

Pero ¿de dónde provienen los microorganismos que integran la microbiota intratumoral? Es posible que la respuesta no sea la que estás pensando. Estudios recientes han mostrado una superposición entre la disbiosis intratumoral y las bacterias que se encuentran normalmente en el microbioma oral.[87, 88] La disbiosis del microbioma oral está asociada al cáncer oral[89] y también a los cánceres de esófago, hígado, estómago, mama, pulmón, colon, recto y páncreas.[90, 91]

Sin embargo, esto no significa que la microbiota intestinal no tenga un papel. En algunos cánceres, la composición de la microbiota intratumoral es notablemente similar a la de la microbiota intestinal disbiótica,[92] lo que indica que el cáncer puede originarse a partir de un intestino permeable o de una boca permeable. Además, y esto no debería resultar sorprendente a estas alturas, ¡las bacterias del intestino y las de los tumores se comunican entre sí! Estos microorganismos perjudiciales pueden asociarse para desactivar el sistema inmunitario y promover el desarrollo del cáncer.[93] Esto parece ser cierto, por lo menos, en el cáncer de pulmón, en el que la microbiota del pulmón y la del intestino promueven la enfermedad inhibiendo el sistema inmunitario y liberando factores inflamatorios.[94]

Soy consciente de que resulta abrumador explorar todas las formas en que nuestro ecosistema interno afecta a nuestra salud. Pero aún no hemos terminado. Como estás a punto de ver, incluso tu salud neurológica y mental está vinculada al estado de tu intestino, porque a fin de cuentas un intestino permeable equivale a un cerebro permeable.

Capítulo 6

INTESTINO PERMEABLE = CEREBRO PERMEABLE

Ahora que comprendes mejor lo importante que es mantener en buenas condiciones los revestimientos azucarados que protegen nuestro intestino, así como otras partes importantes de nuestro cuerpo, ha llegado el momento de examinar otro revestimiento azucarado que es fundamental para la preservación de la salud: el glucocáliz que recubre los vasos sanguíneos que van al cerebro.

La barrera hematoencefálica (BHE) es la puerta de entrada al cerebro y al sistema nervioso central (SNC). Como su nombre indica, está ahí para evitar que los microorganismos y proteínas extrañas accedan a estos espacios tan valiosos. Al igual que la pared del intestino, la BHE tiene una capa de células endoteliales alineadas una al lado de la otra. Estas células controlan el paso a través de la BHE hacia el sistema nervioso. Y como ocurre también con los vasos sanguíneos que no tienen que ver con la BHE, estas células están protegidas por la fina capa de azúcares y lípidos llamada *glucocáliz*.

La BHE también contiene pericitos (células que destruyen los microorganismos potencialmente dañinos) y astrocitos (células que reclutan glóbulos blancos para el SNC a través de la BHE). Estos dos tipos de células constituyen líneas de defensa adicionales dentro de la red de protección del sistema nervioso. En el otro lado de la BHE se encuentran las células microgliales o microgliocitos, que son los principales glóbulos blancos o células inmunitarias del SNC. Los microgliocitos están en alerta constante en busca de microorganismos dañinos u otros intrusos y están ahí para destruir todos los que encuentren, aunque solo sean sospechosos. Vienen a ser los guardaespaldas de las estrellas del *rock* que son las neuronas.

La BHE funciona de manera muy similar al revestimiento intestinal. Tiene su propia capa de mucosa. Las células endoteliales pueden permitir el acceso a los nutrientes; los hacen pasar a través del cuerpo celular y luego cruzan la barrera. Pero normalmente no dejan pasar a los microbios ni a las proteínas; tampoco a la mayoría de los medicamentos. Si algún microbio atraviesa las células endoteliales y sale por el otro lado, entra en contacto con los pericitos, los astrocitos y los microgliocitos.

Con todas estas líneas de defensa en su lugar, la BHE debería proporcionarnos mucha protección contra todo tipo de invasores. Pero como ocurre con la pared del intestino, hay varias formas de poder superarla. Algunos invasores, como la *E. coli*, una bacteria dañina, pueden unirse a los receptores de las células endoteliales, pasar a través de estas células y cruzar la BHE. Pero, en general, el glucocáliz debe estar dañado para que esto ocurra. Y, oh sorpresa, esa desagradable lectina AGT que está presente en los granos enteros es perfectamente capaz de contribuir a este daño de una manera muy significativa.[1] De hecho, puede favorecer el paso a través de la BHE...[2] Y no nos olvidemos de los LPS, que también pueden «abrir las puertas» de esta barrera. Por lo tanto, si tenemos LPS y AGT por la zona, los «escudos protectores» que resguardan el cerebro están desactivados, y este órgano, que normalmente está protegido, queda expuesto a sufrir ataques.

Una BHE permeable también deja más expuesto a todo el sistema nervioso. De hecho, en el caso de la esclerosis múltiple (EM), la BHE está alterada de tal manera que varias células inmunitarias invaden el SNC, siendo la consecuencia la inflamación de la vaina de mielina que protege los nervios, que resulta dañada. No es sorprendente que los pacientes con EM tiendan a tener alterada la microbiota, de tal forma que albergan menos bacterias productoras de butirato de lo que sería deseable.[3]

Otra manera en que atraviesan la BHE los invasores es mediante el llamado método del «caballo de Troya». En este caso, un invasor patógeno infecta un glóbulo blanco que ha sido reclutado en el SNC a través de la BHE y viaja como polizón. ¡Son realmente astutos! Parece que los invasores han desarrollado una estrategia para atravesar la BHE en cada línea de defensa. En caso de que te estés preguntando si esto te está ocurriendo a ti, existen análisis de sangre que pueden medir la rotura de la BHE y detectar la permeabilidad cerebral aumentada.

Vale la pena señalar que no sucedería nada de todo esto si tuviésemos un ecosistema sano y una pared intestinal intacta. Seamos claros al respecto: la única razón por la que los invasores tienen la oportunidad de atravesar la BHE es que han logrado penetrar la capa de revestimiento del intestino o la de la cavidad oral. Puede parecer obvio, pero nunca debemos olvidar de dónde provienen realmente todos los problemas. Y esto es lo que veo una y otra vez en los análisis de sangre de mis pacientes, por desgracia: si sufren de permeabilidad aumentada en el intestino o en la boca, la mayoría tienen este mismo problema en el cerebro.

¿Qué sucede cuando uno de esos astutos invasores se cuela a través de la BHE? Básicamente, lo mismo que ocurre cuando se atraviesa el revestimiento intestinal: aparece la inflamación y sobreviene la consiguiente enfermedad. La niebla mental, el olvido, enfermedades neurodegenerativas como el alzhéimer y el párkinson, y problemas de salud mental como la ansiedad y la depresión son consecuencias de la presencia de inflamación en el cerebro.[4, 5]

En los últimos años ha aumentado de forma preocupante la cantidad de personas, muchas de ellas jóvenes, que tienen problemas de salud mental. Muchos se han apresurado a echarle la culpa al estrés derivado de la pandemia de covid-19. Ciertamente, la epidemia no ayudó: hay pruebas sólidas que apuntan a que la infección por covid incrementa la permeabilidad intestinal y altera la microbiota,[6] pero creo que la actual crisis de salud mental tiene una base fisiológica profunda, por más que las tensiones asociadas a la pandemia la hayan agravado. Cuando se padece disbiosis y permeabilidad intestinal aumentada, ningún aspecto de la salud o el bienestar están a salvo, incluidos el estado de ánimo, el funcionamiento del cerebro y la salud mental.

EL EJE INTESTINO-CEREBRO

Ha quedado claro que la BHE es muy importante. ¿Cómo podemos protegerla? ¡Contando con los microorganismos intestinales adecuados y evitando la lectina AGT, por supuesto! En la actualidad sabemos que los microbios que albergamos en el intestino regulan la BHE de varias maneras diferentes. En una de ellas participa el nervio vago –el principal nervio del sistema nervioso parasimpático–, que tiene un papel importante en el estado de ánimo, la respuesta inmunitaria, la digestión y la frecuencia cardíaca.

Así como el bioma intestinal es esencial para mantener la homeostasis, el nervio vago también lo es. Se extiende desde el intestino hasta el cerebro, y nuestros compañeros intestinales lo utilizan como un cable telefónico a lo largo del cual envían señales hacia arriba sobre lo que está sucediendo en su hábitat. Estas moléculas señalizadoras incluyen varios metabolitos, neurotransmisores, gasotransmisores y hormonas; ya te he hablado de muchas de ellas. Le dicen al sistema inmunitario si debe atacar o no a los intrusos[7] y le dan instrucciones al cerebro sobre cómo debe pensar, sentir y actuar.[8]

Las señales viajan en ambas direcciones, pero aproximadamente el noventa por ciento se envían desde el intestino hacia el cerebro en lugar de que ocurra lo contrario.[9] Vuelve a leer esta información: tu intestino envía el noventa por ciento de las señales a tu cerebro, y solo un ridículo diez por ciento van de tu cerebro a tu intestino. Recuérdamelo de nuevo, por favor: ¿quién manda en realidad?

Creo que es justo concluir que un intestino feliz equivale a un cerebro feliz (también a un cuerpo feliz y sano, obviamente). Cuando tenemos la combinación adecuada de microorganismos intestinales, envían mensajes a lo largo del nervio vago para indicar que todo va bien: el sistema inmunitario puede bajar las armas y el sistema nervioso puede relajarse. También producen posbióticos para que contribuyan a conservar la integridad de la BHE. El AGCC butirato protege esta barrera a través de la misma acción con la que preserva la pared intestinal. Los ratones libres de gérmenes presentan una permeabilidad aumentada de la BHE en comparación con los ratones que tienen un bioma intestinal saludable. Pero presta atención a este dato: cuando los ratones libres de gérmenes reciben un trasplante fecal procedente de ratones sanos o suplementos de bacterias productoras de AGCC, la integridad de su BHE se ve restablecida.[10]

Por otro lado, cuando se da una situación de permeabilidad intestinal aumentada o disbiosis, los invasores pueden comenzar a atravesar la BHE mientras el intestino envía el mensaje, a lo largo del nervio vago, de que se está produciendo un ataque. En este caso, sin embargo, en lugar de cerrar las escotillas y reforzar sus defensas, la BHE se vuelve cada vez más permeable y deja que entren cada vez más invasores, mientras el cerebro y el sistema nervioso en su conjunto están cada vez más inflamados. Este es el entorno en el que pueden prosperar las enfermedades neurodegenerativas, junto con la depresión, la ansiedad y otros trastornos del estado de ánimo.

Ya conoces algunas de las moléculas señalizadoras que conforman el lenguaje de nuestros compañeros intestinales; los AGCC, por ejemplo, son moléculas de este tipo. Estas moléculas viajan desde el intestino hasta el cerebro y tienen un impacto directo en el sistema nervioso. El butirato no solo protege la BHE, sino que también favorece a las neuronas colinérgicas, que desempeñan un papel importante en la actividad cerebral y liberan un neurotransmisor esencial, la acetilcolina.[11] El butirato también puede cruzar la BHE y activar el nervio vago y el hipotálamo,[12] y se ha demostrado que tiene efectos antidepresivos en animales con depresión y manía.[13, 14]

Sin embargo, hay otros posbióticos de los que aún no he hablado y que son especialmente importantes en relación con el funcionamiento del cerebro y la salud mental. Se trata de los neurotransmisores, que envían señales entre las neuronas. Y, ciertamente, nuestros compañeros intestinales tienen un papel importante a la hora de determinar la cantidad de neurotransmisores que debe haber en el cerebro,[15] lo cual repercute directamente en la función cognitiva.[16] Por ejemplo, los ratones libres de gérmenes presentan alteraciones en los niveles fecales y séricos de muchos neurotransmisores.[17, 18] Y como es probable que sospeches a estas alturas, la administración de antibióticos da lugar al mismo tipo de cambios.[19, 20]

Dado que algunos neurotransmisores no pueden cruzar la BHE, nuestros compañeros intestinales envían sus precursores al cerebro en su lugar. Se trata de los materiales necesarios para producir estos neurotransmisores. En el cerebro, las neuronas y las células microgliales emparejan estos precursores con otras enzimas para sintetizar neurotransmisores. Curiosamente, nuestros compañeros intestinales pueden producir las mismas enzimas y usarlas para fabricar neurotransmisores en el intestino también.

Ahora te estarás preguntando: ¿por qué se molestan nuestros compañeros intestinales en producir neurotransmisores si no pueden atravesar la BHE? La respuesta es: ¡para que sean de utilidad a los millones de neuronas que contiene el intestino! Muchos investigadores han empezado a decir que el intestino es el «segundo cerebro», pero yo argumentaría que es el primero. De hecho, hay más neuronas en nuestro intestino que en toda la médula espinal. ¡No es en balde que hablamos de «sentimientos viscerales»!* Las neuronas del intestino están conectadas con las del cerebro, y los neurotransmisores

* N. del T.: En inglés, *gut feeling,* literalmente 'sentimiento (o sensación) intestinal'.

producidos en el intestino también actúan como señales rápidas que llegan al cerebro a través del nervio vago.[21-23] Esta es otra forma en que nuestros compañeros intestinales alteran la química cerebral e influyen en nuestro estado de ánimo y nuestros comportamientos.

Incluso los pacientes con trastorno por déficit de atención e hiperactividad (TDAH) tienen una microbiota alterada que produce un exceso de especies reactivas de oxígeno y perturba la apoptosis. Curiosamente, los pacientes con TDAH albergan una cantidad inusualmente alta de un tipo específico de bacteria que produce un precursor de la dopamina,[24] el neurotransmisor que regula la anticipación de la recompensa, un proceso que no funciona de manera normal en estos pacientes.

Estudios centrados en el pez cebra, cuya estructura genética es similar a la de los humanos, han revelado que el microbioma afecta al comportamiento social al estimular la reconfiguración de las células microgliales del cerebro anterior (el prosencéfalo) durante el desarrollo cerebral temprano.[25] Estas células microgliales también regulan las neuronas y las sinapsis (las uniones entre neuronas).[26] La creación de las redes cerebrales es esencial para tener comportamientos sociales normales.

Al igual que la mayoría de las células inmunitarias, las células microgliales, que están a cargo del desarrollo del cerebro y la regulación de las sinapsis, responden a las señales que mandan nuestros compañeros intestinales.[27] Esto significa que si no albergamos la combinación adecuada de microorganismos intestinales, nuestro cerebro no recibirá las señales apropiadas que le indiquen cómo debe desarrollarse y conformar las redes. Esto tiene un impacto directo en el desarrollo cerebral y determina si podremos o no mostrar comportamientos sociales normales.[28] Lamentablemente, si las células microgliales no reciben los mensajes correctos o, peor aún, si reciben el mensaje de que el cerebro está sufriendo un ataque, romperán las conexiones entre las neuronas en un proceso llamado *poda* e incluso se las comerán enteras.[29]

Ocurre algo similar en lo relativo a la cognición. Señales mandadas desde el intestino afectan a los circuitos neuronales y a la conectividad entre las neuronas, de tal forma que ejercen un control sobre las funciones cognitivas. En pocas palabras: una microbiota más equilibrada conduce a mejorías en la cognición, el funcionamiento del cerebro y el bienestar emocional.[30]

Antes de seguir adelante (aún nos queda mucho por ver), examinemos con mayor detenimiento los neurotransmisores que nuestros compañeros intestinales contribuyen a producir para que participen en su complejo sistema de comunicación.

El glutamato

El glutamato es el neurotransmisor excitativo más abundante. Que es un neurotransmisor *excitativo* significa que incita a las neuronas a compartir información entre sí. Es responsable de enviar señales entre las células nerviosas y tiene un papel en la neuroplasticidad, el aprendizaje y la memoria.[31] Las neuronas y los astrocitos pueden crear glutamato utilizando metabolitos producidos por nuestros compañeros intestinales como precursores.[32] Las células del tracto intestinal también pueden producir glutamato y usarlo para enviar señales rápidas al cerebro a través del nervio vago.[33]

El glutamato tiene un impacto directo en la salud mental. Los niveles alterados de este neurotransmisor en el plasma, el suero, el líquido cefalorraquídeo y el tejido cerebral están asociados a cambios de humor, trastornos psicóticos e incluso riesgo de suicidio.[34-36] Pero no te preocupes. Una vez que cuentes con los microorganismos intestinales adecuados, te ayudarán a mantener unos niveles de glutamato saludables en el cerebro y el intestino.

El ácido gammaaminobutírico

El ácido gammaaminobutírico (GABA, por sus siglas en inglés) es un neurotransmisor inhibitorio, lo que significa que impide que circulen mensajes de una neurona a otra. Contrarresta la acción del glutamato, y su déficit se correlaciona con la depresión y los trastornos del estado de ánimo.[37]

En el cerebro, las neuronas gabaérgicas producen una enzima que convierte el glutamato en GABA.[38] Por lo tanto, son necesarios unos niveles saludables de glutamato para tener unos niveles saludables de GABA. Otros metabolitos producidos por nuestros compañeros intestinales, incluido el AGCC acetato, también forman parte del proceso de producción de GABA. Pueden atravesar la BHE y entrar en el hipotálamo para que pueda producirse GABA en el cerebro.[39]

La acetilcolina

La acetilcolina envía señales excitativas entre las neuronas.[40] La producen varias bacterias,[41, 42] pero no puede cruzar la BHE. Afortunadamente, también pueden sintetizarla las neuronas.[43] Sin embargo, incluso la acetilcolina producida en el cerebro depende de los microorganismos intestinales. Como he mencionado anteriormente, el butirato es beneficioso para las neuronas que la elaboran. Si no están ahí los microorganismos intestinales productores de butirato, estas neuronas no pueden generar suficiente acetilcolina.

Un ejemplo ilustrativo: los pacientes con alzhéimer a menudo tienen alterados los niveles de acetilcolina en el cerebro.[44] Y en modelos de ratones con alzhéimer, el butirato no solo mejoró los síntomas y potenció la memoria, sino que también revirtió la pérdida de memoria regulando el metabolismo de los astrocitos, un tipo de célula inmunitaria cerebral que presta servicios cruciales a las neuronas.[45, 46]

La dopamina

Anteriormente has leído acerca de cómo el organismo unicelular toxoplasma altera la producción de dopamina en roedores para hacer que teman menos el riesgo. Bien, pues nuestros compañeros intestinales también tienen un gran papel en nuestros niveles de este neurotransmisor. Hay mucha dopamina y muchos receptores de dopamina distribuidos por el tracto intestinal, y más de la mitad de la dopamina que hay en el cuerpo es producida por el intestino.[47]

En los pacientes con depresión, la transmisión y la absorción de la dopamina son menores de lo normal.[48] Además, la relación del intestino con ella es bidireccional: nuestros compañeros intestinales producen dopamina, y nuestros niveles de dopamina afectan a la secreción gástrica, la motilidad y el flujo sanguíneo en la mucosa.[49]

La serotonina

Se considera que la serotonina es el neurotransmisor clave para el eje intestino-cerebro, ya que afecta al nacimiento de nuevas neuronas que expresan tanto la dopamina como el GABA.[50] La expresión y la acción anormales de la serotonina en el cerebro están asociadas a la depresión y la ansiedad.[51] La cantidad adecuada de triptófano, un aminoácido precursor de la serotonina, también es determinante para la salud mental. Cuando pacientes con depresión que estaban mejorando experimentaron una reducción temporal del nivel de triptófano, sus síntomas regresaron.[52]

Aproximadamente el noventa por ciento de la serotonina que hay en el cuerpo se produce fuera del cerebro, en el epitelio intestinal principalmente. Las bacterias formadoras de esporas promueven este proceso produciendo un metabolito que inicia un incremento de la expresión génica a lo largo de la vía del triptófano.[53, 54] ¡Algunos de nuestros compañeros intestinales incluso pueden utilizar el triptófano para producir serotonina directamente![55]

Como leíste en el capítulo cuatro, el glifosato contenido en el herbicida Roundup afecta a la salud de estos compañeros intestinales. Y dado que se rocía rutinariamente en la mayoría del trigo, maíz, soja, canola y avena en América del Norte (incluso en cultivos no transgénicos), muchos investigadores creen que las «bondades de los granos enteros» están implicando que cada vez llegue más Roundup a nuestro intestino.[56]

LA DEPRESIÓN, LA ANSIEDAD Y EL INTESTINO

Al tener un papel tan importante en la producción de neurotransmisores nuestros compañeros intestinales, no es sorprendente que exista un vínculo directo entre la disbiosis intestinal y la depresión y la ansiedad. En los últimos años, hemos empezado a encontrar pruebas de que la microbiota puede causar depresión y ansiedad a través de las señales proinflamatorias que envía a lo largo del eje intestino-cerebro.

La composición de la microbiota de los pacientes con trastorno depresivo mayor (TDM) es significativamente diferente de la que tienen los individuos sanos; su intestino presenta menor diversidad y riqueza de microorganismos y la proporción entre *Firmicutes* y *Bacteroidetes* está alterada.[57] Específicamente, los pacientes con TDM tienen abundancia de bacterias proinflamatorias y déficit de bacterias antiinflamatorias, productoras de butirato.[58, 59] Aquellos con trastorno de ansiedad generalizada (TAG) también presentan menos riqueza y diversidad microbianas; entre otras cosas, las bacterias productoras de AGCC escasean en su intestino. Sin embargo, los que están superando el TAG ya no presentan estos cambios.[60]

Hemos visto la relación directa que hay entre la depresión y el intestino una y otra vez. Cuando se administraron trasplantes fecales de pacientes con TDM a ratones libres de gérmenes, comenzaron a manifestar comportamientos asociados a la depresión. Además, los genes y los metabolitos de sus microorganismos sufrieron alteraciones:[61] sus compañeros intestinales ya no estaban enviando las señales correctas al cerebro, y el resultado era que se habían sumido en la depresión.

En 2022, un estudio innovador examinó la microbiota de más de mil pacientes deprimidos y encontró alteraciones en trece bacterias asociadas a la depresión. Estas bacterias están involucradas en la síntesis del glutamato, el butirato, la serotonina y el GABA. Además, los pacientes con depresión albergan muy pocas bacterias productoras de butirato.[62] Y en aquellos con enfermedades mentales graves, una disbiosis más pronunciada, unos niveles de zonulina más elevados, una mayor presencia de LPS y un grado más alto de inflamación se correlacionan con la gravedad de la enfermedad.[63]

Estudios adicionales han mostrado que tanto la ansiedad como la depresión están vinculadas a la disbiosis y, específicamente, a una microbiota que secreta una cantidad excesiva de LPS. Como era de esperar, esto conduce a una inflamación sistémica que tiene consecuencias importantes para el cerebro, en forma de neuroinflamación.[64] Pero los trastornos cerebrales relacionados con el intestino no son la ansiedad y la depresión solamente. Cuando pacientes con determinados trastornos alimentarios (anorexia nerviosa, bulimia nerviosa e ingesta compulsiva) tomaron suplementos de probióticos, sus síntomas se mitigaron.[65]

Además, hace poco que se ha descubierto que una menor presencia de sulfuro de hidrógeno –H_2S, uno de los gasotransmisores producidos por nuestros compañeros intestinales– está asociada a la depresión.[66] Como recordarás, el H_2S regula la plasticidad sináptica, es decir, el fortalecimiento de las conexiones entre neuronas. Si no hay bastantes microorganismos productores de H_2S, las sinapsis pueden debilitarse, con la consecuencia de que las neuronas pierden la capacidad de comunicarse entre sí, lo que puede llevar a la depresión.

Si quieres aún más pruebas de que el intestino juega un papel importante en la salud mental, te bastará con esta: la clase de medicamentos conocidos como *inhibidores selectivos de la recaptación de serotonina* (ISRS), que constituyen los tratamientos psicofarmacológicos predominantes para la depresión, actúan produciendo cambios en el intestino e incluso tienen efectos antibacterianos directos. Hay varias cepas de bacterias que metabolizan los ISRS. La consecuencia directa son cambios en la composición de la microbiota.[67]

Un estudio de 2021 comparó la composición microbiana del intestino de un grupo de pacientes con TDM con la del intestino de los sujetos del grupo de control, que estaban sanos. Antes del tratamiento, la microbiota de los pacientes con TDM era significativamente menos rica y diversa que la de las personas del grupo de control. Después de que el grupo con TDM fue tratado con un ISRS (el escitalopram, que se vende bajo el nombre de Lexapro)* y mejoraron de sus síntomas, se los evaluó de nuevo. Esta vez, la microbiota de los pacientes tratados y la de los sujetos de control no presentaban diferencias significativas.[68]

Además, el tratamiento con ISRS puede llevar a algunos de los otros beneficios derivados de tener un microbioma saludable, como la pérdida de peso. Cuando se administró otro ISRS (la fluoxetina, más conocida como Prozac)** a ratones machos sanos, se observaron cambios significativos temporales en la microbiota y se apreció una reducción de la masa corporal.[69]

Resulta asombroso el hecho de que la medicina tradicional china (MTC), que existe desde hace miles de años, también trate la depresión a través del intestino. La MTC utiliza compuestos bioactivos que regulan el microbioma intestinal para mejorar los niveles de neurotransmisores, AGCC y citoquinas. Estos cambios tienen efectos similares a los que inducen los antidepresivos.[70] Una vez más, me asombra la sabiduría antigua, a la que necesitamos recurrir urgentemente.

* N. del T.: El autor, que se mueve en el ámbito estadounidense, menciona esta marca, pero no es la única existente.

** N. del T.: Como en el caso del escitalopram, la fluoxetina también está a la venta bajo distintos nombres comerciales.

LAS ENFERMEDADES NEURODEGENERATIVAS Y EL INTESTINO

Dado el control exhaustivo que ejerce el intestino sobre el cerebro, no debería sorprendernos que las enfermedades neurodegenerativas, como el alzhéimer y el párkinson, tengan su origen en el intestino también. Los mecanismos de estas enfermedades pueden parecer un poco más complejos, pero en última instancia derivan asimismo de la disbiosis intestinal y la permeabilidad intestinal aumentada, que conducen a la inflamación crónica y la activación autoinmune.

Mucho antes de que la mayoría de nosotros fuéramos conscientes de la conexión existente entre el intestino y el párkinson, ya se sabía que la disfunción gastrointestinal era un síntoma temprano habitual de esta enfermedad.[71] Los pacientes con párkinson a menudo sufren de estreñimiento y presentan un grado elevado de inflamación intestinal. Estos síntomas gastrointestinales suelen aparecer antes de que estas personas presenten cualquier síntoma motor asociado a la enfermedad.[72]

Actualmente se sabe que estos síntomas gastrointestinales derivan de la disbiosis intestinal, la cual, naturalmente, ocasiona cambios en los metabolitos microbianos de los pacientes con párkinson.[73] En particular, tienen déficit de bacterias productoras de AGCC y, en consecuencia, estos ácidos grasos están presentes en concentraciones más bajas. Por lo tanto, no pueden realizar tan bien sus diversas funciones. Entre estas, las más importantes son proteger el revestimiento intestinal y la barrera hematoencefálica, además de indicar a las mitocondrias que deben desacoplar, lo que resulta en la preservación de la salud de las neuronas.[74, 75]

Los pacientes con párkinson también albergan menos proteínas de unión estrecha, lo que empeora la permeabilidad intestinal. Entonces, los invasores pueden entrar en el torrente sanguíneo, el resultado de lo cual es la inflamación, y acaban por cruzar la barrera hematoencefálica, a partir de lo cual provocan estragos en el sistema nervioso. Como era de esperar, estos pacientes presentan concentraciones más altas de lo normal de lipopolisacáridos (LPS) y marcadores inflamatorios, y los incrementos en estos niveles se correlacionan con la gravedad de la enfermedad.[76, 77]

Por lo tanto, tenemos disbiosis, permeabilidad aumentada en el intestino y el cerebro, y una inflamación generalizada. El terreno está abonado para que aparezca una afección neurológica, ciertamente, pero las cosas son un poco más complicadas. Para que surja un trastorno neurodegenerativo como el párkinson o el alzhéimer, hace falta algo más: deben acumularse y agregarse proteínas mal plegadas.

Me explico. Las proteínas se pliegan; es un comportamiento normal por el que pasan de estar dispuestas en forma de cadena a adoptar una forma tridimensional. Es así como se vuelven funcionales desde el punto de vista biológico. Ocurre sin embargo que por diversas razones, entre las que hay que contemplar ciertas mutaciones genéticas, una proteína puede plegarse incorrectamente y adoptar una forma disfuncional.[78] No es algo en absoluto inusual; son cosas que pasan. Por fortuna, las células disponen de un sistema de «control de calidad» capaz de detectar las proteínas defectuosas. Normalmente, cuando los supervisores del control de calidad encuentran una proteína mal plegada, la degradan y la eliminan, y aquí no ha pasado nada.[79] Pero cuando hay demasiadas proteínas mal plegadas, el sistema de control de calidad se ve abrumado y no da abasto. Entonces, las proteínas mal plegadas empiezan a acumularse, lo que hace que los orgánulos no puedan funcionar bien. Estas disfunciones conducen a la muerte de la célula.[80]

Una característica distintiva de la enfermedad de Parkinson es la acumulación de cierto tipo de proteínas mal plegadas entre las neuronas. El tipo de proteína del que estamos hablando es la alfasinucleína, y estas agrupaciones se conocen con el nombre de *cuerpos de Lewy*.[81] ¿Y qué papel tiene el intestino en todo esto? Resulta que los pacientes con párkinson también tienen cuerpos de Lewy ¡entre las neuronas del intestino![82] Además, es la disbiosis intestinal lo que hace que tantas proteínas se plieguen mal.[83] Cuando las bacterias patógenas proliferan, pueden secretar amiloides bacterianos que provoquen estrés oxidativo e induzcan la agregación de proteínas.[84, 85]

Las bacterias producen proteínas amiloides para que las ayuden a unirse entre sí, formando biopelículas.[86] Así son más capaces de plantar cara al sistema inmunitario, para que no acabe con ellas.[87] Cuando las bacterias patógenas o cualquier población bacteriana que está proliferando demasiado se unen de esta manera, se vuelven aún más peligrosas.

Un tipo de bacteria, la *Pseudomonas aeruginosa*, está demasiado presente tanto en los pacientes con párkinson como en los que sufren alzhéimer. Este microorganismo es capaz de dañar directamente la pared intestinal,[88] liberar sus propias proteínas agregativas[89] y desencadenar la liberación de las proteínas amiloides asociadas a estas enfermedades degenerativas.[90] Hay un género de bacterias productoras de LPS llamadas *Desulfovibrio* que hacen algo muy similar y se han encontrado en el intestino de pacientes con párkinson.[91] Además de acumularse entre las neuronas del intestino, los agregados de proteínas resultantes viajan desde el intestino hasta el cerebro a través del nervio vago.[92]

Para acabar de complicar las cosas, aunque los amiloides bacterianos son diferentes de los que se producen en el cerebro, su estructura es similar.[93] Y cuando el sistema inmunitario se acostumbra a reaccionar ante los amiloides bacterianos, permanece en alerta máxima y empieza a atacar también a los amiloides producidos en el cerebro.[94] Este es otro caso de mimetismo molecular que conduce a una respuesta autoinmunitaria inflamatoria, ¡esta vez en el cerebro![95]

Si aún no estás convencido de que el párkinson tenga su origen en el intestino, toma en consideración lo siguiente. En Suecia, un equipo de investigadores analizó el riesgo que tenían de contraer párkinson cientos de miles de personas, incluidas aquellas que habían sido sometidas a un procedimiento llamado *vagotomía*, consistente en cortar una o más ramas del nervio vago. Hay dos tipos de vagotomía: la vagotomía troncal, en la que se secciona completamente el nervio, y la vagotomía selectiva, en la que solo se corta la parte del nervio que va al estómago. Los datos mostraron que los pacientes que habían sido sometidos a la vagotomía troncal tenían un *cuarenta por ciento* menos de probabilidades de contraer párkinson que aquellos a los que no se había practicado una vagotomía o a los que se había practicado una vagotomía selectiva. No hubo una diferencia significativa en el grado de riesgo entre los dos últimos grupos.[96]

Esto tiene mucho sentido, ya que los amiloides derivados de bacterias y los agregados de proteínas resultantes viajan al cerebro desde el intestino, no al revés.[97, 98] Con una vagotomía troncal completa, no hay una autopista por la cual viajar, y no tienen manera de poder llegar al cerebro. Se ven obligados a permanecer en el intestino y provocan daños en las neuronas que habitan allí, causando problemas gastrointestinales en lugar de enfermedades neurológicas.

Con la génesis de la enfermedad de Alzhéimer ocurre algo similar. El alzhéimer se caracteriza por la acumulación de placas de betaamiloide mal plegado entre las neuronas. Estas están unidas por proteínas tau. A simple vista, parece que tengamos una situación idéntica a la del párkinson, pero con una proteína diferente. Esto es así, en efecto, pero hace poco se ha descubierto que el betaamiloide es en realidad un péptido antimicrobiano que forma parte de la respuesta inmunitaria.[99]

En un estado de homeostasis, el betaamiloide ayuda a combatir las infecciones bacterianas, pero cuando hay una permeabilidad intestinal y cerebral excesiva, se vuelve problemático. Los pacientes con alzhéimer presentan unos niveles elevados de LPS en el torrente sanguíneo e incluso en el cerebro.[100] Cuando los receptores tipo toll de las células microgliales o microgliocitos (las células inmunitarias del cerebro) son activados constantemente por los LPS, comienzan a responder de manera similar al betaamiloide.[101] Y ocurre algo todavía peor: las células microgliales se comen activamente las conexiones que hay entre los nervios, destruyendo el cerebro y la memoria.[102] Es otro caso de mimetismo molecular,[103, 104] que lleva a la neuroinflamación y la neurodegeneración. Cuando un equipo de investigadores manipuló la microbiota intestinal de ratones que presentaban lesiones cerebrales relacionadas con la proteína tau, observaron una fuerte reducción de la inflamación y el daño cerebrales.[105]

Además, los pacientes con alzhéimer carecen de unos lípidos importantes en el cerebro, los plasmalógenos, cuya menor presencia está asociada a la inflamación crónica.[106] Curiosamente, la inulina, un azúcar presente en la achicoria, una de mis verduras favoritas, se puede procesar para dar lugar a ciertos plasmalógenos. ¿Y adivinas a quién más le encanta la achicoria? ¡A nuestros compañeros intestinales, cómo no! La convierten en plasmalógenos para ayudarnos a proteger el cerebro.[107] Sin embargo, para salir beneficiados, necesitamos que la achicoria forme parte de nuestra dieta y contar con la combinación adecuada de microorganismos intestinales para que la digieran por nosotros.

LA GENÉTICA IMPORTA, PERO NO DE LA MANERA QUE PENSAMOS

Tal vez te estés preguntando cuál es el papel de la genética en la génesis de una enfermedad neurodegenerativa. Es una buena pregunta y, honestamente, la respuesta me sorprendió. Se sabe que el genotipo E4 de la apolipoproteína (*APOE4*) es el mayor factor de riesgo genético para contraer la enfermedad de Alzheimer. La mayoría de las personas tienen el gen *APOE3/3*, pero debido a una mutación hay algunas que tienen el gen *APOE4*. Aproximadamente una de cada cuatro personas alberga una copia del *APOE4*, lo cual hace que el riesgo de contraer alzhéimer sea doble. Tener dos copias del *APOE4* es poco común, pero este es el caso de algunos individuos, e incrementa en más de doce veces el riesgo de contraer alzhéimer.[108]

El gen *APOE* ayuda a metabolizar las grasas, pero si se tiene la mutación genética ocurre que el colesterol no puede entrar en las células ni salir de ellas correctamente. Para hacer una analogía, pongamos el caso de un tren que lleva pasajeros a una estación. Cuando el tren (*APOE*) llega a la estación (que en este caso es una célula), los pasajeros (el colesterol) bajan del tren y entran en ella. Normalmente, si ese es el destino final de los pasajeros, se quedan allí. Todos los demás vuelven a subir al tren para ir a otro lugar. Con esta mutación, todos los pasajeros se apean en la estación y permanecen en el lugar. No pueden irse. Por lo tanto, se acumulan y la estación llega a estar abarrotada. En términos no metafóricos, el colesterol se amontona dentro de la célula. De este modo, aunque el colesterol alimentario no sea un problema para la mayoría de las personas, las que tienen el gen *APOE4* deberían producirlo en cantidades limitadas.

Pero el asunto no termina ahí. Después de todo, hay otros lípidos importantes en el cuerpo. Quienes presentan esta mutación tampoco tienen suficiente ácido docosahexaenoico (DHA, por sus siglas en inglés) en el cerebro, aunque el nivel de este ácido en la sangre sea normal.[109] Esto es importante porque el DHA constituye la mitad del contenido de la membrana neuronal.[110] La menor presencia de DHA en el cerebro se debe a que aquellos que tienen el *APOE4* no producen suficientes apolipoproteínas, las cuales llevan los lípidos de un lugar a otro. En este caso, no hay ningún tren que lleve el DHA al cerebro. A las personas con alzhéimer las beneficia tomar aceite de pescado (que contiene DHA) y apolipoproteínas (presentes en el aceite de *krill*), tanto si presentan la mutación genética como si no.[111]

Probablemente te estés preguntando qué tiene que ver todo esto con el microbioma intestinal. Bueno, hasta hace poco, ¡no pensaba que tuviese algo que ver! Durante años, he estado diciendo que no son tus genes los que controlan tu destino, sino tus compañeros intestinales. Y es cierto... en gran medida. Pero investigando para la escritura de este libro, fue tremendamente significativo para mí descubrir que los genes tienen que ver con el tipo de microbioma que albergamos.[112, 113] O, expresado de otra manera, nuestros genes tienen un papel a la hora de determinar el perfil de nuestro microbioma.

Este componente genético es relativamente menor en el contexto general. Independientemente de los genes que alberguemos, podemos controlar nuestro microbioma en gran medida, ya que es muy sensible a los cambios alimentarios y ambientales. En cualquier caso, el componente genético juega un papel que no debe ignorarse, sobre todo cuando existen mutaciones como el *APOE4*. Resulta que el genotipo *APOE4* está asociado a un perfil de microbioma específico en el que se da una producción de aminoácidos y ácidos grasos de cadena corta significativamente inferior a la normal.[114] ¡Vaya! No puedo creer que esta conexión me haya pasado por alto hasta este momento.

Aunque la mutación *APOE4* pueda parecer aterradora, también deberías sentirte muy esperanzado si tú o alguien a quien quieres lleva el gen. En primer lugar, los científicos van aprendiendo cada vez más al respecto, lo que me lleva a visualizar un futuro increíble en cuanto a la medicina personalizada. En segundo lugar, conocer la conexión existente entre el intestino y el *APOE* nos permite intervenir con suplementos e induciendo modificaciones en el microbioma; por ejemplo, podemos sembrar en él bacterias productoras de butirato. En un modelo murino (basado en ratones), la manipulación de la microbiota condujo a marcadas disminuciones de la inflamación, la patología asociada a la proteína tau y el daño resultante de la enfermedad de Alzheimer.[115]

En cualquier caso no olvides que, por más que ahora sepamos que la genética afecta al microbioma, este tiene a su vez un impacto en la expresión génica. Esta «calle» es de doble sentido.[116] Como no paro de decir, se necesitan dos. Abordaremos todos los aspectos pertinentes con el programa *Gut Check*.

Capítulo 7

INTESTINO PERMEABLE = HORMONAS PERMEABLES

Otra forma compleja y fundamental en la que el ecosistema interno controla nuestra salud y bienestar es a través del sistema endocrino, compuesto por un delicado equilibrio de hormonas que circulan por el torrente sanguíneo y mandan mensajes que regulan los órganos y muchas de las funciones corporales. La importancia que tiene que exista el equilibrio correcto entre las hormonas no puede subestimarse y, como cabría esperar, nuestros compañeros intestinales tienen muchos roles esenciales diferentes en la producción, el equilibrio y el metabolismo de las hormonas. Este es otro aspecto del lenguaje que emplean los microorganismos intestinales para comunicarse y ejercer su control e influencia en el resto del cuerpo.

Algunos microorganismos intestinales metabolizan hormonas y a continuación hacen una de dos cosas: o las reactivan y las vuelven a incorporar al torrente sanguíneo o las expulsan como desechos. Estas actividades tienen un impacto directo en los niveles sanguíneos de muchas hormonas. Algunos compañeros intestinales producen los precursores que necesitamos para fabricar hormonas, mientras que otros metabolizan varias hormonas para producir esos precursores hormonales. Cada uno tiene un papel que desempeñar, y en un ecosistema interno estable y saludable, todas estas funciones se combinan perfectamente.

Sin embargo, en caso de disbiosis y permeabilidad intestinal aumentada, los cambios impulsados por el microbioma en los niveles de hormonas en sangre pueden tener grandes consecuencias para la salud. Esto se aprecia sobre todo en relación con las tres hormonas sexuales más relevantes –la testosterona, la progesterona y el estrógeno– y también en relación con la hormona del estrés, el cortisol. De hecho, las hormonas y el microbioma están tan entrelazados que hay todo un campo de estudio centrado en este tema, la endocrinología microbiana.

¿Proviene del intestino tu estrés?

El cortisol es una hormona esteroide producida por las glándulas suprarrenales que se libera en el torrente sanguíneo cuando estamos estresados, y muchas personas están confundidas acerca del papel que desempeña en el cuerpo. Muchos de mis pacientes acuden a mí convencidos de que sufren de fatiga suprarrenal, un conjunto de síntomas derivados de que las glándulas suprarrenales estén afectadas después de períodos de estrés prolongados. Muchos de ellos también creen que su aumento de peso se debe a que tienen alto el nivel de cortisol. Sin embargo, mido el nivel de cortisol en ayunas de todos mis pacientes, y solo en muy contadas ocasiones encuentro que el nivel es más alto o bajo de lo normal.

Lo que sí se ha visto en el campo de la investigación es una correlación directa entre la cantidad de *Ruminococcus* (un género de bacterias intestinales) y tres sustancias químicas: el N-acetilaspartato (NAA) –responsable de la producción de energía para el cerebro–, la serotonina y el cortisol.[1] Sorprendentemente, los síntomas de la «fatiga suprarrenal» son más probablemente el resultado de un problema intestinal que no de que las glándulas suprarrenales estén sobrecargadas.

Es probable que el estrés que experimentas tampoco sea la consecuencia de unos niveles de cortisol elevados. Un estudio de 2022 centrado en humanos mostró que el estrés percibido no se correlacionaba con los niveles en sangre de hormonas del estrés como el cortisol. ¿Con qué se correlacionaba entonces? ¡Con la disbiosis microbiana![2] El estrés altera la microbiota, lo cual puede incrementar la permeabilidad intestinal y desencadenar inflamación y neuroinflamación. La situación inversa es igual de potente: la disbiosis intestinal más la permeabilidad intestinal aumentada provocan inflamación, neuroinflamación y una disminución en la producción de NAA, lo cual da lugar a sensaciones de estrés.[3] La buena noticia es que si pones en forma tu intestino, tanto tu ecosistema como tu estado de ánimo podrán recuperar el equilibrio.

LA SIMBIOSIS ENTRE EL INTESTINO Y LAS HORMONAS

El capítulo anterior debería haberte convencido de que existe una relación bidireccional entre tus hormonas y tu microbioma. Tus compañeros intestinales afectan a tus niveles hormonales, y tus niveles hormonales pueden provocar cambios directos en tu microbiota. Por ejemplo, hace décadas que los científicos saben que la hormona progesterona promueve la proliferación de las *Bacteroides* (un género de bacterias),[4] y en la actualidad sabemos que los cambios en la microbiota también tienen un impacto en los niveles de progesterona.[5] En las mujeres, un nivel bajo de progesterona puede llevar a la infertilidad, una menstruación irregular, ansiedad y depresión, mientras que un nivel alto de progesterona puede causar ansiedad y depresión, además de aumento de peso y fatiga. Dependemos de un ecosistema interno equilibrado para mantener estos niveles bajo control.

Mientras tanto, cuando el nivel de testosterona de los hombres disminuye, su microbiota experimenta cambios.[6] Al mismo tiempo, ciertas bacterias promueven el metabolismo de la testosterona y su reabsorción en el colon. Este es un aspecto importante de la regulación de los niveles de testosterona.[7]

Algunos microorganismos intestinales incluso pueden producir testosterona metabolizando otro tipo de hormona esteroide: los glucocorticoides.[8] Los hombres con un nivel de testosterona alto pueden tener hipertensión, dolores de cabeza y un exceso de vello corporal, pero hoy en día es mucho más común que los hombres tengan bajo el nivel de testosterona. Las consecuencias pueden ser la infertilidad, la disfunción sexual, la debilidad muscular, la fatiga o la depresión.

Las mujeres también necesitan disponer de testosterona. Si albergan demasiado poca, puede ser que experimenten los mismos síntomas que los hombres. Si tienen demasiada, pueden tener síntomas como exceso de vello corporal, calvicie, infertilidad y una voz más grave. Un nivel de testosterona elevado puede, asimismo, contribuir al síndrome del ovario poliquístico (SOP) o ser una consecuencia de este problema de salud. Y dado que la progesterona es precursora de la testosterona, también es esencial tener unos niveles de progesterona adecuados.

Pero la hormona con la que el microbioma tiene posiblemente la relación más directa e impactante es el estrógeno. En los hombres, los síntomas del exceso de estrógeno son similares a los de la carencia de este, e incluyen disfunción sexual, infertilidad y depresión. Otro síntoma común del nivel alto de estrógeno en los hombres es el agrandamiento del tejido mamario. El nombre técnico de esta manifestación es *ginecomastia*, pero se conoce más como «senos masculinos», y la advierto con demasiada frecuencia en mis pacientes en estos días. Y lo creas o no, la ginecomastia se correlaciona con el nivel sérico de ftalato (un importante disruptor endocrino que se encuentra en plásticos y en el pollo) en los niños.[9]

En las mujeres, la cantidad de estrógeno disminuye de forma natural después de la menopausia. En las mujeres premenopáusicas, un nivel de estrógeno bajo puede llevar a la fragilidad ósea, a una menstruación irregular, al aumento de peso, a la sequedad cutánea y al adelgazamiento del cabello. Cuando el nivel de estrógeno es demasiado alto, las mujeres pueden experimentar dolores de cabeza, un empeoramiento de los síntomas premenstruales, aumento de peso y fatiga.

La cantidad de estrógeno afecta directamente al intestino también. Como quizá sepas, cuando el nivel de estrógeno aumenta naturalmente durante el embarazo, la microbiota de las mujeres experimenta cambios con gran rapidez.[10] Seguramente no debería ser sorprendente el hecho de que la microbiota de las mujeres premenopáusicas sea significativamente diferente de la de los hombres, mientras que la de las mujeres posmenopáusicas es más similar a la de ellos.[11] Hay muchas pruebas de que esto se debe al menor nivel de estrógeno en las mujeres posmenopáusicas.[12]

No cabe duda de que el estrógeno en sí tiene efectos positivos en el microbioma. Puede ayudar a reducir la permeabilidad intestinal y, por lo tanto, la presencia de lipopolisacáridos en la sangre.[13] En ratones, el estrógeno hace que la pared intestinal sea más resistente a las lesiones, lo cual, obviamente, conduce a una respuesta inflamatoria menor.[14] Al experimentar la menopausia y pasar a producir menos estrógeno, es frecuente que la permeabilidad intestinal de las mujeres aumente, y que esto, como cabría esperar, conduzca a un incremento de la inflamación.[15]

Dado que la relación entre el microbioma y las hormonas es bidireccional, los cambios que experimenta el microbioma durante la menopausia pueden alterar aún más los niveles hormonales de las mujeres. Si el punto de partida es una pared intestinal intacta y una microbiota bien equilibrada, los compañeros intestinales contribuyen a gestionar este proceso. De lo contrario, puede darse un círculo vicioso: la disbiosis hace que los niveles hormonales se desequilibren, lo que conduce a una mayor disbiosis, y esto lleva a que los niveles hormonales se desequilibren aún más. La consecuencia es una mayor vulnerabilidad ante la obesidad, el síndrome metabólico, la endometriosis e incluso ciertos tipos de cáncer.[16]

Afortunadamente, es posible revertir este ciclo fomentando un ecosistema estable, lo que llevará a unos niveles hormonales equilibrados que, a su vez, apoyarán la estabilidad del microbioma. Pero por el momento centrémonos en algo sumamente importante: cómo afecta el intestino a los niveles de estrógeno, los cuales, a su vez, afectan directamente al intestino.

EL ESTROBOLOMA

Solemos pensar en el estrógeno como una «hormona femenina», y sin duda tiene un papel importante en las mujeres, especialmente durante sus años fértiles. Sin embargo, los hombres también lo albergan y lo necesitan. En las mujeres, la función principal del estrógeno es indicar a las células que almacenen grasa por si se produce un próximo embarazo. Es por eso por lo que, en los hombres, el exceso de esta hormona conduce a los «senos masculinos» y, a menudo, a un vientre prominente, que recuerda al de una mujer embarazada. En las mujeres el estrógeno también regula el ciclo menstrual y tiene un impacto en el aparato reproductor, el tracto urinario, el corazón, los vasos sanguíneos, los huesos, los senos, la piel, el cabello, las membranas mucosas, los músculos pélvicos y por último, pero definitivamente no menos importante, el cerebro. En los hombres, el estrógeno también tiene un papel significativo en la función sexual y la producción de esperma.

Está claro que tener la cantidad adecuada de estrógeno es importante, pero la mayoría de las personas no son conscientes de que la microbiota regula directamente los niveles de estrógeno en el cuerpo. Desde la década de 1980 se sabe que el uso de antibióticos conduce a una reducción del nivel de estrógeno,[17] y en fechas más recientes hemos comenzado a entender mejor el proceso que lleva a este resultado, a partir del descubrimiento del estroboloma, un grupo de bacterias intestinales cuyos productos son capaces de metabolizar y modular el estrógeno.[18]

La función principal del estroboloma es producir una enzima llamada *glucuronidasa*. Normalmente, una vez que ha hecho su trabajo, el estrógeno es descompuesto en el hígado y liberado en la bilis, que acaba en el intestino para ser expulsada como parte de las heces. La glucuronidasa detiene este proceso y básicamente vuelve a unir el estrógeno descompuesto, con lo que pasa a estar biológicamente activo una vez más. Este estrógeno reactivado se envía de nuevo al torrente sanguíneo.[19]

La glucuronidasa no es necesariamente perjudicial. Necesitamos que esté presente, pero es fundamental que lo esté en la proporción adecuada. Y, por supuesto, su actividad depende de la composición de la microbiota.[20] Un ecosistema estable equivale a una glucuronidasa equilibrada y, por lo tanto, a un nivel de estrógeno equilibrado. Pero si la microbiota se encuentra en un estado de disbiosis y hay demasiadas bacterias productoras de glucuronidasa, esta reactivará y enviará demasiado estrógeno de vuelta al torrente sanguíneo.[21] Y también ocurre lo contrario: muy poca glucuronidasa equivale a una cantidad de estrógeno insuficiente.[22]

La disbiosis del estroboloma, que conduce a unos niveles alterados de glucuronidasa y, por lo tanto, a cambios en los niveles de estrógeno, está detrás de muchas enfermedades. Por ejemplo, una cantidad excesiva de estrógeno lleva a cambios en la función mitocondrial y del sistema inmunitario, lo cual es común en las mujeres aquejadas de endometriosis.[23] Y he aquí que una exposición excesiva al estrógeno puede estimular el desarrollo y la progresión de la endometriosis.[24]

Sin embargo, quizá el mayor peligro de la disbiosis del estroboloma es un mayor riesgo de tener cáncer. Por supuesto, cualquier tipo de disbiosis incrementa las probabilidades de sufrir cáncer por todas las razones expuestas anteriormente, es decir, la inducción de la inflamación crónica y la alteración de la respuesta inmunitaria.[25] Además de impulsar los cambios mencionados, un exceso de estrógeno incrementa enormemente el riesgo de padecer un tipo específico de cáncer llamado *cáncer positivo para receptores de estrógeno*, que encontramos sobre todo en los senos y los ovarios.

Algunas células cancerosas (no todas) contienen receptores de estrógeno. Cuando el estrógeno se une a ellos, estas células proliferan. Básicamente, estas células cancerosas en particular se alimentan de estrógeno. Las mujeres que tienen una alta concentración de estrógeno en la sangre –especialmente después de la menopausia, cuando lo normal es que el nivel de estrógeno disminuya– están en mayor riesgo de sufrir este tipo de cáncer.[26]

Activar los receptores de estrógeno no solo les permite multiplicarse a las células cancerosas, sino que también daña sus mitocondrias.[27] Esto promueve aún más el crecimiento del cáncer. Por lo tanto, la activación de los receptores de estrógeno puede constituir un doble golpe mortal. Dado que el estroboloma tiene un papel tan importante en la regulación del nivel circulante del estrógeno que activa estos receptores, la salud del estroboloma es un factor crucial para el riesgo de sufrir un cáncer positivo para receptores de estrógeno.[28]

A las mujeres susceptibles de padecer este tipo de cáncer se les suele recetar tamoxifeno, un fármaco que actúa sobre los receptores de estrógeno para frenar el crecimiento de la enfermedad. Cuando se administró tamoxifeno a ratones, pasaron a tener grandes cantidades de *Lactobacillus*, un tipo de microorganismo intestinal beneficioso y antiinflamatorio. Recuerda que los niveles de estrógeno afectan a la microbiota, y viceversa. A continuación, los investigadores administraron *Lactobacillus* a otro grupo de ratones, criados para desarrollar tumores mamarios, que tuvieron menos tumores gracias a esta intervención.[29] Este experimento ilustra el hecho de que existen conexiones intrincadas entre nuestros compañeros intestinales y nuestras hormonas, las cuales pueden tener un efecto en el riesgo de sufrir cáncer. Independientemente del tipo de tratamiento que busque el paciente oncológico, esta conexión no debe pasarse por alto.

Una vez más (y probablemente no será la última): si tratamos bien a nuestros compañeros intestinales, ellos cuidarán de nosotros. Pero lo contrario también es cierto. Los microorganismos intestinales normalmente activan los polifenoles para crear moléculas señalizadoras beneficiosas, pero también pueden usar los polifenoles para sintetizar compuestos similares al estrógeno que activen los receptores de estrógeno.[30] Esto significa que si no albergas la mezcla adecuada de microorganismos intestinales, todos los polifenoles que consumes podrían terminar trabajando en tu contra y hacer que estés más en riesgo de padecer ciertos tipos de cáncer, en lugar de brindarte protección.

EL MICROBIOMA DE LA MAMA Y EL DE LOS OVARIOS

Como ocurre en todos los demás cánceres, los tejidos del cáncer de mama y el de ovario tienen su propio microbioma. El tejido de mama canceroso alberga una microbiota distinta de la que contiene el tejido de mama sano; contiene ciertas bacterias en mayores cantidades y otras en cantidades menores. Curiosamente, se observan cambios muy similares en el tejido canceroso de mama en comparación con el tejido no canceroso adyacente de la misma paciente y el tejido mamario de mujeres sanas.[31]

En 2021, el estudio más grande realizado hasta la fecha destinado a comparar los microbiomas mamarios saludables con los cancerosos encontró algunas conexiones fascinantes entre los cambios en el microbioma mamario de pacientes con cáncer y las alteraciones que presentaba el sistema inmunitario.[32] En general, la disminución de la diversidad microbiana en la microbiota mamaria condujo al descontrol del sistema inmunitario. Más específicamente, ciertos microorganismos intestinales, como los géneros de bacterias *Propionibacterium* y *Streptococcus*, estaban muy poco presentes en los tumores mamarios cancerosos. Estas bacterias en particular están relacionadas con la activación de las células T, el tipo de glóbulos blancos que forman la primera línea de defensa en la detección y erradicación de las células cancerosas. En otras palabras: la disbiosis de la microbiota mamaria, que hace que estos microorganismos en concreto estén menos presentes, conduce a una menor activación de las células T, que permite que las células cancerosas proliferen.

Además, muchas de las bacterias que están «insuficientemente representadas» en el tejido del cáncer de mama producen metabolitos importantes. Estos incluyen la cadaverina, un compuesto de nombre algo ominoso pero que pone freno a la invasión del cáncer de mama,[33] y nuestro buen amigo butirato, que ya sabemos que es antiinflamatorio y también tiene efectos antitumorales.[34] En general, las pacientes con cáncer de mama albergan una cantidad demasiado pequeña de bacterias productoras de ácidos grasos de cadena corta (AGCC) en el intestino.[35]

Recuerda que los AGCC no son solo antiinflamatorios; son algunas de las señales más importantes que utilizan nuestros compañeros intestinales para comunicarse con el sistema inmunitario. Está claro que esta línea de comunicación es esencial para activar el sistema inmunitario contra el cáncer y, al mismo tiempo, evitar la inflamación crónica que puede favorecer la expansión de la enfermedad. Además, el butirato y los otros AGCC son inhibidores de la histonadesacetilasa (HDAC, por sus siglas en inglés); es decir, son agentes anticancerígenos que evitan directamente los cambios en las células cancerosas y detienen la división celular del cáncer.

El cáncer de ovario también se caracteriza por una disbiosis intratumoral específica. En este caso, se extiende más allá del tejido tumoral hasta el tracto genital femenino superior e inferior, la pelvis, el peritoneo y los intestinos. Cabe destacar que este tipo de disbiosis en particular incluye una población más alta de lo normal de bacterias gramnegativas, lo que conduce a una mayor presencia de lipopolisacáridos (LPS) y desemboca en la inflamación.[36] Esta inflamación inducida por LPS es un factor importante en la expansión del cáncer de ovario.[37, 38]

Además, los microbios asociados tanto a la enfermedad inflamatoria pélvica[39] como a otras enfermedades de transmisión sexual[40] provocan inflamación y suscitan cambios en el microbioma ovárico, lo que puede tener un impacto en la inducción y la progresión del cáncer de ovario.

Mientras tanto, los cambios en la microbiota intratumoral y sus metabolitos afectan directamente a la proliferación y la muerte de estas células cancerosas. Cuando se trata a las células del cáncer de ovario con AGCC, se dirigen hacia la apoptosis,[41] y cuando se les administran antibióticos, estos impiden u obstaculizan la proliferación de las células cancerosas y reducen la proporción de células madre de cáncer de ovario.[42]

Tal vez lo más impresionante es que cuando se dieron suplementos de *Akkermansia* a ratones con cáncer de ovario (recordemos que la *Akkermansia* es una bacteria intestinal beneficiosa que ayuda a proteger el revestimiento intestinal), este microorganismo frenó significativamente la expansión de la enfermedad al activar el sistema inmunitario contra las células cancerosas.[43]

Vale la pena repetirlo, así que lo diré una vez más: todas las enfermedades tienen su origen en el intestino. Cuando el ecosistema interno se encuentra en un estado de homeostasis y mantiene una comunicación saludable con el sistema inmunitario y las mitocondrias, los niveles hormonales y el microbioma que hay en el interior de los tejidos también se mantendrán estables. Solo implicarán al sistema inmunitario cuando sea necesario (por ejemplo, para matar células cancerosas) y mantendrán bajo el grado de inflamación a la vez que preservarán la buena salud del cuerpo. Este es el estado en el que se supone que tenemos que vivir y al que vamos a regresar. Pero antes veamos otro factor que nos mantiene alejados de este maravilloso equilibrio interno en estos tiempos.

LOS XENOESTRÓGENOS

Para complicar las cosas, muchos de nuestros productos cotidianos contienen disruptores endocrinos. Ya he hablado de los disruptores endocrinos; decía que son sustancias químicas que imitan a las hormonas del cuerpo o las afectan. Se encuentran en las botellas de plástico y los revestimientos de latas de alimentos, y también en detergentes, retardantes de llama, juguetes, cosméticos, pesticidas e incluso alimentos.

Los disruptores endocrinos no afectan solo al individuo expuesto, sino que también pueden producir cambios epigenéticos que alteren la expresión génica y tengan un impacto en próximas generaciones.[44] Voy a poner un ejemplo que es tremendamente convincente, aunque un tanto extremo. En 1976, una explosión en una fábrica química en Italia expuso a los residentes cercanos a un disruptor endocrino llamado *dioxina*. Las mujeres expuestas experimentaron una disminución de la fertilidad ¡y también las hijas suyas que habían estado expuestas en el útero![45]

Una categoría importante de disruptores endocrinos son los xenoestrógenos, que pueden unirse a los receptores de estrógeno y cambiar la expresión de los genes relacionados con esta hormona. Como puedes imaginar, cuando los xenoestrógenos imitan al estrógeno del cuerpo y se unen a los receptores de estrógeno, aumenta en gran medida el riesgo de padecer un cáncer positivo para receptores de estrógeno. Esto significa que incluso si la microbiota y el estroboloma gozan de un equilibrio perfecto el riesgo está ahí, debido a los altos niveles de xenoestrógenos circulantes. Naturalmente, si además la situación es de permeabilidad intestinal aumentada y disbiosis, el riesgo es aún mayor.

De hecho, los xenoestrógenos son más dañinos que el estrógeno natural. A diferencia de los estrógenos de origen natural, que se unen a los receptores y más tarde se desprenden, los xenoestrógenos se unen a los receptores y permanecen allí, activándolos continuamente sin darles un respiro. Obviamente, el hecho de activar continuamente los receptores de estrógeno de las células cancerosas les permite proliferar sin cesar.

Es extremadamente importante que saques los xenoestrógenos de tu vida y de tu cuerpo. Echemos un vistazo a algunos tipos de xenoestrógenos y veamos cómo puedes deshacerte de ellos para que el riesgo sea mínimo.

Los parabenos

Los parabenos son conservantes que se utilizan en muchos productos, como cervezas, salsas, refrescos y muchos artículos cosméticos y destinados al cuidado personal. Se ha detectado la presencia de parabenos en tejidos y fluidos corporales humanos, y se han encontrado en grandes cantidades en el tejido mamario de pacientes con cáncer de mama.[46] En animales, los parabenos pueden incrementar la proliferación de las células de mama cancerosas y el tamaño del tumor.[47, 48] Los niveles de parabenos también se correlacionan fuertemente con el cáncer de próstata y su agresividad en los hombres.[49] Lee las etiquetas de los ingredientes y evita todo producto que contenga cualquier elemento que termine en «parabeno», como *metilparabeno* y *propilparabeno*.

Los ftalatos

Estas sustancias químicas se encuentran en cientos de productos, desde envolturas de plástico hasta contenedores de plástico, bolsas de plástico, carne de pollo, materiales para suelos y productos para el cuidado personal. Pueden unirse a los receptores de estrógeno y a partir de ahí incrementar el riesgo de sufrir cáncer de mama[50, 51] y reducir la cantidad de esperma y los niveles de testosterona en los hombres; también se correlacionan con un pene de dimensiones reducidas cuando los niños están expuestos en el útero.[52] Además, los ftalatos pueden causar diabetes, lo cual no resulta sorprendente.[53] Lo más alarmante es que muchos de nosotros albergamos unos niveles de ftalatos medibles en el cuerpo.

Para evitar los ftalatos, elige productos no perfumados y evita todo tipo de plásticos en la medida de lo posible. Visita los mostradores en los que el pescado, el pollo y los otros tipos de carne aún sean envueltos en papel de carnicero. Guarda la comida en recipientes de vidrio. (Una buena noticia: las bolsas con cierre hermético no contienen ftalatos). Y acabo de saber esto: la comida rápida, especialmente los burritos, las hamburguesas y los *nuggets* de pollo, probablemente esté llena de ftalatos.[54] Puedo oír la propaganda: «¿Le gustaría un cáncer de mama o de próstata de tamaño supergrande con su pedido de hoy?».

Los nonilfenoles

Estas sustancias tóxicas se utilizan en varios procesos industriales y se encuentran en detergentes para la ropa, productos de higiene personal, productos para el automóvil, pinturas de látex y productos para el cuidado del césped. Presentan una actividad similar al estrógeno en las células del cáncer positivo para receptores de estrógeno[55, 56] y se han encontrado en la leche materna, la sangre y la orina humanas. Mira bien las etiquetas de los ingredientes, porque los nonilfenoles se esconden en muchos lugares.

El bisfenol A

Por increíble que pueda parecer, el bisfenol A (BPA, por sus siglas en inglés) se utilizó por primera vez como estrógeno farmacéutico en la década de 1930. Más recientemente, se ha usado para fabricar ciertos plásticos. Se encuentra en envases de alimentos, botellas de agua y otros recubrimientos protectores.[57] Y no debería sorprender que algo que se creó para imitar al estrógeno del cuerpo lo imite realmente. El

BPA altera la actividad de los receptores de estrógeno imitando, potenciando o inhibiendo la actividad de los estrógenos naturales.[58] La exposición a este xenoestrógeno se correlaciona fuertemente con un mayor riesgo de padecer cáncer de mama, próstata y útero.[59]

En Estados Unidos se prohibió la presencia del BPA en algunos productos, pero puede estar presente en otros en cantidades reducidas.* Para protegerte, evita los alimentos enlatados y los que están en contacto con envases o recipientes de plástico tanto como puedas y opta por los recipientes de vidrio o acero inoxidable. Como he mencionado antes, los sustitutos del BPA, como el bisfenol S (BPS) y el bisfenol F (BPF), no son más seguros.

El diclorodifeniltricloroetano

El diclorodifeniltricloroetano (DDT) es un pesticida que se utilizó durante muchos años en campos agrícolas y en los hogares. Es una neurotoxina insecticida que mata mosquitos y otros insectos transmisores de la malaria, el tifus y otras enfermedades. Aunque está prohibido en Estados Unidos y algunos otros países, todavía se usa mucho en lugares donde la malaria es endémica, especialmente la India y el sur de África.[60]

El DDT se acumula en el tejido adiposo e interfiere en los receptores de estrógeno,[61] lo que incrementa el riesgo de sufrir cáncer de mama y ovario.[62] En los hombres, la exposición a esta neurotoxina provoca una disminución del volumen, la concentración y la motilidad del semen.[63, 64]

Una vez que se hubo prohibido el DDT, se sintetizó el metoxicloro (DMDT, por sus siglas en inglés) como una alternativa para proteger las mascotas, los cultivos y el ganado de plagas como los mosquitos, las cucarachas y otros insectos. Obstaculiza la unión del estrógeno y también está asociado a un mayor riesgo de cáncer de

* N. del T.: La legislación relativa al bisfenol A varía considerablemente entre los países. En la mayoría de ellos aún se puede encontrar en envases y recipientes para alimentos.

ovario.[65] Después de haber sido utilizado durante muchos años, en la actualidad el DMDT está prohibido tanto en Estados Unidos como en Europa.

El amonio cuaternario (clormecuat)

El clormecuat es un plaguicida que se rocía sobre la avena y otros cereales para mantener cortos sus tallos con el fin de que no se rompan o se doblen con el viento (¡no me lo estoy inventando!). Es un disruptor endocrino y ha sido asociado a defectos de nacimiento.[66] Es tan peligroso que no está aprobado para rociar con él cultivos alimentarios en Estados Unidos,* pero en 2018 la Agencia de Protección Ambiental estadounidense (EPA) permitió que hubiera trazas de él en la avena, el trigo y la cebada. En 2020, la Administración Trump incrementó aún más los niveles permitidos en la avena del país.

Recientemente, el Grupo de Trabajo Ambiental (EWG, por sus siglas en inglés) evaluó once productos basados en la avena, incluidos varios de la marca Quaker Oats, los Cheerios y varias granolas, y encontró que todos contenían esta sustancia química en niveles peligrosos. Mi consejo, por esta razón y muchas otras, es evitar los productos que contengan avena.[67]

• • •

A estas alturas, espero que hayas asumido algunas realidades. La primera, que los microorganismos que viven en tu intestino son más manipuladores e inteligentes de lo que jamás imaginaste. La segunda, que ejercen su control sobre todos los aspectos de tu salud y tu bienestar de maneras increíblemente complejas y multifacéticas, aquí y ahora, mientras lees estas palabras. Y la tercera, que sus acciones

* N. del T.: En Europa tampoco.

determinarán si caes presa de enfermedades o si vives una vida larga, feliz y saludable.

La buena noticia es que tu relación con tus compañeros intestinales solo puede ser simbiótica. Si tú les rascas la espalda, ellos te rascarán la tuya (por así decirlo). Así que sigamos adelante y veamos cómo puedes empezar a cuidarlos mejor para que, a su vez, cuiden bien de ti.

Capítulo 8

LOS CIGARRILLOS, LA CARNE Y EL QUESO

Los secretos de la longevidad no son los que crees

Cuando escribí *The Longevity Paradox: How to Die Young at a Ripe Old Age* [La paradoja de la longevidad: cómo morir joven a una edad avanzada y en plenitud], tenía claro que muchos de nosotros nos habíamos hecho una idea equivocada acerca de cuáles son los factores que contribuyen realmente a una vida larga y saludable, especialmente en relación con nuestras suposiciones sobre algunas de las culturas más famosas por su longevidad. Pero las investigaciones y mi propia perspectiva han evolucionado, y ahora me doy cuenta de que por aquel entonces no tenía el cuadro completo. A estas alturas no te sorprenderá que te diga que he terminado por creer que la mayor diferencia entre las personas que viven una vida larga y saludable y las que no radica en la salud de su ecosistema intestinal.

Un caso concreto: un estudio de 2020 analizó el microbioma de personas centenarias (de entre noventa y nueve y ciento cuatro años) y semisupercentenarias (de entre ciento cinco y ciento nueve años) y lo comparó con el microbioma de adultos más jóvenes.[1] Por supuesto, los dos primeros grupos presentaron microbiomas muy diferentes de los de las personas del último grupo. De particular interés fue el hecho de que los centenarios y semisupercentenarios albergaban grandes cantidades de bacterias capaces de metabolizar xenobióticos (sustancias químicas).

¿Qué significa esto? Que las personas que llegan bien hasta una edad avanzada tienen un microbioma adaptado que las protege de todos los plásticos y disruptores endocrinos sobre los que has leído anteriormente. Tienen un microbioma tan resistente que básicamente pueden manejar cualquier elemento que se les presente. De hecho, sus compañeros intestinales consumen estos compuestos extraños en el intestino, antes de que puedan llegar al torrente sanguíneo y causar algún daño. (A modo de ejemplo, ¡incluso hay bacterias que consumen derrames de petróleo y pueden hacer que esas toxinas sean inofensivas!). Por desgracia, el resto de nosotros no podemos lidiar con estos xenobióticos, que nos afectan tan gravemente porque hemos destruido nuestros ecosistemas internos. Quizá sea por eso por lo que la mayoría de nosotros no llegamos a los ciento nueve años.

Antes de que levantes la mano para protestar y decir que estas personas tienen unos buenos genes, déjame ser el primero en decirte que tienes razón. Sin embargo, no son sus genes humanos los que marcan la diferencia. Como sabes, la gran mayoría del material genético que albergamos es bacteriano, no humano. Por lo tanto, sí, tienen unos buenos genes, pero estos genes extraordinarios son los que poseen sus bacterias, ¡no sus células!

Esta es otra prueba de que tus compañeros intestinales tienen un interés personal en que sigas por aquí (en este mundo). Tú eres su hogar, y ellos son unos seres muy adaptables. Tienen la capacidad de mutar rápidamente, adquirir nueva información genética y evolucionar para protegerte. Pero no pueden hacerlo si no están presentes en poblaciones grandes y diversas, y si no cuentan con sistemas de comunicación en buen estado que les permitan comunicarse entre sí y con el resto del cuerpo.

Estoy seguro de que ya te estás preguntando cómo estas personas de edad muy avanzada lograron tener unos ecosistemas internos tan saludables. Bueno, sigue leyendo, porque tal vez la respuesta no sea la que crees.

EL MITO DE LAS ZONAS AZULES

Detengámonos un momento a analizar algunas de nuestras suposiciones equivocadas respecto a los factores que fomentan la longevidad e, igualmente importante, respecto a cómo actúan. Hace unos quince años, el periodista Dan Buettner escribió un libro titulado *El secreto de las zonas azules: comer y vivir como la gente más sana del mundo*, basado en una investigación que él y sus colegas llevaron a cabo en pueblos de todo el mundo en los que (supuestamente) vivían las personas más longevas. Y llamaron *zonas azules* a estos pueblos.

¿Por qué azules? Un investigador (que no mencionaré aquí) indicó (pero no demostró) que en ciertos lugares había más centenarios de lo normal. En una reunión celebrada en Montpellier (Francia) utilizó un bolígrafo azul para rodear con un círculo el nombre de estos lugares en un mapamundi. Estas «zonas azules» incluían la región de Ogliastra de Cerdeña (isla italiana), Okinawa (Japón), Loma Linda (California; viví allí un tiempo, mientras fui profesor en la Universidad de Loma Linda), la península de Nicoya (Costa Rica) e Icaria (isla griega). La lista de Buettner no incluía algunos lugares famosos por la longevidad de sus habitantes, como Kitava (isla de Papúa Nueva Guinea) y Acciaroli (un pequeño pueblo ubicado al sur de Nápoles, en Italia).

He hablado con Dan Buettner y respeto mucho su trabajo, pero la teoría de las zonas azules de la longevidad presenta dos problemas. Uno de ellos es que los datos recogidos no son rigurosos y están incompletos. De hecho, reflejan las ideas preconcebidas de Buettner y sus colegas.[2] Cuando se examinan bien, es manifiesto que gran parte de ellos parecen haber sido seleccionados para que se ajusten a un relato preestablecido.

Paul Simon dijo: «El hombre escucha lo que quiere escuchar y descarta el resto». Buettner es un vegetariano acérrimo, vegano en gran medida, y creo que descartó involuntariamente algunas verdades importantes porque estaba demasiado enfocado en los datos que confirmaban lo que esperaba encontrar. Y estos datos no eran tan impresionantes. Lo cierto es que la gran mayoría de las personas que viven en las zonas azules no son veganas ni vegetarianas, ni mucho menos. Y los tipos de productos animales que consumen contribuyen de forma importante a que gocen de una vida larga y saludable. Pero este dato se ha pasado por alto durante mucho tiempo. Próximamente retomaré esta cuestión.

En cuanto a la longevidad de estas personas, hay que tener en cuenta que los registros a los que se acudió para determinar su edad son dudosos. De hecho, una revisión reciente de los datos relativos a las zonas azules reveló que la mayoría de ellos podrían contener errores.[3] Resulta que menos del quince por ciento de las personas supercentenarias (mayores de cien años) incluidas en los estudios tenían un certificado de nacimiento o defunción válido. Esta circunstancia no constituye un augurio muy bueno en lo que a precisión se refiere, ¿no crees?

Okinawa ofrece un buen ejemplo. En principio, este es el lugar de Japón en el que viven más personas de entre noventa y noventa y nueve años, pero también es el lugar del país en el que hay una menor proporción de personas mayores. Además, es uno de los puntos en los que hay unas tasas de pobreza y criminalidad más altas. ¿A qué se debe toda esta situación?

Echemos un vistazo a la historia para obtener la respuesta. En 1945, el bombardeo y la invasión de Okinawa por parte de Estados Unidos en el contexto de la Segunda Guerra Mundial supuso la destrucción de muchos registros de nacimientos y defunciones. Esto implicó que miembros del Ejército estadounidense (la mayoría de los cuales no hablaban mucho japonés) tuvieron que rellenar documentos sustitutorios basándose en lo que decían los propios okinawenses, un sistema imperfecto en el mejor de los casos. ¿Es posible que esos militares estimasen las fechas de nacimiento por aproximación o que anotasen los mismos años o años similares repetidamente, por lo que ahora tenemos la impresión de que hay una cantidad desproporcionada de personas nacidas en la misma década?

Por otra parte, puede que no sea una coincidencia que, además de Okinawa, las islas de Cerdeña e Icaria estén afectadas por la pobreza. De entrada, no es algo que tenga mucho sentido. En general, las personas que residen en zonas más ricas tienden a vivir más tiempo, porque tienen más acceso a una atención médica y una nutrición de calidad. Es importante tener en cuenta que estas tres supuestas zonas azules fueron incluidas porque presentaban ciertos valores extremos, no porque su tasa de longevidad media fuese especialmente alta. En otras palabras: en esos lugares había un número impresionante de personas extremadamente ancianas (supercentenarias) que elevaban el promedio, pero la esperanza de vida de la mayoría de los habitantes no superaba el término medio.

Sea como sea, lo anterior no explica la presencia de una concentración tan alta de supercentenarios en estas áreas desfavorecidas. En cualquier caso, es sabido que en algunas regiones que cuentan con unos recursos limitados no se informa bien de las muertes. A veces, cuando fallece una persona que recibe una pensión, su familia, que depende de ese ingreso, no notifica la muerte. Por lo tanto, es posible que algunos fallecimientos no llegaran a comunicarse o registrarse.

Las dos zonas azules restantes, Loma Linda y la península de Nicoya, fueron incluidas por su alta longevidad media y no porque en ellas se diesen unos valores atípicos. De todos modos, su inclusión en la lista es tan cuestionable como la de los otros lugares. Por ejemplo, Loma Linda es una pequeña ciudad de apenas veintitrés mil habitantes cuya esperanza de vida media es de ochenta y seis años para las mujeres y ochenta y tres para los hombres. Pues bien, este promedio no es especialmente alto. Hay muchos otros lugares del mundo en los que la esperanza de vida media es más alta; algunos de ellos son Hong

Kong, Singapur, ¡e incluso algunos barrios de Estados Unidos![4, 5] De hecho, la esperanza de vida más alta del mundo la tiene un pequeño país de los Pirineos ubicado entre España y Francia llamado Andorra, y la segunda más alta la tiene Mónaco. ¡Y espera a ver qué come esta gente! (lo diré un poco más adelante). ¿Es posible que Buettner incluyese Loma Linda porque es la única zona azul en la que hay muchas personas veganas y vegetarianas? En cuanto a la península de Nicoya, en Costa Rica, no es una región cohesionada; la crearon defensores de la teoría de las zonas azules trazando círculos en un mapa con ese bolígrafo azul.[6] Casi da la impresión de que los límites se establecieron de forma interesada.

Nada de lo expuesto significa que Buettner o sus colegas engañaran intencionadamente a la gente ni que no podamos aprender algo de estas regiones. Al fin y al cabo, es cierto que muchas personas que residen en estas zonas parecen tener una vida relativamente larga y saludable en comparación con la que tienen personas de otras partes del mundo. Y esto me lleva al segundo problema que presenta la teoría de las zonas azules, y es el hecho de que muchos han llegado a conclusiones erróneas en cuanto a las *causas* de esta longevidad considerable. Por ejemplo, mucha gente vio que dos de estas zonas se encontraban en islas del Mediterráneo y concluyó, precipitadamente, que el secreto de una vida larga reside en la dieta mediterránea, especialmente en el supuesto protagonismo que tienen en ella los granos enteros.

Como ocurre con muchas otras cosas, hemos interpretado la situación totalmente al revés. Hemos supuesto que el hecho de consumir muchos granos enteros protege a estas personas de determinados aspectos negativos de su estilo de vida, como el consumo excesivo de tabaco. (¡El noventa y nueve por ciento de los hombres de Icaria fuman!).[7] En realidad, sucede lo contrario. Aunque la dieta mediterránea presenta muchos beneficios, los cereales son un componente negativo de ella.[8] En otras palabras: estas personas gozan de una vida larga y saludable *a pesar de* comer tantos cereales, no gracias a ello. Pero no evitan totalmente los sufrimientos asociados a la ingesta de estos alimentos: de hecho, los italianos en general presentan unos índices de artritis altos,[9] y los sardos en particular una proporción elevada de enfermedades autoinmunes.[10] ¡Así de buenos son los granos enteros!

Es hora de examinar más de cerca qué es lo que contribuye *realmente* a la larga vida y al bienestar de las personas longevas.

LA PARADOJA DE LAS ZONAS AZULES: LA LONGEVIDAD Y EL QUESO

Es probable que estés familiarizado con la llamada *paradoja francesa*. Se denomina así al hecho de que los franceses consumen mucha grasa saturada, en forma de queso principalmente, pero aun así presentan unos índices bajos de enfermedades cardíacas y obesidad. Lo mismo podría decirse de muchas de las zonas azules. Sus residentes consumen muchos productos lácteos, si bien no están elaborados con leche de vaca. Este dato es importante. En tres de las zonas azules (Icaria, Cerdeña y Nicoya) hay muchos pastores de ovejas, y la población consume cantidades enormes de productos lácteos procedentes de estos animales, como leche, queso y yogur.

Cuando mi amigo el doctor Mark Hyman regresó de un viaje a Cerdeña, me dijo: «No lo vas a creer: ¡esta gente come yogur y queso todos los días!». Bueno, no solo lo creo, sino que para mí está claro que esto es exactamente lo que ayuda a estas personas a tener una vida larga y saludable.

Ten en cuenta este dato: no es toda la isla de Cerdeña la que es una «zona azul». La única parte de la isla en la que se da una gran longevidad es la región montañosa, que también resulta ser la zona en la que se pastorean ovejas.[11] De manera similar, la mayoría de las personas de Costa Rica consumen muchas legumbres y cereales, pero no en Nicoya: allí, los habitantes también pastorean ovejas. Y en Icaria, lo has adivinado, los residentes pastorean ovejas; también cabras. Y en Loma Linda, es la población de adventistas del séptimo día la que vive mucho tiempo y eleva la esperanza de vida promedio de la zona. Los adventistas del séptimo día viven, de media, diez años más que el estadounidense promedio, ¡y el *cincuenta por ciento* de su alimentación está compuesta por productos lácteos! Debería haberlo sabido. Cuando llegué allí, regañé a los dietistas del hospital; les dije que todo el yogur y el queso que estaban sirviendo estaba matando a mis pacientes de cirugía cardíaca. ¡Vaya!, estaba equivocado.

¿Qué diablos ocurre con todo este queso? ¿Por qué todas esas personas no están sufriendo enfermedades cardíacas debido a toda esa grasa saturada y todo ese colesterol? Bueno, ya he abordado los mitos relativos al colesterol. Por otra parte, estos productos lácteos son, de hecho, ricos en grasa saturada, pero de un tipo especial: triglicéridos de cadena media (TCM). ¡La leche de oveja, cabra y búfala de agua contiene un treinta por ciento de TCM! Como he mencionado anteriormente, los TCM son unos desacopladores mitocondriales potentes.

Los franceses también consumen muchos quesos de oveja, incluidos el manchego, el pecorino y el feta, así como productos lácteos procedentes de vacas que producen leche con caseína A2. ¿Es posible que los franceses se mantengan delgados y libres de enfermedades cardíacas *debido a* todo el queso que consumen y no *a pesar de* consumirlo? ¿Es esto lo que está realmente en el corazón (el juego de palabras no ha sido intencionado) de la paradoja francesa? Estoy tentado a decir que sí. Y así lo indican estudios recientes centrados en humanos.

La historia no termina con los TCM, aunque ellos solos podrían constituir una razón suficiente por la que incorporar productos lácteos de oveja, cabra y búfala de agua a la dieta. La leche de estos animales (y los productos elaborados a partir de ella) también contiene otro compuesto desacoplador, la membrana del glóbulo graso de la leche (MFGM, por sus siglas en inglés), que rodea la grasa de esta leche y la vuelve soluble. Como desacoplador mitocondrial, la MFGM contribuye a la pérdida de peso y ayuda a combatir la resistencia a la insulina.[12, 13] Y me atrevería a decir que incluso los nutricionistas de la Universidad de Harvard tienen problemas para ignorar el hecho de que el consumo de helado alto en grasas reduce el riesgo de sufrir diabetes.[14] Entonces, ¿por qué no se habla más de esto? Porque va en contra de la opinión general y de la línea oficial, además de que sin duda pone en serios aprietos el relato de las zonas azules. A la luz de estas informaciones y de lo que veremos próximamente, tal vez deberíamos empezar a llamarlas *zonas blancas*.

Los productos lácteos en sí son claramente importantes para el desacoplamiento mitocondrial, pero las cosas se ponen realmente interesantes cuando los quesos «envejecen», es decir, pasan por un proceso de fermentación largo. Los quesos viejos contienen la importante información proporcionada por las bacterias muertas sobre la que has leído anteriormente, así como posbióticos como las poliaminas, que, como recordarás, son compuestos que ayudan a modular la respuesta inmunitaria y protegen la pared intestinal. Las poliaminas también son desacopladores mitocondriales.[15] Tal vez sea por eso por lo que varios estudios, incluido uno que se ha realizado en Suecia, han mostrado que si bien el consumo de leche y mantequilla no fermentadas está asociado a una mayor mortalidad debida a cualquier causa, el consumo de leche y queso fermentados está asociado a una menor mortalidad debida a cualquier causa.[16, 17] ¡Impresionante!

Como he mencionado antes, otro beneficio que presentan las poliaminas es que estimulan la actividad de la fosfatasa alcalina intestinal (FAI), que, como has leído anteriormente, descompone los lipopolisacáridos (LPS) para que ya no resulten dañinos. Pues bien, con los quesos envejecidos, el impacto de la FAI es doble. Varios componentes de la leche y los productos lácteos crudos, así como los productos de la fermentación en el queso, inducen al intestino a producir más FAI.

Y atención al dato: con los quesos que tienen moho, ¡el impacto de la FAI es triple! Quesos como el roquefort contienen hongos que producen FAI por sí mismos.[18] Los quesos con moho también contienen otros metabolitos que inhiben la biosíntesis del colesterol y modulan la proliferación bacteriana. Por ello, protegen la salud cardiovascular.[19] Y cuando se suministró a ratones diabéticos un microorganismo intestinal específico que se encuentra habitualmente en el yogur y el queso, su nivel de glucosa en ayunas descendió.[20]

Desafortunadamente, muchas personas presentan alergia o sensibilidad a la leche de vaca y otros productos lácteos, pero la fermentación también puede mitigar este problema. Muchos estudios han mostrado que el proceso de fermentación degrada los alérgenos presentes en la leche, ¡incluida la caseína![21] La dinámica es parecida a la que tiene lugar cuando la cantidad de lectinas presente en los alimentos ricos en lectinas disminuye con la fermentación y es también similar a la forma en que consumen xenobióticos las bacterias presentes en el intestino de las personas supercentenarias. Al parecer, durante el proceso de fermentación las bacterias consumen los alérgenos de la leche para que no perjudiquen a los amigos que cohabitan con ellas en el intestino. Asimismo, consumen la lactosa de la leche, la cual, así, pasa a estar libre de esta sustancia. ¿Hay algo en lo que no hayan pensado?

Por desgracia, esto no significa que debas salir corriendo y empezar a comer grandes cantidades de productos lácteos convencionales elaborados con leche de vaca. Si has leído mis otros libros, ya sabes que la mayoría de los productos lácteos estadounidenses de origen vacuno provienen de una raza de vacas que produce un tipo de leche que contiene una proteína muy inflamatoria, la betacaseína A1. Además, la leche de vaca no alberga TCM, esos desacopladores mitocondriales tan valiosos.

Todos los tipos de leche contienen MFGM, pero solo en la grasa. Ahora bien, hemos creído en los productos lácteos bajos en grasa, creencia que ha resultado ser errónea, como ha quedado demostrado. Sobre la base de esta creencia hemos dado a nuestros hijos leche desnatada, la cual no contiene MFGM; de hecho, lo que más contiene es azúcar. ¿Puede ser que, así, generaciones enteras no se hayan podido beneficiar de una sustancia adelgazante y que combate la diabetes?

De alguna manera, los agricultores longevos sabían que la leche entera contiene esta sustancia saludable. Te aconsejo que sigas su ejemplo y consumas en abundancia yogures y quesos elaborados a partir de leche entera de oveja y cabra, en lugar de consumir las variedades desprovistas de grasa y descremadas.[22]

LAS LEGUMBRES Y EL ARROZ NO SON TAN BUENOS

Como he mencionado, una de las ideas equivocadas más relevantes sobre las zonas azules es que las personas que residen en estas comunidades consumen muchos granos enteros y muchas legumbres. Los costarricenses de Nicoya no comen legumbres y cereales en la misma medida en que lo hacen los habitantes del resto del país. Esto es algo que los distingue y los protege de las lectinas, incluida la AGT. Cuando se dieron legumbres a ratones, la diversidad de su microbiota intestinal se redujo; algunos de los microorganismos que pasaron a estar menos presentes fueron las bacterias del género *Oscillospira*,[23] que están asociadas a la delgadez.[24] En resumidas cuentas, las legumbres no alimentan a los microorganismos intestinales que fomentan la delgadez.

Tal vez aún más sorprendente sea el hecho de que los habitantes de Okinawa no consumen el cereal más popular en Japón: el arroz. Este es un factor diferencial tremendamente relevante y una de las razones que explican su elevada esperanza de vida. Pero ¿por qué no comen arroz los habitantes de Okinawa?; es un alimento básico en todo Japón y una parte muy importante de la cultura. La razón es el clima único de este lugar. Okinawa está conformada por una cadena de islas subtropicales sometidas a fuertes tormentas tropicales con regularidad, y el arroz no crece bien en estas condiciones.

En el siglo XVII, Okinawa importó batatas moradas de China y descubrió que eran resistentes y podían sobrevivir a las tormentas tropicales.[25] Fue así como la humilde batata pasó a ser un alimento básico en la isla.[26] De hecho, constituye la principal fuente de energía para los okinawenses; aporta más del ochenta y cinco por ciento de las calorías que consumen normalmente en cualquier día dado. ¡Estamos hablando de muchas batatas!

Al igual que otras hortalizas de raíz, como la raíz de taro y el ñame, la batata no es un carbohidrato normal; es un tipo de almidón resistente. La denominación *almidón resistente* hace referencia al hecho de que «se resiste» a ser digerido con rapidez y no se convierte en glucosa enseguida, sino que pasa por el intestino delgado y llega al intestino grueso casi intacto. Aquí, constituye un alimento maravilloso, no para nosotros, sino para nuestros compañeros intestinales, que a partir de esta ingesta se multiplican y producen grandes cantidades de tres AGCC: el acetato, el propionato y el butirato. Por lo tanto, los almidones resistentes incrementan la población de microorganismos intestinales beneficiosos, mejoran la digestión y la absorción de nutrientes[27] y fomentan la proliferación de los microorganismos que nutren la importantísima capa de mucosa que recubre el intestino. Además, debido a que no son digeridos y convertidos rápidamente en glucosa como otros almidones, los almidones resistentes no hacen subir los niveles de azúcar e insulina en la sangre, pero sí hacen que tanto nosotros como nuestros compañeros intestinales nos sintamos bien y saciados.[28, 29]

Además de contener almidón resistente, las batatas moradas (o azules) albergan compuestos que actúan como antioxidantes potentes.[30] También son ricas en polifenoles particularmente beneficiosos, como el ácido 4,5-di-O-cafeoilquinico,[31] que protege las mitocondrias mejor que muchos otros polifenoles, como los contenidos en la piel de uva, la col lombarda, las bayas de saúco, el maíz morado y el ácido ascórbico.[32] También se ha demostrado que los polifenoles de las batatas inhiben la proliferación de las células cancerosas humanas.[33] Pero recuerda que todos los polifenoles del mundo no pueden ayudarte si no cuentas con los microorganismos intestinales adecuados para activarlos.[34] Afortunadamente para los habitantes de Okinawa, las batatas proporcionan tanto almidón resistente como polifenoles.

Pero los okinawenses no son los únicos afortunados. Los kitavanos de Papúa Nueva Guinea consumen grandes cantidades de ñame, otra modalidad de almidón resistente que es rica en antioxidantes y polifenoles. En ratas, el ñame inhibe la proliferación de células del colon cancerosas según la dosis.[35] Los kitavanos también consumen mucho coco, que contiene los maravillosos TCM.

Queda claro que estas personas protegen y nutren sus ecosistemas internos gracias a los tipos de carbohidratos que consumen (almidones resistentes) y los tipos que no consumen (cereales y legumbres). Esta es solo otra pieza del puzle de la longevidad.

OBTÉN TU FIBRA DE LA CARNE

Es cierto que las personas que viven en las zonas azules generalmente no consumen grandes cantidades de carne roja, pero sí comen algo. Sin embargo, sufren muy poco de enfermedades coronarias. Esta es otra paradoja en relación con las zonas azules y los franceses. Pero aunque Buettner y otros se han enfocado mucho en la pequeña cantidad de carne roja consumida en estas áreas, han pasado por alto algo importante: que gran parte de esta carne ha sido fermentada.

En la isla griega de Icaria es habitual que las familias cacen cabras salvajes y consuman su carne durante todo el año. ¿Cómo logran que se conserve tanto tiempo? ¡Fermentándola! Hacen lo mismo con los cerdos; los sacrifican en el contexto de festivales a principios de año y después fermentan la carne para que se conserve hasta el año siguiente.[36]

Las personas de estas culturas también elaboran y consumen muchas salchichas curadas, es decir, fermentadas, las cuales, por supuesto, son populares en toda Europa. Además de todos los demás beneficios que presenta la fermentación, este proceso da lugar a muchos compuestos beneficiosos; entre ellos encontramos la cadaverina, que, como has leído anteriormente, ayuda a prevenir el cáncer,[37] y las importantes poliaminas que son la espermina, la espermidina y la putrescina,[38] que (entre otras cosas) contribuyen a que las células de la pared intestinal se reproduzcan.

Siempre me he preguntado por qué son tan importantes los embutidos en las comidas tradicionales europeas. Es otra paradoja: los europeos consumen muchos tipos de carnes y quesos curados, que están llenos de grasas saturadas, y aun así presentan unos índices bajos de enfermedades coronarias. Bueno, ¡ahora sabemos por qué! ¿Y qué pasa con los longevos andorranos? Consumen embutidos y quesos de oveja a diario y su esperanza de vida es la mayor del mundo.

Incluso algunos tipos de carne no fermentada que comen estas personas longevas nutren a sus compañeros intestinales. He aquí una denominación que tal vez desconocías: *fibra animal*. Es comida para los compañeros intestinales presente en algunos productos de origen animal. Desafortunadamente, se encuentra en partes de los animales (incluido el pescado) que normalmente desechamos, como los ligamentos, los tendones, los huesos y los cartílagos. Actúa de manera similar a como lo hace el almidón resistente en los intestinos: se resiste a ser digerida en el intestino delgado y es consumida por los microorganismos en el intestino grueso. La piel del salmón y los tendones y ligamentos que hay entre los huesos del pollo también son buenas fuentes de almidón resistente.[39]

Como avance de algo en lo que me extenderé más adelante, esta es solo una de las razones por las que el pescado y el pollo constituyen las modalidades más saludables de proteína animal, tanto para nosotros como para nuestros compañeros intestinales.

COME TUS POLIFENOLES Y AÑÁDELOS A TU COMIDA

Algo que tienen en común todas estas personas longevas es que consumen unas cantidades tremendas de polifenoles. En el caso de los habitantes de Okinawa, no se trata de cualquier polifenol:[40] comen flavonoides, los cuales, como has leído anteriormente, son particularmente útiles para combatir el cáncer. Debido a la geografía y el clima subtropical de Okinawa, los residentes cultivan unas plantas únicas, muy difíciles de encontrar en otros lugares.[41, 42] Además, el suelo de la isla es de naturaleza coralina, lo que confiere a las plantas cultivadas allí una cantidad de flavonoides excepcionalmente alta.[43] De hecho, cuantos más polifenoles comen los habitantes de Okinawa, más tiempo viven.[44]

Estas personas también consumen muchas especias ricas en polifenoles. En el resto de Japón los llaman «los comedores de especias». Por ejemplo, la cúrcuma, que contiene el polifenol curcumina, se utiliza tradicionalmente en sopas, curris y tés.[45]

En Cerdeña, la gente consume muchas frutas y verduras ricas en polifenoles, pero una fuente de polifenoles especialmente potente en su caso es el vino. Ya es sabido que el consumo moderado de vino tinto es bueno para nuestros compañeros intestinales debido a los polifenoles fermentados que contiene, pero el tradicional vino de *cannonau* de Cerdeña parece ser aún mejor. *Cannonau* hace referencia a unas uvas negras que crecen en Cerdeña que albergan una cantidad de polifenoles extremadamente alta.[46] ¡Los vinos elaborados con la uva *cannonau* tienen dos o tres veces más polifenoles que otros vinos!

En las demás zonas azules también se da prioridad a los polifenoles. Los adventistas del séptimo día de Loma Linda, que son mayoritariamente vegetarianos o pescetarianos, consumen grandes cantidades de verduras de hoja verde, y los habitantes de Nicoya cultivan y comen muchas frutas tropicales ricas en polifenoles.[47] En la isla griega de Icaria, la gente cultiva unas hierbas silvestres llamadas *horta* en casi todos los huertos y las cocina con aceite de oliva, lo que hace que reciban una dosis doble de polifenoles.[48]

Otra fuente oculta de polifenoles en Icaria es el café griego tradicional. El café griego hervido, llamado *ellinikós kafés*, contiene más polifenoles y menos cafeína que otros tipos de café, y la mayoría de los residentes lo beben varias veces al día. También consumen muchas hierbas ricas en polifenoles, como romero y orégano. Finalmente, comen grandes cantidades de una hierba silvestre que crece en las grietas de las aceras llamada *verdolaga* (una prima de la rosa musgo o portulaca), que no solo es rica en fibra soluble sino que también contiene altas cantidades de ácido alfalinolénico (ALA). De hecho, fue esta observación lo que motivó el famoso Estudio del Corazón de la Dieta de Lyon, sobre el que escribí en mis libros anteriores: los pacientes cardíacos que tomaron suplementos de ALA pasaron a sufrir muchos menos accidentes coronarios que los que siguieron la dieta baja en grasas de la Asociación Estadounidense del Corazón.[49]

Volviendo al romero, también es especialmente popular en Acciaroli, un pueblo pesquero de la costa italiana. Los lugareños comen el romero silvestre extraordinariamente aromático que crece allí; lo incluyen en casi todos los platos que cocinan. Además de estar lleno de polifenoles, hace poco se descubrió que contiene ácido ursólico, ¡que ayuda a regular el bioma intestinal![50]

Además de comer este maravilloso romero, los habitantes de Acciaroli se lo dan a los animales que crían y consumen. Lo mismo es aplicable a las otras comunidades agrícolas longevas que hay en la lista: alimentan a sus animales con grandes cantidades de hierbas y verduras locales. Como suelo decir, *eres lo que comes, y eres lo que comió aquello que te estás comiendo*. La pequeña cantidad de proteína animal que consumen las personas longevas es básicamente una forma de obtener más polifenoles. Y cuando fermentan la carne para hacerla durar, con lo que fermentan sus polifenoles, el resultado es aún mejor.

Melatonina: no es solo para dormir

Es probable que estés familiarizado con la hormona melatonina como inductora del sueño, y sí, puede ayudarte a dormir, pero probablemente no por las razones que crees. Como mencioné anteriormente, la melatonina es uno de los dos antioxidantes que tienen una acción protectora de las mitocondrias. Es producida en el cerebro a partir del aminoácido triptófano, que, como recordarás, también es un precursor de muchos neurotransmisores importantes. Pero la melatonina también está presente en muchos componentes vegetales, como las hojas, los tallos, las raíces, los frutos y las semillas. ¿Por qué debería haber melatonina en las plantas? No necesitan dormir... Resulta que la melatonina es un antioxidante para el equivalente vegetal de las mitocondrias, los cloroplastos. Las plantas la producen para protegerse a sí mismas y proteger a sus equivalentes mitocondriales, por lo que obtenemos estos mismos beneficios cuando las comemos.

Pero ¿qué pasa con el sueño? A este respecto, recuerda el viejo adagio que dice *la asociación no implica causalidad*. Durante mucho tiempo los científicos supusieron que la melatonina induce el sueño porque observaban que su nivel aumenta por la noche. Y ocurre que la noche también es el período en el que acontece la reparación mitocondrial. Por la noche generamos cetonas, las cuales indican a las mitocondrias que se reparen y produzcan más de sí mismas. ¡Por supuesto, es una buena idea tener melatonina disponible en esos momentos para que ayude a limpiar y «acicalar» las mitocondrias!

Lo creas o no, muchas de estas personas longevas consumen grandes cantidades de alimentos ricos en melatonina, como vino tinto, aceite de oliva, setas, frutos secos y especias. Esta es otra de las razones que se han pasado por alto que explican que la dieta mediterránea sea tan efectiva.

TOMA EL SOL

Algo en lo que coincido absolutamente con Dan Buettner es en el impacto que tiene la vitamina D en estas personas longevas. No es casual que cuatro de las cinco zonas azules sean áreas en que la gente recibe una cantidad de vitamina D óptima a través de la exposición al sol durante todo el año. Y es que esta vitamina está muy vinculada a la longevidad.[51] Okinawa es la única excepción, ya que sus inviernos tienden a ser oscuros y nublados.

¿Por qué es tan importante la vitamina D? Como has leído anteriormente, necesitamos una cantidad suficiente de vitamina D para que las células madre ocultas en las criptas de las microvellosidades se multipliquen y reemplacen, en toda la pared intestinal, las células muertas. Pero también afecta al intestino de muchas otras maneras. Una cantidad más alta de vitamina D conduce a una microbiota intestinal más diversa y a una mayor presencia de bacterias productoras de butirato,[52] corrige la proporción entre *Bacteroidetes* y *Firmicutes* e incrementa la población de algunos microorganismos intestinales particularmente útiles, como la *Akkermansia muciniphila* y las bacterias del género *Bifidobacterium*.[53]

Por lo tanto, sigue el ejemplo de estas personas longevas y sal a que te dé el sol o toma un suplemento de vitamina D_3, la forma activa de la vitamina. Si te preocupa el cáncer de piel, siempre puedes hacer ambas cosas; las personas que toman suplementos de vitamina D sufren menos de melanoma que las que no los toman.[54]

Si, como la mayoría de la gente, no vives en una zona climática en la que goces de sol los trescientos sesenta y cinco días del año, puedes obtener tu vitamina D de otra fuente habitual en las culturas longevas. ¿Adivinas cuál es? Exactamente: los productos lácteos, especialmente los obtenidos de la oveja. Según la Fundación Británica de Nutrición, la leche de oveja tiene una cantidad de vitamina D cuatro veces superior a la que contiene la leche de vaca.[55] Esta es solo una forma más en que estas personas longevas cuidan bien de sus compañeros intestinales y son recompensadas con una vida larga y saludable.

LAS VITAMINAS Y LOS CIGARRILLOS SÍ COMBINAN

Advertencia: el contenido que sigue es controvertido. Vale la pena señalar que muchos habitantes de las zonas azules fuman bastante y que, a pesar de ello, no sufren ninguna de las consecuencias habituales de esta práctica. En realidad, parece que el hecho de fumar les aporta una mayor longevidad, no menos. Por ejemplo, en Cerdeña es la población masculina, no la femenina, la que es fumadora, y son los hombres quienes gozan de una vida más larga y saludable. Lo mismo ocurre en Icaria, Acciaroli y Costa Rica.

¿Cómo es posible? Resulta que la nicotina es un desacoplador mitocondrial potente.[56] Tal vez sea por eso por lo que los fumadores tienen fama de estar delgados. Pensando en la paradoja francesa, ¿puede ser esta otra razón por la que las mujeres francesas se mantienen delgadas a pesar de consumir tanta grasa saturada?

No quiero dar lugar a malentendidos: fumar es terrible para la salud. Pero el problema radica en la vía de administración. La nicotina en sí parece tener muchos beneficios. Un estudio centrado en treinta mil médicos británicos mostró que fumar reducía la incidencia de la enfermedad de Parkinson en un treinta por ciento,[57] y otros estudios han mostrado que el hecho de ser fumador se correlaciona con un riesgo menor de padecer demencia.[58]

Pero te estarás preguntando: por más que sea un desacoplador la nicotina, ¿cómo evitan estas personas las consecuencias que tiene para la salud el hábito de fumar? La respuesta se encuentra en la forma que tienen de alimentarse. Fumar tabaco provoca estragos porque induce estrés oxidativo. En el cuerpo, la vitamina C trabaja para proteger las células de este tipo de estrés. Al fumar, es fácil que las reservas de vitamina C se agoten. Entonces ya no tenemos forma de poder contrarrestar los efectos del estrés oxidativo.

¿Sabías que el ser humano es uno de los pocos animales que no pueden producir vitamina C? Se necesitan cinco enzimas para convertir la glucosa en vitamina C, y nosotros solo tenemos cuatro. Los animales que sí la producen no tienen enfermedades coronarias. Así de grande es el efecto protector de esta sustancia.

Bill Sardi estudió exhaustivamente la vitamina C y demostró en ratas lo importante que es atesorar la cantidad suficiente. Cuando desactivó la quinta enzima necesaria para producir vitamina C (la que nos falta a los humanos), las ratas vivieron la mitad de tiempo que otras ratas a las que no silenció esa enzima. Pero cuando añadió vitamina C al agua que bebían las ratas que tenían la enzima desactivada, su esperanza de vida volvió a ser la normal.[59] Sardi creía que si los humanos incorporaran la vitamina C en su alimentación de manera continua, podrían vivir hasta doscientos cincuenta años.

¿Por qué no puede producir esta vitamina tan importante nuestro cuerpo? ¿Qué pasó con la quinta enzima? Una teoría al respecto es que la mutación que silenció la última enzima fue protectora. Si se obtiene suficiente vitamina C exógena por medio de la alimentación, como la obtenían los humanos que vivían en la jungla, la glucosa necesaria para producirla puede destinarse a un mejor uso. La evolución tiende a favorecer la eficiencia.

El problema, por supuesto, es que ahora la mayoría de nosotros no obtenemos suficiente vitamina C de la alimentación para contrarrestar el estrés oxidativo que sufre nuestro cuerpo, ya sea que fumemos o no. Pero si pudiéramos obtener la cantidad suficiente, es posible que no solo estuviéramos mucho más sanos en general, sino que además podríamos ser inmunes a los efectos negativos del hábito de fumar.

Creo que esto es lo que ocurre exactamente con los fumadores de las zonas azules. Evidentemente, una cantidad elevada de vitamina C también incrementa la longevidad de las personas que no fuman. Por ejemplo, el melón amargo, que es notablemente rico en esta vitamina y se usa como planta medicinal, es un alimento básico en la cocina de Okinawa.[60] Muchas de las otras frutas y verduras que se consumen en las zonas azules también proporcionan mucha vitamina C.

Vale la pena remarcar que el aceite de oliva, un elemento básico de la dieta mediterránea, es una magnífica fuente de vitamina C. De hecho, un compuesto presente en el aceite de oliva llamado *hidroxitirosol* puede doblar los niveles de vitamina C.[61] Añade este dato a la larga lista de razones por las que soy un gran fan del aceite de oliva.

Está claro que la nicotina es muy adictiva, como sabe cualquier ejecutivo de cualquier compañía tabacalera. Pero ¿sabías que todas las plantas de la familia de las solanáceas, que incluyen las del tabaco, los tomates, las patatas, las berenjenas y los pimientos, contienen nicotina? ¿Alguna vez te has preguntado cómo una familia de plantas del Nuevo Mundo introducida en el comercio mundial hace tan solo quinientos años llegó a ser la fuente de algunos de los productos que más se comen (o se fuman) en todo el mundo? ¿Estamos consumiendo estos alimentos y el tabaco porque fomentan la longevidad o por la sensación placentera que proporciona la nicotina, o solo ocurre que nos hemos vuelto adictos a ellos? Yo informo, tú decides. El consumo de nicotina es un asunto delicado, sin duda, pero creo que deberíamos volver a explorarlo en lugar de evitarlo. Por supuesto, si fumas, o incluso si no lo haces, ¡asegúrate de obtener suficiente vitamina C!

• • •

Después de todo, siguen existiendo muchas opiniones y teorías divergentes sobre cuáles son los factores que conducen a la longevidad. Sin embargo, cada vez más personas están viendo claramente que nuestra microbiota controla nuestro envejecimiento. De hecho, los habitantes de las zonas azules cuidan bien de sus compañeros intestinales y sus mitocondrias consumiendo grandes cantidades de desacopladores mitocondriales, melatonina, polifenoles y alimentos fermentados, además de obtener mucha vitamina C y vitamina D. Pero hay otra cosa que todas estas personas longevas hacen por sus compañeros intestinales, de la que aún no hemos hablado, si bien vamos a hacerlo enseguida: todas ellas comen según el ciclo natural de las estaciones.

Capítulo 9

HAY UN TIEMPO PARA TODO

Otra forma en que hemos dañado a nuestra microbiota en las últimas décadas es alimentándola en exceso y con demasiada frecuencia (¡además de que le hemos dado lo que no le va bien!). Nuestros compañeros intestinales necesitan alimento para crecer, prosperar y cuidarnos, sí. Pero no están preparados para comer sin parar a lo largo del día, ni siquiera a lo largo de todo el año. Sin embargo, esto es lo que les hemos estado obligando a hacer. Y ahora estamos pagando el precio.

Cuando nos alimentamos constantemente, lo que implica que nuestros compañeros intestinales no dejan de recibir alimento, nuestras mitocondrias pierden su flexibilidad metabólica, es decir, su capacidad de generar ATP utilizando más de un tipo de combustible. Como suelo decir, nuestras mitocondrias deberían funcionar como los automóviles híbridos, pasando fácilmente de una fuente de combustible a otra. En este caso, puedes pensar en la glucosa como la gasolina del auto híbrido y en las reservas de grasa como la batería. Cuando hay glucosa disponible, las mitocondrias la utilizan para producir energía y dejan en paz a la batería para que «se recargue». Pero cuando se agota la gasolina y no hay glucosa disponible, las mitocondrias pueden seguir funcionando con la energía almacenada. Es un sistema maravilloso... siempre y cuando se haga un uso correcto del vehículo.

Estamos diseñados para alternar entre funcionar con gasolina y con la energía de la batería durante cada ciclo de veinticuatro horas. Durante el día, funcionamos con gasolina. Por la noche, recurrimos a la energía de la batería. Al fin y al cabo, no comemos mientras dormimos (cabe esperar), por lo que no incorporamos nueva glucosa para quemar. Además, estamos dormidos, por lo que no necesitamos mucha energía. Las mitocondrias pueden pasar a la modalidad de combustión lenta y realizar trabajos de reparación utilizando la energía de la batería (en forma de ácidos grasos libres) almacenada en las células grasas.

Este funcionamiento no solo nos ayuda a perder peso, sino que también nos ayuda a vivir cuando no hay glucosa disponible, ya sea porque es de noche o porque debemos estar un período largo sin comer. Esto último era lo normal en el caso de nuestros antepasados, que tenían que soportar condiciones difíciles. Este sistema híbrido los mantuvo con vida y les permitió seguir adelante durante los tiempos de carestía.

Pero las mitocondrias pueden perder su flexibilidad metabólica si les damos la comida incorrecta a nuestros compañeros intestinales, alimentos procesados especialmente, que no los nutren en absoluto.[1] Estos alimentos son lo opuesto al almidón resistente y a la fibra, que logran no ser digeridos y llegan a nuestros compañeros intestinales para que los coman. Los alimentos procesados son digeridos en exceso, lo que significa que no queda nada de ellos que pueda ser fermentado por la microbiota intestinal.

Y hay algo aún peor: muchos de estos alimentos contienen fructosa, que es absorbida en el intestino y va directamente al hígado, donde se convierte en ácidos grasos dañinos como las ceramidas y el palmitato, que se liberan al torrente sanguíneo. La fructosa constituye la mitad del azúcar de mesa de toda la vida (la sacarosa) y se esconde en casi todos los alimentos envasados, así como en el jarabe de maíz con alto contenido en fructosa (de ahí el nombre), que tiene aún más fructosa que el azúcar de mesa. La fructosa también es el principal azúcar presente en la fruta.

Por lo tanto, con estos alimentos, los ácidos grasos libres y la glucosa se dirigen apresuradamente hacia las mitocondrias al mismo tiempo. Ello da lugar a un «atasco de tráfico» en las células, que a su vez provoca la generación de especies reactivas de oxígeno que dañan las mitocondrias, las cuales acaban por perder su flexibilidad metabólica. Esto puede llevar a la resistencia a la insulina, la obesidad y la diabetes tipo 2.[2]

La buena noticia es que la flexibilidad metabólica se puede restablecer proporcionando los alimentos adecuados a nuestros compañeros intestinales y, además, dándoles de comer con menos frecuencia.

CICLOS DE MANIFESTACIÓN Y OCULTACIÓN

En todo momento, nuestro cuerpo supervisa la cantidad de energía disponible y utiliza esta información para decidir si crecer –cuando la energía es abundante– o si retraerse y hacer limpieza –cuando los tiempos son difíciles y no se puede disponer de mucha energía–. Las células comparten esta información entre sí a lo largo de una vía llamada *diana de rapamicina en células de mamífero* (mTOR, por sus siglas en inglés), que viene a ser un sensor de la cantidad de energía disponible.

Cuando la mTOR percibe que hay energía de sobra, activa una hormona de crecimiento llamada *factor de crecimiento similar a la insulina tipo 1* (IGF-1, por sus siglas en inglés), lo que lleva a las células a crecer o proliferar. Pero cuando la mTOR percibe que la energía es escasa, limita la producción de IGF-1, lo que inhibe el crecimiento. Midiendo el nivel de IGF-1 es posible evaluar qué cantidad de mTOR se está estimulando o no en el cuerpo.

El problema es que cuando comemos demasiado y, por lo tanto, sobrealimentamos a nuestros compañeros intestinales, la mTOR está estimulada constantemente. La consecuencia puede ser la inflexibilidad metabólica, ciertamente, pero también pueden aparecer problemas aún mayores. Por un lado, cuando el IGF-1 indica a las células que crezcan o proliferen, no efectúa ninguna distinción entre las células sanas, las células viejas y disfuncionales y las células cancerosas. La «orden» afecta a todas. Es por eso por lo que la mTOR, al estimular el IGF-1, contribuye a la proliferación del cáncer y hace que este responda menos al tratamiento.[3]

Cuando hacemos que el cuerpo se tome descansos en la producción de IGF-1, las células cancerosas son reparadas o eliminadas, por lo que no tienen la oportunidad de proliferar cuando vuelve a haber más energía disponible y más IGF-1. Lo mismo sucede con otras células dañadas o defectuosas no cancerosas, que pueden promover nuestro envejecimiento y contribuir a diversas enfermedades. En resumidas cuentas: no nos conviene que la mTOR esté estimulada todo el tiempo. Inhibir la mTOR y, por lo tanto, el IGF-1 induce la autofagia, mitiga la resistencia a la insulina, incrementa la longevidad y potencia la salud metabólica.[4]

Estamos programados para vivir en un ciclo estacional de crecimiento y regresión; se trata de estimular la mTOR y subir de peso al consumir los abundantes alimentos que crecen en primavera y en verano, para luego perder ese peso al comer menos en otoño y en invierno. Es en estas épocas del año cuando deberíamos enviar a nuestras células (a través de un nivel bajo de IGF-1) la señal de que no hay mucha energía disponible para crecer y de que es hora de centrarse en las tareas de limpieza y reparación mediante la autofagia.

En pocas palabras, el ciclo diario y anual debería ser este: el IGF-1 aumenta y las células crecen y proliferan. A continuación, el IGF-1 disminuye y las células defectuosas son reparadas o eliminadas. Cuando vuelve a subir, las únicas células que están ahí para crecer y reproducirse son las que están sanas. La repetición de este proceso, una y otra vez, resulta en una vida larga y saludable.

Al fin y al cabo, las estaciones existen por una razón, y adaptamos a ellas nuestros hábitos alimentarios. La madre naturaleza nunca tuvo la idea de que cosechásemos frutas antes de estar maduras, las mandásemos por todo el mundo, las hiciésemos madurar artificialmente y las vendiésemos en supermercados; y tampoco tuvo la idea de que las manipulásemos para incrementar su dulzor (¿conoces las uvas con sabor a algodón de azúcar?). Sin embargo, ahora estamos consumiendo estas bombas de fructosa durante todo el año. Lo que deberíamos hacer es consumir frutas maduras y autóctonas durante un período específico cada año –durante la fase de crecimiento del ciclo– y ganar peso con el fin de poder utilizar las reservas de grasa para salir adelante durante el período de recesión del ciclo, es decir, en invierno.

Por supuesto, nos hemos desconectado de este ciclo anual. Estamos viviendo en un verano interminable, enviando señales de crecimiento a nuestras células sin parar. El resultado es la inflexibilidad metabólica, el aumento de peso, enfermedades, un envejecimiento rápido y la proliferación de células cancerosas, además de una microbiota desequilibrada que se ha adaptado a comer frutas con alto contenido en fructosa y maduradas artificialmente durante todo el año.

Tenemos que fomentar la reconfiguración cíclica de nuestra microbiota a partir de los alimentos que hay disponibles en cada estación. Los hazdas de Tanzania son una de las últimas tribus cazadoras-recolectoras del planeta. Durante la temporada de lluvias buscan bayas y consumen más miel, mientras que en la temporada seca se centran en la caza, por lo que consumen más carne. Y en el transcurso del año comen tubérculos fibrosos, que son beneficiosos para sus compañeros intestinales. Un análisis de la microbiota de los hazdas a lo largo de las estaciones aporta datos muy interesantes sobre la adaptación de esta a los cambios estacionales.[5]

Es fascinante el hecho de que la microbiota de los hazdas es prácticamente idéntica de una temporada de lluvias a la siguiente y de una temporada seca a la siguiente. Sin embargo, se han observado unos cambios radicales entre la temporada seca y la lluviosa. Durante la temporada de lluvias, por ejemplo, las bacterias que fermentan la fructosa crecen y se multiplican, y pasan a un segundo plano en invierno, cuando ya no hay fruta disponible. Este es otro de los mecanismos integrados en la naturaleza para evitar que cualquier especie prolifere en exceso, y protege a los hazdas de la inflexibilidad metabólica, la cual no experimentan a pesar de comer grandes cantidades de fruta y miel cuando abundan.

También es interesante el hecho de que con este enfoque alimentario muchas especies de bacterias desaparecen totalmente durante una temporada y reaparecen a la siguiente. Son los microorganismos intestinales sobre los que has leído anteriormente que viven ocultos en las criptas. Siempre están allí, y se les puede persuadir para que salgan de su escondite proporcionándoles sus alimentos favoritos. Pero cuando no tienen nada que comer, vuelven a hibernar.

Esta realidad ofrece un rayo de esperanza a aquellos que sufren de disbiosis, que desafortunadamente somos la mayoría. ¿Cuántos de tus compañeros intestinales están escondidos en este momento? Al nutrirlos con los alimentos adecuados en los momentos oportunos, puedes ayudarlos a manifestarse y hacer que tu ecosistema recupere el equilibrio.

Como he mencionado, no se trata tan solo de comer según los períodos de crecimiento y regresión determinados por las estaciones; también estamos diseñados para comer en ciertos momentos del día solamente. La idea de que debemos estar picoteando o tomando varias comidas pequeñas a lo largo del día es un mito total que ha ocasionado un daño tremendo a nuestra salud. Como has leído antes, tus mitocondrias necesitan tomarse un descanso por la noche con el fin de hacer limpieza y funcionar con «energía de batería» en este lapso. También es en este período cuando la melatonina abunda y puede actuar en las mitocondrias como antioxidante para acabar con las especies reactivas de oxígeno. Sin embargo, si las células están llenas de combustible todo el rato, nunca tienen la oportunidad de tomarse un descanso y llevar a cabo el proceso de limpieza.

El hecho de seguir el ciclo diario de crecimiento y regresión también le permite al cuerpo producir cetonas que actúen como desacopladores mitocondriales. Normalmente, comenzamos a producir cetonas ocho horas después de nuestra última comida. Cuando dejamos que nuestro cuerpo esté el tiempo suficiente sin alimento, estas cetonas ayudan a que las mitocondrias se autorreparen y se multipliquen.

Además, a menudo pasamos por alto el hecho de que digerir moléculas y hacerlas pasar por la pared intestinal son tareas difíciles que requieren una gran cantidad de energía y flujo sanguíneo. La pared intestinal necesita su propio tiempo libre para realizar su trabajo de reparación y de eliminación de las células muertas o defectuosas, pero no dispone de este tiempo si está siempre ocupada con la tarea de la digestión. A la pared intestinal no se le da bien la multitarea. En lugar de tener que digerir y limpiar al mismo tiempo, logra una eficiencia mucho mayor si concentra la carga de trabajo de la digestión durante un período más corto y se ocupa de la limpieza durante el resto del día. Este es otro ciclo, análogo a aquel al que deberíamos someternos a lo largo del año.

FORMAS FÁCILES Y DIFÍCILES DE INHIBIR LA mTOR

Además de respetar los ciclos diarios y anuales de crecimiento y regresión, hay otras formas de inhibir la mTOR para proteger la salud. Una de ellas es restringir el consumo de proteína animal. Cuando la mTOR explora el cuerpo para averiguar cuánta energía hay disponible, presta atención a ciertos aminoácidos más que a otros. Concretamente, se fija más en los aminoácidos que son más necesarios para el crecimiento: la metionina, la cisteína y la isoleucina. Y los tres se encuentran en la proteína animal principalmente; están muy poco presentes en la mayoría de las proteínas de origen vegetal. Esto significa que si evitas la proteína animal puedes comer tanto como quieras y aun así engañar al cuerpo para que piense que estás en el período de regresión del ciclo, evitando así la producción de IGF-1 y la estimulación de la mTOR.

El fármaco antienvejecimiento rapamicina también inhibe la mTOR, reduce el ritmo de envejecimiento y ayuda a combatir las enfermedades relacionadas con la edad.[6] En el pasado estudié la rapamicina, que en realidad es un antibiótico, como un medicamento para trasplantes, y observé que contribuía a que los animales a los que se administraba viviesen más tiempo. Cuando mi equipo y muchos otros investigamos este efecto, encontramos que se debía a la inhibición de la mTOR. (Recuerda que mTOR significa 'diana de *rapamicina* en células de mamífero').

En ratones, la rapamicina prolonga increíblemente la esperanza de vida,[7] ¡hasta tres veces![8] Consigue este efecto, en parte, alterando la estructura de la microbiota y reduciendo la cantidad de bacterias presentes en el intestino delgado.[9] En estudios centrados en ratones con esclerosis múltiple, la rapamicina también mitigó el avance de la enfermedad induciendo la autofagia e inhibiendo la respuesta inmunitaria.[10]

Anteriormente has leído que la metformina, la opción de tratamiento más popular para la diabetes tipo 2, debe su efecto al hecho de que incrementa la diversidad de la microbiota intestinal. También hace crecer la población de *Akkermansia*, el microorganismo que ayuda a proteger la pared intestinal.[11] La metformina es, de hecho, un inhibidor de la mTOR, al igual que la rapamicina.[12] Ambos medicamentos prolongan la esperanza de vida. La *ashwagandha*, un compuesto vegetal que es una alternativa natural a la rapamicina, ha sido utilizada desde hace mucho tiempo en la tradición ayurvédica para incrementar la duración de la vida. También inhibe la mTOR y provoca cambios en el bioma intestinal que nos vuelven más resilientes frente al estrés.[13]

Por último, pero no menos importante, los humanos contamos con un tipo de proteínas llamadas *sestrinas* que actúan como antioxidantes[14] y regulan la vía de señalización de la mTOR. Las sestrinas se expresan en varias células del sistema inmunitario:[15] evitan la respuesta inflamatoria, inhiben la inmunidad de las células T y respaldan a los glóbulos blancos.[16]

Durante los períodos de estrés, la sobreexpresión de las sestrinas inhibe la mTOR; a la vez, las sestrinas evalúan la viabilidad de las células. Si una célula dada es funcional, las sestrinas pueden actuar como antioxidantes y eliminar cualquier especie reactiva de oxígeno[17] para mantenerla saludable. Si una célula está ligeramente dañada, las sestrinas activan la autofagia a la vez que desactivan la apoptosis. De esta manera, la célula es reciclada sin sufrir ningún daño. Sin embargo, si una célula presenta muchos daños o es cancerosa, las sestrinas la llevan a la apoptosis.[18] Por lo tanto, estas proteínas son increíblemente importantes para mantener y restablecer la homeostasis.[19]

Las sestrinas son especialmente necesarias en el «verano interminable» en el que vivimos actualmente, ya que nos protegen de los efectos de la sobrealimentación.[20] Cuando se proporcionó una alimentación alta en grasas a ratones que albergaban una cantidad insuficiente de sestrinas, pasaron a sufrir intolerancia a la glucosa, resistencia a la insulina y la enfermedad del hígado graso, todo ello de resultas de la sobreactivación de la mTOR.[21] Pero en otro estudio las sestrinas evitaron que ratones alimentados con una dieta alta en grasas desarrollaran resistencia a la insulina, como resultado de la inhibición de la mTOR.[22]

Llegados a este punto, estoy seguro de que estás esperando a que exponga qué papel tiene el microbioma en todo esto. Tengo una buena noticia: ¡ha llegado el momento! De hecho, esta es otra conexión que desconocía hasta que investigué para este libro, y me quedé perplejo cuando la encontré. Así que vamos allá.

En 2020, un equipo de investigadores examinó los niveles de sestrinas de ratones diabéticos y encontró que eran significativamente más bajos que los que presentaban ratones no diabéticos. Tiene sentido, ya que es sabido que las sestrinas protegen contra las enfermedades metabólicas. Y ahora es cuando el asunto se pone interesante: cuando se proporcionó un probiótico (el *Lactobacillus delbrueckii*) a los ratones diabéticos, su nivel de sestrinas aumentó y su nivel de glucosa en sangre disminuyó.[23] Básicamente, el probiótico revirtió la diabetes de los ratones al incrementar la expresión de sus sestrinas. Pero ¿cómo lo hizo?

¡Sorpresa! Resulta que los polifenoles, la comida favorita de muchos de nuestros compañeros intestinales, ¡activan las sestrinas! La quercetina, un tipo de flavonoide presente en las bayas, las cebollas, las uvas, el brócoli y los cítricos, activa de manera intensa las sestrinas e inhibe la mTOR en las células del cáncer de colon en mayor o menor grado según la dosis.[24] El polifenol resveratrol también activa los genes de las sestrinas y se ha demostrado que tiene un efecto protector contra las enfermedades metabólicas.[25] Anteriormente has leído que el resveratrol también activa la sirtuina 1 (SIRT1), una enzima que repara y protege el ADN celular. Bien, pues resulta que ¡la SIRT1 también inhibe la mTOR!

Los polifenoles regulan la mTOR de dos maneras: a través de la SIRT1 y a través las sestrinas. Tiene mucho sentido, ya que, como sabes, son nuestros compañeros intestinales los que activan los polifenoles y los utilizan como dispositivos de señalización para las células. En este caso, nuestros compañeros intestinales utilizan los polifenoles para indicar a las células que dejen de proliferar, para buscar y eliminar las células defectuosas, para depurar las células sanas y para reparar y proteger el ADN celular. Esta es otra forma en que utilizan su lenguaje para cuidar de nosotros, siempre y cuando alberguemos los microorganismos adecuados.

LA mTOR, EL INTESTINO Y LA EXPRESIÓN GÉNICA

Este rompecabezas contiene una pieza más, y se encuentra en nuestros genes. Aunque tenemos más genes bacterianos en nuestro cuerpo que genes humanos, estos últimos son muy importantes. Ocurre sin embargo que nuestros compañeros intestinales tienen un grandísimo papel en la activación o el silenciamiento de nuestros genes humanos.

Todo nuestro ADN se encuentra en el núcleo de las células, enrollado firmemente alrededor de millones de proteínas llamadas *histonas*. Básicamente, las histonas ayudan a organizar la abrumadora cantidad de datos contenidos en nuestro ADN para que puedan caber dentro del diminuto espacio de un núcleo celular. Y cualquier cosa que afecte a las histonas afecta a la expresión génica. Cuando cambia la cantidad de histonas, por ejemplo, ciertos genes pueden ser activados o inhibidos.

Curiosamente, cuando se trató a moscas de la fruta con rapamicina –la cual, como recordarás, inhibe la mTOR–, pasó a haber más histonas en sus células intestinales. Este incremento condujo a la reorganización del ADN y activó los genes que promueven la autofagia. Actualmente se cree que las histonas son el eslabón perdido entre la rapamicina y la longevidad: la rapamicina incrementa la cantidad de histonas en el intestino, lo que implica una reorganización del ADN. El efecto es que aumenta la autofagia y la pared intestinal queda más protegida, siendo la longevidad la consecuencia.[26]

Pero hay más que decir sobre las histonas. Las histonadesacetilasas (HDAC) son enzimas que eliminan los grupos acetilo del aminoácido lisina en las histonas. Es un asunto complejo; lo único que necesitas saber ahora mismo al respecto es que las HDAC permiten que las histonas se enrollen más apretadamente, lo cual hace que el ADN sea menos accesible. Imagina un documento de instrucciones que no se puede leer porque está enrollado de manera demasiado apretada. Además de causar otros problemas, las HDAC permiten que las células cancerosas crezcan y proliferen. Este efecto no nos interesa, definitivamente. Si hubiera algo que pudiera inhibir las acciones de las HDAC...

¡Lo hay! Los inhibidores de la HDAC se han utilizado como fármacos estabilizadores del estado de ánimo, antiepilépticos, antiinflamatorios y antiparasitarios. También se pueden emplear para tratar el cáncer e inducir la apoptosis de las células tumorales.[27] ¿Y sabes cuál es uno de los inhibidores de la HDAC más potentes que existen? El butirato, el ácido graso de cadena corta (AGCC) producido por nuestros compañeros intestinales.[28] Hay otros AGCC que actúan como inhibidores de la HDAC también, pero el butirato es el más efectivo a la hora de inhibir la actividad de la HDAC, detener la proliferación de las células cancerosas y estimular una expresión génica específica.[29]

Esto me lleva de vuelta al principio: si cuentas con una microbiota sana y estable, no tienes por qué preocuparte por la HDAC, la rapamicina, las sestrinas o cualquiera de las otras formas de inhibir la mTOR. Tus compañeros intestinales se encargarán de eso, y de casi todo lo demás, por ti. Pero primero debes ayudarlos a ayudarte proporcionándoles los alimentos adecuados en los momentos oportunos. ¿Cómo hacerlo? Estás a punto de descubrirlo.

Capítulo 10

EL CICLO ALIMENTARIO DE *GUT CHECK*

Uno de los pilares del programa *Gut Check* es ajustar el horario de comidas para fomentar al máximo la salud del ecosistema interno. En síntesis, consiste en condensar el período de ingesta a una ventana temporal de menor duración durante el día. Desde que empecé a escribir sobre la alimentación restringida en el tiempo hace años, ha sido bautizada como *ayuno intermitente* y se ha vuelto bastante popular. Con suerte, esto implicará que la idea no te resultará tan intimidante como les resultaba a mis pacientes cuando comencé a sugerírsela ¡hace veinte años! Te prometo que no pasarás hambre con este plan, sino que estarás más nutrido que nunca.

Créeme cuando te digo que este método de alimentación es el que quieren que adoptes tus compañeros intestinales. ¡Y, con suerte, en estos momentos ya estás más que convencido de que te conviene darles lo que quieren! La alimentación restringida en el tiempo altera la producción de ácidos grasos de cadena corta en el microbioma, lo que lleva a un incremento de la termogénesis.[1] Asimismo, induce al cuerpo a producir cetonas, las cuales desacoplan las mitocondrias, lo que también estimula la termogénesis y fortalece la pared intestinal. Por si se te ha olvidado, la termogénesis promueve la pérdida de peso, la vitalidad y la buena salud.[2]

Además, quiero insistir en el hecho de que el proceso de la digestión supone mucho trabajo para la pared intestinal. Es durante la digestión cuando la pared intestinal experimenta el mayor estrés. Además, los lipopolisacáridos se suben a los quilomicrones (portadores de lípidos) para entrar en el cuerpo durante el proceso de la digestión. Es entonces cuando la pared intestinal y el sistema inmunitario pueden sufrir más el ataque de las lectinas y otros disruptores.

Puede que estés convencido de que la alimentación restringida en el tiempo es el camino que debes seguir, pero que desconfíes de la puesta en práctica. Lo entiendo. Por eso, mi programa te ayudará a avanzar lentamente hacia la ventana de alimentación ideal. Comprimir gradualmente el período de tiempo de la ingesta ayudará a que tu cuerpo se vuelva flexible desde el punto de vista metabólico, y debes gozar de flexibilidad metabólica para beneficiarte completamente de este programa alimentario (o de cualquier otro, francamente).

Lamento decir que la mayoría de quienes estáis leyendo este libro no tenéis un metabolismo flexible, probablemente. La mitad de las personas que tienen un peso «saludable» no cuentan con flexibilidad metabólica, al igual que el 88 % de aquellas cuyo peso cae en la categoría de «sobrepeso» y el 99,5 % de las que son consideradas «obesas». Si te encuentras en una de estas categorías demográficas, tu cuerpo no puede pasar de quemar glucosa a liberar ácidos grasos libres (AGL) para producir ATP. Incluso si pudiera, tu alto nivel de insulina en sangre evitaría que las células grasas liberasen AGL. Si tu cuerpo no puede liberar AGL, no puede generar cetonas. Y sin esta capacidad, básicamente careces de un sistema de reparación celular, ni siquiera en las células de la pared intestinal, cuya función, como bien sabes, es crucial.

¡Pero no dejes que estos datos estadísticos te desalienten! Empezando poco a poco y dándote tiempo para que tu metabolismo llegue a ser flexible, podrás beneficiarte plenamente de este programa. El hecho de empezar despacio también reducirá tus antojos y hará que todo el proceso te resulte más fácil. Con ese fin, comenzarás con una ventana de alimentación (el tiempo en el que puedes comer en cualquier período de veinticuatro horas) de doce horas y la irás reduciendo a partir de ahí. Semana tras semana durante las próximas cinco semanas, acortarás esta ventana para que llegue a ser de entre seis y ocho horas al día, si es posible. También dejarás de comer al menos tres horas antes de irte a dormir. De esta manera les darás a tu cuerpo, tus mitocondrias, tus compañeros intestinales y tu cerebro el tiempo que necesitan para descansar, repararse y regenerarse. Quizá lo mejor de todo es que solo necesitas mantener esta ventana de alimentación comprimida de lunes a viernes. Durante el fin de semana, puedes ser más flexible y comer según el horario que te vaya mejor.

Esta es la distribución del tiempo por semanas:

Semana 1. Empezarás a desayunar a las ocho de la mañana y terminarás tu última comida del día a las siete de la tarde, de lunes a viernes. No está mal, ¿verdad?* Durante el fin de semana puedes ser más flexible, ¡dentro de lo razonable! Nada de comer a medianoche, por favor. Puedes desayunar cuando quieras, siempre y cuando sigas las pautas alimentarias y respetes la lista de alimentos aprobados del programa *Gut Check*.

Semana 2. La segunda semana es muy parecida a la primera, excepto por el hecho de que retrasarás tu primera comida del día una hora, por lo que desharás tu ayuno (de aquí la palabra *des*ayunar) a las nueve de la mañana.

Semanas 3 a 5. Cada semana seguirás el mismo horario básico, pero retrasarás el desayuno una hora cada vez. Esto significa que durante la tercera semana empezarás a desayunar a las diez, durante la cuarta semana a las once y durante la quinta semana a las doce. Cuando llegues a este punto, tu ventana de alimentación diaria se

* N. del T.: Según el país, podrían ser más naturales otros horarios, siempre respetando la duración de la ventana y teniendo en cuenta el tiempo que según el autor debe transcurrir entre la última ingesta y el momento de acostarse. Recuérdese que el autor se dirige al público estadounidense.

habrá reducido a siete horas solamente (de las doce del mediodía a las siete de la tarde).

Nota: *Me inclino por las siete de la tarde como el final de la ventana de alimentación del día porque es la hora que parece que les va mejor a la mayoría de mis pacientes y les permite estar tres horas sin comer antes de acostarse. Pero las ventanas de alimentación que he mencionado aquí no son absolutas. Podrías tener unas necesidades diferentes debido al trabajo o a compromisos familiares. Si es lo que te va mejor, rompe el ayuno a las nueve de la mañana y deja de comer a las cuatro de la tarde, por ejemplo. La idea es que te vayas ciñendo gradualmente a una ventana de alimentación de seis a ocho horas; en realidad, no es relevante cuándo se abre o se cierra esta ventana.*

Una vez que hayas seguido el programa durante las primeras cinco semanas, disfrutando de unos fines de semana más flexibles por el camino, no tardarás en darte cuenta de que la alimentación restringida en el tiempo es compatible con casi cualquier estilo de vida. Y tras completar el horario inicial de cinco semanas, es posible que notes algunos cambios. Para empezar, habrás desarrollado una mayor flexibilidad metabólica. Y lo que es aún mejor, te habrás acostumbrado a tu ventana de alimentación condensada, por lo que ya no sentirás que estás haciendo un sacrificio.

TRUCOS Y CONSEJOS EN RELACIÓN CON EL PROGRAMA

Las dos primeras semanas del programa pueden ser un poco duras, sobre todo si estás acostumbrado a desayunar nada más levantarte. Confía en que, al seguir el programa el tiempo suficiente como para experimentar sus numerosos beneficios, tu metabolismo recibirá los mensajes adecuados por parte de tu microbiota y tus mitocondrias, y las sensaciones de hambre disminuirán. Pero si te resulta difícil gestionar el hambre, aquí tienes algunos consejos.

En primer lugar, asegúrate de mantener una buena hidratación. Cuando bebemos lo suficiente, sentimos menos hambre. Recomiendo filtrar el agua para eliminar cualquier toxina que pueda contener. Sería una buena idea que instalases un sistema de ósmosis inversa en casa. Hay excelentes unidades de sobremesa que no requieren una labor de fontanería ni mangueras, fabricadas por AquaTru.

Si puedes elegir el agua, mi opción preferida es el agua con gas San Pellegrino. No solo tiene un pH equilibrado, sino que también es la más pura y la que tiene un mayor contenido en azufre de todas las aguas embotelladas que hay en el mercado. Además, el CO_2 proporcionado por las burbujas puede beneficiar el flujo sanguíneo hacia los órganos, incluido el cerebro.

Al elegir una bebida, será especialmente beneficioso que contenga polifenoles. Siéntete libre de mantener tu hábito matutino de ingesta de cafeína, ya sea bebiendo té verde o negro, o café negro. Todas estas bebidas son ricas en polifenoles, que son muy bien recibidos por los compañeros intestinales (y, contrariamente a lo que sostiene la creencia popular, no tienen un efecto deshidratante). Recuerda que la cafeína en sí también es un desacoplador mitocondrial. Si no te gusta la cafeína, prueba con versiones descafeinadas o toma una infusión de hierbas que contenga polifenoles; la menta sería apropiada, por ejemplo. Y si aún no estás listo para renunciar a la espuma de leche que le añades al café, elige una de las muchas variedades cetogénicas con TCM que hay en el mercado.

Para darle un poco de sabor a tu agua y añadirle el poder de los polifenoles fermentados, prueba a incorporar un chorrito de vinagre balsámico o de sidra de manzana para obtener una bebida refrescante. Además de todos los otros beneficios que presenta, como el hecho de que fortalece el sistema inmunitario,[3] consumir alimentos (o bebidas) fermentados incrementa la cantidad de ácido linoleico conjugado, una molécula que promueve la buena salud.[4]

Otro truco consiste en consumir aceite TCM. Prueba a tomar una cucharada de este aceite (preferiblemente las variedades C8 o

C10, que son más cetogénicas) tres veces al día. Puedes comenzar con una cucharadita para ayudarte a superar los momentos de debilidad y con el tiempo pasar a una cucharada. Pero debo hacer una advertencia: algunas personas experimentan cierto malestar gastrointestinal después de ingerir aceite TCM. Esto les ocurre a muchas de mis pacientes femeninas. Recomiendo consumirlo con moderación al principio e ir aumentando la cantidad. A algunas personas les va mucho mejor con el aceite TCM en polvo, que puede encontrarse como crema para café. El aceite TCM no romperá tu ayuno, lo cual es fantástico; y, por supuesto, inducirá la generación de cetonas.

Una de las mejores maneras de mantener el hambre a raya es incrementar la ingesta de fibra prebiótica o alimentos fermentados. Como siempre, se trata de mantener contentos y saciados a nuestros compañeros intestinales. Puedes añadir la fibra a tus comidas, pero creo que lo mejor es disolver un cacito* de fibra prebiótica en polvo, como *psyllium* o semillas de lino molidas, en un poco de agua, añadir una cucharada de vinagre de sidra de manzana u otro tipo de vinagre y beber esta mezcla. Si no la encuentras apetitosa, endúlzala con alulosa, un edulcorante excepcional, no calórico, que alimenta a los microorganismos amigables del intestino. Puesto que ninguno de estos componentes es digerible, no romperán tu ayuno, a la vez que proporcionarán a tus compañeros intestinales el mejor desayuno que podrían desear. Comenzarán a producir butirato y a mandarle al cerebro el mensaje de que están llenos y satisfechos, por lo que no es necesaria más comida. ¡Increíble!

Otro truco consiste en disfrutar de un *caprachino* con TCM. ¡No, no es un error tipográfico; no quise escribir «capuchino»! Utilizo el término *caprachino* para hacer referencia a la cabra (*capra* en latín). Esta sabrosa bebida, hecha con café y leche de cabra, potenciará el desacoplamiento y te resultará especialmente útil si experimentas problemas gastrointestinales con el TCM. Esta es una forma

* N. del T.: *Cacito* hace referencia al utensilio de plástico similar a una cuchara, pero mucho más honda, que se incluye en muchos productos alimentarios en polvo.

extremadamente sabrosa y beneficiosa de comenzar el día sin tener que extender las horas de ayuno.

Por otra parte, yo me aseguro de tener siempre frutos secos a mano. Cada vez que una punzada de hambre te parezca insoportable, come unos 30 gramos de frutos secos; es un puñado generoso. Los frutos secos salados son los mejores en estos casos. Compro nueces *barùkas* –o *baru*– tostadas y semillas de *sacha inchi* tostadas, que tienen un alto contenido en polifenoles, y les añado algo de sal marina yodada, molida.

En general, es beneficioso incrementar la ingesta de sal mientras se trabaja en acortar la ventana de alimentación. Lo diré de nuevo: ¡la sal no es tu enemiga! Las cetonas compiten con el ácido úrico (el malhechor que causa la gota) en el sentido de que ambas sustancias «quieren» ser excretadas por los riñones. Pero puedes resolver este problema aumentando el consumo de sal en una cucharadita al día aproximadamente. Ahora bien, asegúrate de comprar sal marina yodada, ya que las otras variedades de sal marina, así como la sal rosa, no contienen yodo.

También me gustan mucho los polvos de reemplazo de electrolitos como los fabricados por la marca LMNT. Incluso tenemos nuestra propia versión en Gundry MD. Dicho esto, recomiendo evitar las bebidas con electrolitos más populares, incluso las que no contienen azúcar, ya que tienden a estar cargadas de edulcorantes artificiales tóxicos que destruyen a los microorganismos intestinales beneficiosos. ¡No vale la pena pagar este precio!

Si tienes hambre, también puedes comer una barrita de frutos secos o de coco. En un interesante estudio publicado en 2021, un colega y amigo mío, el doctor Walter Longo, de la Universidad del Sur de California, informó de que comer una barrita llamada Fast Bar, que aporta doscientas calorías y consiste en frutos secos principalmente, *no* interrumpió la producción de cetonas ni aumentó el azúcar en sangre en personas que estaban siguiendo un plan alimentario con restricción de tiempo. Has leído bien: ¡comer este tipo de barrita *no* interrumpió la producción de cetonas derivada del ayuno nocturno! Esta es una buena noticia. Significa que comer un puñado de frutos secos o una barrita de frutos secos no saboteará tus esfuerzos encaminados a generar cetonas. Esta medida probablemente también mantendrá el hambre a raya.

Otra opción para ayudarte a lidiar con el hambre es tomar algunas cápsulas o un cacito* de cetonas preformadas en forma de sales o ésteres de cetonas. Estos suplementos son unos verdaderos artistas; les dicen enseguida a las mitocondrias que es hora de empezar a desacoplar. Y lo que es aún mejor, las cetonas ingeridas tienen los mismos efectos beneficiosos que la dieta cetogénica tradicional sobre el microbioma del intestino. Ahora bien, mientras que las sales de cetonas son relativamente fáciles de encontrar, los ésteres, francamente, son muy caros y saben muy mal. A la mayoría de mis pacientes les resulta más fácil y agradable prescindir de ellos y recurrir, en su lugar, a los aceites TCM o los productos lácteos de cabra y oveja.

Si todo lo demás falla, baja el ritmo. Para muchos de mis pacientes, la primera semana es pan comido (perdona el juego de palabras), pero cuando llega la segunda semana se sienten hambrientos, irritables y fatigados. Su voz interior les dice que de ninguna manera podrán llegar a la quinta semana.

Si tienes esta experiencia, mantén el horario de la primera semana una semana más y luego, en lugar de acortar la ventana de alimentación en una hora cada semana, redúcela en media hora. Tal vez tardarás más de cinco semanas en llegar a la ventana de alimentación ideal de esta manera, ¡pero llegarás!

Te sentirás cómodo estando incómodo, te lo prometo. Hasta tendrá lugar el efecto contrario: te sentirás a gusto con este patrón alimentario e incómodo cuando te salgas de él. Todos mis pacientes se sorprenden cuando advierten su nueva preferencia. Pero no es algo sorprendente, ¿verdad? Nuestros compañeros intestinales están al mando, ¡y nosotros disfrutamos el viaje!

---

* Ver nota en página 214.

Finalmente, tal vez habrá días en los que deberás afrontar alguna dificultad especial y tendrás la necesidad psicológica de obtener más energía y sentirte más alerta. Quizá te espera una exposición importante o un entrenamiento especialmente duro... En estos casos, desayuna un poco antes o agarra una de esas barritas de frutos secos (o algunos frutos secos) cuando te dirijas a la puerta. Al día siguiente podrás regresar a la normalidad. Es habitual experimentar dificultades y contratiempos cada vez que se efectúan cambios en la alimentación y el estilo de vida. Tómatelo con calma y haz todo lo que puedas para mantener el rumbo.

ADMITE UN GRADO DE FLEXIBILIDAD

Si bien he ofrecido una distribución horaria básica, uno de los mayores beneficios que presenta esta modalidad de alimentación restringida en el tiempo es que permite cierta flexibilidad. Siempre que te esfuerces por acortar el período de ingesta, puedes programar tus comidas de la manera que mejor se adapte a tu estilo de vida. Por ejemplo, tengo pacientes que están apegados a desayunar a una hora determinada de la mañana. Sienten que necesitan empezar el día con algo en el estómago o que, de otro modo, no podrán ser funcionales durante el resto de la jornada. Si eres una de estas personas, tienes dos opciones: o hincarle el diente a una barrita de frutos secos o elegir lo que me gusta llamar la opción del ramadán.

Si estás familiarizado con la fe islámica, probablemente sepas que el noveno mes del calendario islámico se llama *ramadán*. La tradición dicta que, durante este período, los musulmanes devotos ayunen desde el amanecer hasta el ocaso y recen. La mayoría de las familias se levantan temprano, comen un pequeño desayuno antes de que salga el sol y se abstienen de comer o beber hasta después de la puesta de sol. Las familias toman juntas esta comida vespertina, a modo de celebración.

Expongo todo esto porque este tipo de horario puede ofrecer un período de alimentación condensado. Al ayunar doce horas durante el día y luego otras ocho horas por la noche, quienes siguen la tradición del ramadán esencialmente ayunan durante veinte horas dentro de períodos de veinticuatro horas.

Dicho esto, si bien en el caso de algunas personas este enfoque funciona mejor que el horario de comidas tradicional, la mayoría de los estudios muestran que no promueve la pérdida de peso. En realidad, lo he visto en mis propios pacientes. Obtienen la mayoría de los beneficios para la salud asociados a la alimentación con restricción de tiempo (se observa un descenso importante de los niveles de insulina y los análisis de sangre muestran mejores resultados), pero aproximadamente la mitad de los que se sujetan a este tipo de horario no pierden nada de peso. Al revisar los diarios alimentarios de estos pacientes, he advertido una tendencia en las personas que mantienen su peso: tienden a disfrutar de una gran comida por la noche, complementada con generosas porciones de frutas desecadas como higos y dátiles. Esta gran cantidad de fructosa explica, probablemente, por qué no se van esos kilos de más.

A pesar de que no todo el mundo pierde peso con la estrategia del ramadán, esta opción presenta sus beneficios, sobre todo si perder peso no es un objetivo. Y es muchísimo mejor seguirla que rendirse y regresar al viejo hábito. Prueba a desayunar, prescindir del almuerzo* y esperar a la cena, que será tu última comida del día. Para hacer algo aún mejor, toma un puñado de frutos secos, un trozo de queso de cabra u oveja o una barrita «permitida» como desayuno. Es probable que con el tiempo, a medida que tu metabolismo se ajuste y se vuelva más flexible, te encuentres con que estás más que preparado para comenzar a desplazar tu desayuno a una hora más tardía.

Otra opción que les gusta a algunos de mis pacientes es el plan Una Comida al Día. Si ya estás llevando algún tipo de ayuno intermitente, o si te resultaron bastante fáciles las primeras cinco semanas del programa, puedes acelerar mucho tu proceso si tomas una sola

* N. del T.: En esta obra, *almuerzo* hace referencia a la comida principal del mediodía o primeras horas de la tarde.

comida al día. Así es como manejo mi propia alimentación con restricción de tiempo durante una gran parte del año, todos los años. De enero a junio, tomo una sola comida en algún momento entre las seis y las ocho de la tarde. Así es: ayuno durante veintidós horas al día, cinco días a la semana, seis meses al año.

Aunque esta opción pueda parecer extrema (y acaso incluso dudes de que se pueda llevar a cabo), te puedo asegurar que no solo es posible sino que, con el tiempo, es más fácil de sostener de lo que puedas pensar. ¡Y los resultados son innegables! Cuando mis pacientes prueban la estrategia Una Comida al Día, la diferencia es inmediatamente palpable en sus análisis de sangre. Al reducir significativamente el tiempo que dedica el intestino a digerir alimentos, se les da a las mitocondrias el descanso que necesitan para desacoplar y prosperar.

Suelo perder entre cuatro kilos y medio y siete kilos cada año durante este período, y luego, durante los seis meses siguientes, recupero el peso. ¿Te parece una estupidez? Pues no lo es, en absoluto. Piensa en nuestros antepasados y su ciclo anual. Nuestros ancestros cazadores-recolectores tenían que lidiar con el hecho de que había menos comida disponible durante el invierno y la primavera. En el verano y el otoño, por supuesto, las opciones eran abundantes. Es beneficioso para nuestros compañeros intestinales y nuestras mitocondrias que adoptemos esta estrategia basada en las estaciones, pues está profundamente arraigada en nuestros genes y en los genes de nuestros amigos del intestino. Este es el ritmo estacional circadiano con el que hemos estado fluyendo nosotros y nuestros compañeros intestinales durante millones de años. ¿Por qué deberíamos cambiar lo que funciona?

Si quieres dar una oportunidad a este plan, te aconsejo que empieces después del hito que son las cinco semanas, cuando estés tomando tu primera comida al mediodía y dejando de ingerir cualquier alimento a partir de las siete de la tarde. Durante la sexta semana, puedes retrasar la primera comida a la una de la tarde; durante la séptima semana, puedes tomar la primera comida a las dos de la tarde, y así sucesivamente, hasta llegar al período de dos horas característico de Una Comida al Día la undécima semana.

Si te estás planteando adoptar este tipo de ayuno, debes tener en cuenta algo. Una y otra vez, yo mismo y otras personas hemos puesto de manifiesto que la cetosis continua no es saludable. Nunca en la historia los humanos han prosperado pasando hambre a largo plazo. Nuestro cuerpo está diseñado para gestionar los banquetes y el hambre. Pero no el hambre solamente; esto sería imposible. Por lo tanto, si optas por la estrategia Una Comida al Día, relájate los fines de semana y toma dos comidas al día entonces, tal vez incluso tres.

He expuesto las opciones del ramadán y Una Comida al Día para ilustrar, una vez más, que hay muchas maneras de adoptar con éxito la alimentación con restricción de tiempo. Siempre que apuntes a un período de ingesta condensado, podrás encontrar una distribución horaria que os vaya bien a ti y a tus compañeros intestinales.

¡Bien! Ahora que sabes *cuándo* vas a comer, examinemos con mayor detenimiento *qué* vas a comer.

Capítulo 11

LA PARADOJA VEGETAL 2.0

Han pasado más de veinte años desde que comencé a tratar a pacientes indicándoles cambios alimentarios y el consumo de suplementos alimenticios en lugar de recurrir a la cirugía o a medicamentos para restablecer su salud y revertir muchas dolencias tanto comunes como inusuales. No me malinterpretes; receto fármacos cuando es necesario, y hasta hace unos años aún practicaba operaciones cardíacas. Pero gracias a los miles de pacientes que se ofrecieron como voluntarios para hacerse análisis de sangre cada tres meses (o cada vez que se sometían a un cambio alimentario o a un nuevo suplemento), se empezó a vislumbrar claramente qué cambio de hábitos alimentarios conducía a una diferencia mensurable tanto en los análisis de sangre como en los síntomas de los pacientes. Aquí, *hábitos alimentarios* incluye tanto el tipo de alimentos y suplementos consumidos como las cantidades ingeridas y los momentos del día y del año en que se toman.

Llamo *medicina restaurativa* a mi enfoque, en homenaje a la creencia de Hipócrates de que la energía vital verde que mencioné anteriormente haría todo el trabajo restaurador de la salud de los pacientes una vez que hubiese identificado los culpables alimentarios y los factores ambientales que hacían que esa energía no se estuviera expresando. Ese trabajo inicial desembocó en mi primer libro, *Dr. Gundry's Diet Evolution: Turn Off the Genes That Are Killing You and Lose the Weight for Good* [La evolución de la dieta del Dr. Gundry: desactiva los genes que te están matando y pierde peso para siempre], que se publicó en 2008.

En ese libro, escribí sobre la reversión de varias enfermedades autoinmunes. Poco después de su lanzamiento, cada vez más personas aquejadas de esas enfermedades empezaron a acudir a mis clínicas. Habiéndome formado como cirujano, les decía a esos pacientes que no sabía mucho sobre las enfermedades autoinmunes en sí; ahora bien, como investigador en inmunología relacionada con los trasplantes, sin duda sabía mucho sobre lo que buscaba el sistema inmunitario y el comportamiento de este. Les decía a esos pacientes que si estaban dispuestos a «jugar» y aprender conmigo, yo iba a darlo todo.

Ahora bien, si me hubieras preguntado hace veinte años qué pensaba de la denominación *intestino permeable* (o *permeabilidad intestinal aumentada*), probablemente te hubiera dicho que no obedecía a criterios científicos. Pero gracias a mi labor de investigación en el campo de la biología evolutiva humana en el contexto de mis estudios universitarios en la Universidad Yale, lo que aprendí indicaba que a lo largo de lo que pudieron ser millones de años nos habíamos adaptado a comer solo ciertos tipos de alimentos y que nuestro sistema inmunitario podría no reconocer las incorporaciones recientes a nuestra dieta como amigables (con «recientes» quiero decir acontecidas en los últimos diez mil años, en los últimos quinientos sobre todo).

A medida que fui indicando a mis pacientes que fuesen prescindiendo de los alimentos «modernos» (introducidos en los últimos diez mil años), fui observando cambios sustanciales en ellos y en sus análisis de sangre. De manera sistemática y replicable, alrededor del noventa por ciento de las personas que seguían el programa veían restablecida su salud o experimentaban cómo sus afecciones y dolencias remitían. Esto era así en cuanto a sus enfermedades autoinmunes (los marcadores y síntomas correspondientes a estas enfermedades mostraban una remisión) y en cuanto a sus enfermedades coronarias, su artritis, su diabetes, sus migrañas, etc. Los éxitos fueron tan significativos que publiqué mi segundo libro, *The Plant Paradox: The Hidden Dangers in «Healthy» Foods That Cause Disease and Weight Gain*,* que fue elogiado por la crítica y muy bien acogido por el público en 2017. Y el resto, como dicen, es historia.

¿A qué se debe la popularidad sostenida de ese libro y los títulos *Paradox* que le sucedieron?** A una razón solamente: ¡el plan funciona! No pasa un día sin que reciba correos electrónicos o mensajes que cuentan historias de éxito impresionantes. A partir de aquí podrías pensar que me relajé, me di unas palmaditas en la espalda por un trabajo bien hecho y tomé el camino fácil.

Sin embargo, ocurrió lo contrario. Actualmente veo pacientes seis días a la semana, incluso los fines de semana. ¿Por qué? Digamos que soy como un niño en una tienda de caramelos (la analogía no es nada oportuna, lo reconozco). Nunca me canso de ver cómo mis pacientes se «curan» a sí mismos. Ahora bien, recuerda que dije que alrededor del noventa por ciento de las personas que siguen mis recomendaciones mejoran radicalmente su salud o revierten su enfermedad autoinmune. Esto significa que aproximadamente el diez por ciento no se «curaban» totalmente, aunque a menudo experimentaban mejorías. ¿Qué era lo que se me escapaba?

Esta es la materia de este capítulo: lo que he aprendido en los casi siete años transcurridos desde que se publicó *La paradoja vegetal*. Como todos mis otros libros, este también contiene algunas revelaciones y recomendaciones que no te gustarán. Lo siento. Pero en muchos casos, cuando descubrimos las piezas que faltan, una bombilla se enciende sobre la cabeza de mis pacientes, y dicen cosas como «¡lo sabía!». Confío en que tú también tendrás este tipo de comprensión.

---

* N. del T.: En español, publicado con el título *La paradoja vegetal: los peligros ocultos de la comida sana que nos enferma y nos hace engordar* (España: Edaf, 2017).

** N. del T.: En inglés están publicados *The Longevity Paradox* (2019) y *The Energy Paradox* (2021), además de Unlocking the Keto Code (2022), que sí está publicado en español, con el título *Descifrando el código keto* (España: Sirio, 2022).

LAS SENSIBILIDADES ALIMENTARIAS Y EL INTESTINO PERMEABLE

Gracias al trabajo del doctor Alessio Fasano, que actualmente desempeña su labor en Harvard, y muchos otros, los aspectos científicos del intestino permeable o permeabilidad intestinal aumentada han sido demostrados y están bien establecidos. Y no solo eso, sino que se están descubriendo constantemente más mecanismos implicados; hemos visto muchos de ellos en este libro. Y gracias al Proyecto Microbioma Humano de los Institutos Nacionales de Salud estadounidenses, que empezó en 2007 y terminó en 2016, los científicos han descubierto y comenzado a explorar la «galaxia» interna que es nuestra microbiota. Además, con cada año que pasa se están creando mejores pruebas para determinar la magnitud de la permeabilidad intestinal aumentada y cuál es la población microbiana que habita en el intestino de un individuo dado. Estos avances nos han permitido (a mí y a muchos otros profesionales que trabajan en el mismo campo) acceder a información determinante. En mi caso, me ha permitido entender por qué el noventa por ciento de las personas restablecen su salud con mi programa mientras que el diez por ciento restante se quedan atrás.

En mis clínicas, recurrimos a Vibrant Wellness (https://www.vibrant-wellness.com/) para realizar pruebas de sangre y orina relacionadas con la permeabilidad intestinal, las sensibilidades alimentarias, las toxinas ambientales, las micotoxinas, los metales pesados, etc. En Vibrant Wellness crearon un panel de pruebas destinado a evaluar la enfermedad celíaca (la expresión extrema de la intolerancia al gluten); también la permeabilidad intestinal, evaluando los anticuerpos IgG e IgA contra la zonulina, los anticuerpos IgG e IgA contra la actina y los anticuerpos IgG e IgA contra los lipopolisacáridos. Estas pruebas también evalúan los anticuerpos contra la aglutinina del germen de trigo (AGT), los anticuerpos contra las proteínas múltiples que constituyen el gluten –como las gliadinas y gluteninas– y los anticuerpos contra las proteínas que no conforman el gluten (aproximadamente el veinticinco por ciento de las proteínas que hay en el trigo no son gluten). Bautizaron como *wheat zoomer* ('explorador de trigo') al conjunto de estas pruebas (antes de la aparición de la plataforma de videollamadas Zoom).

Después de este panel de pruebas inicial, crearon pruebas *zoomer* para evaluar los anticuerpos dirigidos a las múltiples proteínas que contiene el maíz (*corn zoomer*); los múltiples anticuerpos dirigidos a los alimentos que contienen lectinas (*lectin zoomer*); varios anticuerpos dirigidos a las diversas proteínas presentes en los lácteos, incluidas las que contiene el suero, la caseína A1 y la caseína A2 (*dairy zoomer*), y los anticuerpos dirigidos a las proteínas que se encuentran tanto en la clara como en la yema del huevo (*egg zoomer*). Finalmente, crearon pruebas para evaluar los anticuerpos IgG e IgA dirigidos contra doscientos de los alimentos más consumidos para determinar la presencia de sensibilidades alimentarias.

Quiero dejar claro que las sensibilidades alimentarias no son lo mismo que las alergias alimentarias. Las alergias están impulsadas por una inmunoglobulina diferente, llamada *IgE*. Antes hacíamos pruebas destinadas a determinar la existencia o no de alergias alimentarias practicando cien punciones por lo menos en la espalda de las personas y, francamente, nunca pensé que fueran de mucha ayuda. Pero las sensibilidades alimentarias son diferentes. Deja que me explique.

Normalmente, los alimentos que consumimos son digeridos por las enzimas digestivas y la microbiota intestinal para obtener moléculas de proteínas (aminoácidos), moléculas de azúcar como la glucosa o la fructosa procedentes de los carbohidratos y ácidos grasos. Estas moléculas, excepto las de grasa, pasan a través de cada una de las células que recubren el intestino y son canalizadas hacia la gran vena porta, que las lleva al hígado. Si hay grietas en el revestimiento de la pared del intestino, lo que significa que se sufre de permeabilidad intestinal aumentada, fragmentos no digeridos de alimentos pueden atravesar la pared y ser percibidos como «extraños» por el sistema inmunitario que monta guardia en el intestino, que dirá, por ejemplo: «¿Qué hace este trozo de brócoli aquí? Nunca he visto brócoli antes. Es un elemento extraño, por lo que haré un anticuerpo contra él, y si alguna vez lo vuelvo a ver, lo atacaré y llamaré a las tropas para que provoquen una inflamación». Estos anticuerpos son la IgG y la IgA, no la IgE.

¿Qué aprendí después de hacer miles de pruebas a mis pacientes en los últimos diez años y en qué te incumbe?

Comencemos con *wheat zoomer*, que también es la prueba que hacemos para el intestino permeable. El cien por ciento de los pacientes que tienen enfermedades autoinmunes y marcadores correspondientes a enfermedades autoinmunes tienen marcadores correspondientes al intestino permeable. Esto es así. Todos los pacientes que presentan el síndrome del intestino irritable tienen marcadores correspondientes al intestino permeable. Sin discusión posible. Y todos los pacientes que sufren una enfermedad coronaria y se someten a la prueba muestran tener el intestino permeable. No hay vuelta de hoja. Lo mismo ocurre con la diabetes. ¿Es necesario que siga?

¿Qué pasa con el trigo? Sorprendentemente, cuando empiezo a trabajar con los pacientes, el noventa y ocho por ciento de los que se someten a la prueba muestran tener fuertes anticuerpos IgG contra la AGT, el gluten y los componentes del trigo que no son gluten. ¡Incluso los que llevan diez años sin comer gluten dan positivo en la prueba! ¿Cómo es posible? Voy a explicarlo.

Cuando eras niño, te pusieron la vacuna contra el tétanos. Tu cuerpo produjo anticuerpos IgG contra la bacteria del tétanos para que si alguna vez pisabas un clavo oxidado tu sistema inmunitario reconociera la bacteria del tétanos, llamara a las tropas y la eliminara. Cada diez años aproximadamente, tienes que recibir una dosis de refuerzo, porque la inmunidad va disminuyendo gradualmente. Tu sistema inmunitario necesita volver a exponerse al problema para poder producir más anticuerpos contra él.

Lo que reveló la prueba *wheat zoomer* es que casi todos nosotros tenemos anticuerpos fuertes contra los diversos componentes del trigo. Recuerda que la AGT es una lectina tan pequeña que puede atravesar la pared intestinal aunque no se sufra de permeabilidad intestinal aumentada, a diferencia del gluten, que en realidad causa esta dolencia. Recuerda también que la AGT solo se encuentra en los granos enteros, que no incorporamos a nuestra alimentación hasta tiempos relativamente recientes. Como sabes, la AGT se une al glucocáliz de nuestros vasos sanguíneos, nuestra barrera hematoencefálica, nuestras superficies articulares e incluso la superficie de nuestros globos oculares. Todos tenemos anticuerpos contra ella, así que nuestro cuerpo la ataca, y, al hacerlo, ataca la superficie a la que se ha adherido. Conserva esta información en la mente mientras sigues leyendo. Como verás, los problemas no terminan ahí.

¿Por qué tenemos anticuerpos contra el trigo incluso si dejamos de consumirlo tiempo atrás? Esto se debe a que, con la permeabilidad intestinal aumentada, todo el tiempo están atravesando la pared intestinal y entrando en el organismo lectinas, bacterias y alimentos no digeridos. Esto está ocurriendo durante las veinticuatro horas de los siete días de la semana. Por lo tanto, el sistema inmunitario cree que estamos sometidos a un ataque constante, por lo que mantiene activos, listos y preparados todos los anticuerpos dirigidos contra sustancias extrañas. Es algo que observo en todos y cada uno de los pacientes que acuden a mí. Literalmente, todos los que llegan a mi consulta, sea cual sea la enfermedad o el problema que tengan, albergan anticuerpos contra los diversos componentes del trigo, el centeno, la cebada y la avena.

El panorama parece bastante sombrío, ¿verdad? Pero detengámonos un momento para dar alguna buena noticia. Cuando mis pacientes sellan su intestino permeable, todos los anticuerpos dirigidos contra la AGT, el gluten y el trigo desaparecen. De pronto, no se encuentra ni rastro de ellos. El sistema inmunitario se retira; los compañeros intestinales le «dicen» que todo está bien, que están de tu parte y que es hora de quitar el dedo del gatillo. ¿Impresionante? Sí. ¿Previsible? Bueno, Hipócrates lo sabía hace dos mil quinientos años; yo aprendo despacio.

¿Y qué pasa con el maíz? El setenta por ciento de mis pacientes con intestino permeable presentan reacciones a las proteínas del maíz; para muchos de ellos, es como si fuera gluten. Además, la mayor parte del maíz cultivado en Estados Unidos es transgénico y contiene una nueva proteína llamada *cry*.* El nombre es apropiado. Dado que es nueva, la mayoría de nosotros generamos anticuerpos contra ella.

POPEYE ESTABA EQUIVOCADO

Hablemos ahora de las lectinas. Como sabes, forman parte del sistema de defensa de las plantas para evitar ser ingeridas. En *La paradoja vegetal* y mis libros posteriores, la lista de alimentos que contienen lectinas y que se deben evitar es extensa, pero no está completa. Actualmente también realizamos pruebas para otra clase de lectinas, las acuaporinas. Las plantas «respiran» gracias a unos poros que tienen en las hojas. A través de ellos entra y sale vapor de agua, entra dióxido de carbono y sale oxígeno. Pues bien, estos poros están controlados por las acuaporinas (palabra que viene a significar, literalmente, 'poros de agua').

Nosotros también albergamos acuaporinas, que son casi idénticas a las de las plantas, en la pared intestinal, la barrera hematoencefálica y el revestimiento de los nervios, llamado *vaina de mielina*. A causa del mimetismo molecular, si generamos anticuerpos contra ciertas acuaporinas vegetales puede ser que nuestro sistema inmunitario ataque nuestras propias acuaporinas, siendo la consecuencia un intestino permeable, un cerebro permeable y una vaina de mielina permeable. Esto último acaba por desembocar en la esclerosis múltiple.

Las acuaporinas están presentes en la mayoría de las solanáceas. Esto quiere decir que se encuentran en el tabaco, los pimientos, los tomates y las patatas; además, también se hallan en los granos de soja, el maíz y..., redoble de tambores..., ¡las espinacas! Lamentablemente,

* N. del T.: Del inglés *crystal,* si bien *cry* significa 'llorar'.

muchos de mis pacientes con esclerosis múltiple, el síndrome de la vejiga hiperactiva o niebla mental tienen anticuerpos contra la acuaporina de las espinacas, y resulta que las consumen en grandes cantidades. Mi consejo para ti si tienes una enfermedad autoinmune es que prescindas de estos alimentos que contienen acuaporinas, las espinacas incluidas. Lo siento.

Y hay otra cosa que lamento: entre el diez por ciento de las personas que siguen todas las recomendaciones que he expuesto y que aun así no logran resolver del todo sus problemas de salud, muchas de ellas dan positivo en anticuerpos dirigidos contra todas las modalidades de productos lácteos –incluidos los elaborados a partir de leche que contiene la caseína A2, leche de cabra y leche de oveja– y contra la yema y la clara del huevo. Pero, de nuevo, no hay nada que temer: una vez que se ha resuelto el exceso de permeabilidad intestinal, la mayoría de las personas pueden volver a introducir estos alimentos, poco a poco. De hecho, hay estudios que indican que la fermentación hace que la caseína sea mucho menos antigénica,[1] y he aquí otra razón por la que consumir productos lácteos fermentados.

¿QUÉ OCURRE CON LA CARNE?

En mis libros anteriores señalé que todos los animales tienen una molécula de azúcar (el ácido siálico) recubriendo su glucocáliz. La carne de vacuno, cordero, cerdo y bisonte contiene la molécula Neu5Gc, mientras que los humanos, los peces, el pollo y otras aves albergamos una similar pero no idéntica, llamada Neu5Ac. Difieren solo en una molécula de oxígeno, pero la Neu5Gc le resulta extraña a nuestro sistema inmunitario. Por ello, cuando consumimos alimentos que contienen la Neu5Gc, generamos anticuerpos contra ella, y cuantos más alimentos que contienen Neu5Gc comemos, más anticuerpos de este tipo producimos.[2]

Si has estado prestando atención, probablemente puedas adivinar adónde nos lleva esto. Durante mucho tiempo, numerosos estudios han asociado el consumo de carne roja a un mayor riesgo de padecer enfermedades cardíacas, artritis e incluso cáncer. Supusimos que cuando nuestro sistema inmunitario reacciona una y otra vez contra la Neu5Gc (una molécula extraña) se vuelve hiperactivo y comienza a reaccionar contra la Neu5Ac que recubre nuestros vasos sanguíneos, nuestra barrera hematoencefálica e incluso nuestras articulaciones, porque son muy similares. Parecía que nos encontrábamos ante otro caso de mimetismo molecular.

¿Podría ser esta la razón por la cual las dietas ricas en carne roja están asociadas a tasas más altas de enfermedades coronarias y cáncer? Recuerda que asociación no implica causalidad. Curiosamente, las células cancerosas utilizan la Neu5Gc para ocultarse del sistema inmunitario. Los tumores contienen Neu5Gc..., pero nuestro organismo no produce esta molécula; tiene que provenir de la alimentación. Esto podría explicar la asociación existente entre el consumo de carne roja y el cáncer.[3]

Y ahí es donde se encontraba el debate. Hasta ahora. En los seres humanos, el torrente sanguíneo y los glóbulos blancos interactúan con la superficie de los vasos sanguíneos, la barrera hematoencefálica y las superficies articulares en el glucocáliz, que está compuesto por muchas moléculas de ácido siálico Neu5Ac. Estas moléculas sufren daños y son repuestas constantemente. Y ahora viene la mala noticia: el intestino delgado absorbe rápidamente la Neu5Gc cuando consumimos alimentos que la contienen y puede incorporarse fácilmente al glucocáliz. Cuantos más alimentos con Neu5Gc comamos, más reemplazará esta molécula a la Neu5Ac que debería estar allí y más anticuerpos se producirán contra la Neu5Gc, por lo que cada vez sufrirá más ataques la estructura que debería proteger los vasos sanguíneos, el cerebro y las articulaciones.

¿Quieres más noticias alarmantes antes de que aporte una solución? El cerebro aborrece la Neu5Gc. Ni siquiera los animales que la producen permiten que entre en su cerebro.[4] Por lo tanto, cuando entra en nuestra barrera hematoencefálica, es atacada. Esta barrera sufre daños, lo cual permite que la Neu5Gc entre en el cerebro, y ya tenemos el terreno abonado para la neuroinflamación.[5] Y lo que es aún peor, hay indicios claros de que la rotura de la barrera hematoencefálica por parte de la Neu5Gc le permite al virus de Epstein-Barr acceder al cerebro en el contexto de las infecciones por mononucleosis. Los niveles de anticuerpos anti-Neu5Gc son muy altos en los pacientes con esclerosis múltiple, lo que parece indicar que la Neu5Gc está detrás de la fascinante asociación existente entre el virus de Epstein-Barr y la esclerosis múltiple (y el síndrome de fatiga crónica, por cierto).[6, 7]

¿Y sabes qué? La Neu5Gc también provoca perturbaciones importantes en la pared intestinal.[8]

Entonces, querido lector o querida lectora, ya no estamos ante un caso de aquellos en que la asociación no implica causalidad. Actualmente conocemos la causa de la asociación existente entre la carne roja y todo lo anterior. ¿Significa esto que no puedes comer carne de vacuno alimentado con pasto y acabado con pasto? ¿Ni cordero ni cerdo alimentados con pastura? ¿Ni bisonte, ciervo o alce? Esta es mi recomendación general. Y, créeme, me entristece mucho, a mí que soy de Omaha. Pero hay varias soluciones.

En primer lugar, cuantos más alimentos que contengan Neu5Gc consumas, más anticuerpos generarás contra la Neu5Gc y más se incorporará esta a tus vasos sanguíneos, tus articulaciones y tu cerebro. Pero en la medida en que consumas estos alimentos en cantidades mucho menores y comas muchos más alimentos que contengan Neu5Ac, como aves de corral, pescado y mariscos, más sustituirás la Neu5Gc con la Neu5Ac.[9, 10] Entonces, ¿puedes comerte un filete? Sí, pero sé consciente de que cada vez que consumes alimentos que contienen la Neu5Gc estás generando un daño que deberá corregirse.

Las vísceras, el hígado sobre todo, contienen las cantidades más altas de Neu5Gc.[11] Y olvídate del caldo de huesos. La buena noticia es que el hígado de pollo y el caldo de pollo contienen Neu5Ac. ¡No es de extrañar que esos italianos longevos coman paté de hígado de pollo y que tu abuela judía te recetara sopa de pollo para cualquier dolencia!

La segunda buena noticia es que un estudio de 2022 ha mostrado que nuestros compañeros intestinales y las bacterias en general pueden consumir Neu5Gc ya sea en el colon o en los alimentos antes de ser ingeridos (durante la fermentación); entonces no la absorbemos y no nos causa ningún daño.[12] ¿Cómo es esto posible si la Neu5Gc es absorbida por el intestino delgado mucho antes de llegar al lugar donde los compañeros intestinales pueden obrar su magia? La respuesta nos la brindan las sociedades longevas cuyos miembros consumen estos alimentos. Recuerda que como la carne es un recurso tan limitado, en estas sociedades muelen el animal desde la nariz hasta la cola, añaden especias y sal y dejan que acontezca el proceso de curado, es decir, de fermentación. Las bacterias consumen la molécula de azúcar Neu5Gc, y por tanto la destruyen. Entonces, la respuesta parece hallarse en la ingesta de carnes fermentadas a la vieja usanza (carnes como salchichas, chorizo y salami curados).

Pero espera, hay más aspectos problemáticos que debes tener en cuenta: la leche de los animales mencionados también está cargada de Neu5Gc. La refrigeración es una invención relativamente reciente, mientras que la práctica de ordeñar animales se remonta a miles de años. Aquí entra en escena la fermentación nuevamente. El yogur, el kéfir y los quesos duros y envejecidos como el parmesano y el pecorino, así como los quesos hechos con leche cruda y no pasteurizada, contienen unas cantidades de Neu5Gc significativamente bajas. Esto puede explicar la paradoja que encontró el estudio sueco que mencioné anteriormente, al mostrar que beber leche incrementaba las probabilidades de sufrir anginas de pecho pero que comer queso las reducía. La leche contenía la antigénica Neu5Gc, pero el queso no. Todo empieza a cobrar sentido, ¿no crees?

En este plan, recomiendo por primera vez el consumo de cantidades moderadas de cartílago y piel de pollo de pastoreo*, así como

* N. del T.: En referencia a un tipo de explotación avícola extensiva, donde las aves de corral caminan libremente por grandes extensiones de terreno, alimentándose generalmente de pastos e insectos

sardinas y otros pescados pequeños, como anchoas y arenques, con sus espinas.* Además de que nutren a nuestros compañeros intestinales, no producimos suficientes aminoácidos importantes como el glutamato y la glicina,[13] y el colágeno presente en estos alimentos contiene un aminoácido llamado *trans-4-hidroxi-L-prolina*, que no podemos producir nosotros mismos y que neutraliza las especies reactivas de oxígeno y es convertido en glicina en el cuerpo.[14] Es una buena idea que los vegetarianos y veganos tomen suplementos de colágeno vegano. Otro tipo de proteína, la gelatina, puede proteger el revestimiento intestinal, especialmente cuando actúa conjuntamente con el ácido tánico, que es un tipo de polifenol.[15]

El pescado salvaje pequeño y el marisco también constituyen buenas modalidades de proteína animal. Cuanto más pequeño sea el pez, mejor. Las sardinas, los arenques y las anchoas, así como el salmón salvaje y los bivalvos (almejas, ostras, mejillones y similares), son fuentes excelentes de ácidos grasos omega 3 y fosfolípidos que no contienen mucho mercurio ni otros metales pesados. Solo asegúrate de evitar el salmón de piscifactoría «ecológico», que se alimenta de maíz y harina de soja. Debido a los cambios introducidos en su alimentación, el salmón de piscifactoría ya no produce ácido docosahexaenoico (DHA), sino ácidos grasos omega 6 inflamatorios.

Los huevos con omega 3 son otra buena opción para muchas personas, pero varios de mis pacientes con enfermedades autoinmunes reaccionan a las proteínas de la clara y la yema. En cuanto a la carne, puedes disfrutar de cantidades más pequeñas (115 gramos como máximo) de aves y pescados de la más alta calidad que puedas conseguir. A las carnes, el pescado y el marisco criados en granjas industriales y piscifactorías, incluidos el salmón y los camarones, se les suministran antibióticos para prevenir enfermedades y engordarlos. Los antibióticos llegan a la carne de los animales y, cuando la comes, diezman de manera significativa tu microbiota intestinal.

* N. del T.: Adviértase que esta recomendación de comer las espinas se limita a los pescados de pequeño tamaño solamente, como los indicados.

Consume solamente productos ecológicos, mariscos salvajes y pollo de pastoreo.

Finalmente, antes de que te lances a comer pollo porque lo he dicho yo, debes tener en cuenta algo. Crecí en Nebraska. Allí, los pollos eran animales de granja. Salían al pasto de las vacas todos los días y escarbaban entre las heces de estas, comían los insectos que encontraban allí y esparcían los excrementos. Luego regresaban al gallinero y ponían huevos. Cuando una gallina estaba vieja y ya no podía poner huevos, su destino era ser cocinada a fuego lento. Su carne era tan dura y fibrosa que había que cocinarla todo el día y a veces toda la noche, y se descomponía la totalidad del colágeno que comíamos las personas y por lo tanto nuestros compañeros intestinales. Esta carne contaba con la proporción adecuada de grasas omega 6 frente a omega 3 (entre tres y cinco frente a uno, aproximadamente).

Un análisis reciente del pollo que se vende en tiendas y supermercados muestra que esta relación proporcional es de veinticinco a uno. Esto significa que el pollo, que antes era antiinflamatorio, en la actualidad es una bomba inflamatoria cargada de omega 6. Cuando encuentres un buen pollo de pastoreo como los que se pueden comprar en Lectin-Light Chicken (https://lectinlightchicken.com/), compra el ave entera y cocina todas sus partes; no te limites a la pechuga deshuesada y sin piel, que carece de todo lo bueno, como la espermidina presente en la piel y el colágeno que se encuentra en los tendones.

En cuanto a los productos lácteos procedentes de la vaca, ya sabes que los que se venden en Estados Unidos provienen de una raza de vaca que produce una leche que contiene una proteína muy inflamatoria, la betacaseína A1. Es por eso por lo que te recomiendo que elijas productos lácteos procedentes de la cabra o la oveja, o de las vacas del sur de Europa, cuya leche contiene la betacaseína A2. Los quesos y yogures de cabra, oveja y búfala de agua son opciones mucho mejores, ya que son desacopladores mitocondriales potentes y, además, la Neu5Gc es consumida en el proceso de fermentación. Por último, la nata espesa ecológica no contiene Neu5Gc, por lo que te recomiendo que obtengas de ella la membrana del glóbulo graso de la leche (MFGM).

Para terminar, debo hacer una advertencia a los lectores a los que se ha diagnosticado una enfermedad autoinmune: el diez por ciento de los pacientes que no se recuperan completamente con mi programa suelen dar positivo en reacciones a todas las modalidades de productos lácteos, incluidos los que contienen la betacaseína A2, así como a las claras y yemas de huevo.[16] Por lo tanto, si estás leyendo este libro en busca de ayuda, por ahora renuncia a todos los lácteos y todos los huevos. Y no te preocupes; probablemente podrás reintroducirlos más adelante, a medida que tu pared intestinal se cure, tu sistema inmunitario se calme y tu microbioma se repueble y fortalezca.

LOS MAYORES CULPABLES

Veamos a los demás culpables que aparecen con mayor frecuencia asociados a sensibilidades alimentarias en el análisis de sangre que practico a mis pacientes. Te pido disculpas de antemano, ya que posiblemente no te gustará encontrar ciertos alimentos en la lista. Además de los terribles portadores de lectinas ya mencionados, los doce culpables más significativos son los siguientes:

- Las almendras y la harina de almendra
- Los champiñones blancos
- El jengibre
- La piña
- Los melocotones (pido disculpas a Georgia, donde estudié Medicina)
- Las cebollas blancas
- Los limones
- Los plátanos
- La nuez moscada

- La canela
- Las aves de corral comerciales
- La vainilla

Esta lista no significa que seas sensible a todos estos alimentos o a alguno de ellos; considéralos alimentos adicionales que podrías eliminar de tu dieta. Por supuesto, hay opciones sustitutorias. Consume champiñones marrones o de otras variedades en lugar de los blancos, cebollas rojas o amarillas en lugar de las blancas, nectarinas o ciruelas en lugar de melocotones, limas en lugar de limones; y emplea harina de coco, de castaña o de chufa en lugar de harina de almendra.

Para concluir, después de miles de análisis de sangre practicados a pacientes, actualmente puedo ofrecerte un programa mucho más claro y fundamentado sobre la base de los alimentos «buenos» y «malos». No hay necesidad de discutir o debatir sobre los peligros o beneficios del trigo, el centeno, la cebada y la avena, ya que casi todas las personas tienen anticuerpos contra la AGT y el gluten. Y consumir la Neu5Gc presente en la carne de vacuno, cordero, cerdo, bisonte, venado y otras hará que se generen anticuerpos contra ella y se incorporará al glucocáliz de los vasos sanguíneos, la barrera hematoencefálica y las articulaciones, a la par que la permeabilidad intestinal se agravará aún más. Y ni siquiera estamos teniendo en cuenta el hecho de que los tumores cancerosos incorporan en sus paredes celulares la Neu5Gc procedente de los alimentos para evitar ser detectados...[17]

Otra forma de decir todo esto es que tu hamburguesa procedente de un animal alimentado con pasto colocada entre dos mitades de un panecillo integral ecológico, acompañada de un batido de leche ecológico, puede ser la tormenta perfecta que destruya tu salud a corto y largo plazo. Por otro lado, comer unas salchichas fermentadas y preparadas de manera tradicional acompañadas de yogur de cabra u oveja y queso de leche cruda para romper el ayuno al mediodía, todo ello completado con polifenoles, puede ser el verdadero secreto de las zonas azules que ha estado oculto a plena vista todo este tiempo.

Capítulo 12

EL PLAN ALIMENTARIO DE *GUT CHECK*

Por fin hemos llegado al capítulo que estabas esperando: el que te dirá lo que debes y no debes hacer en el programa *Gut Check*, además de proporcionarte listas de alimentos que puedes comer y otros que debes evitar. El cambio más significativo es que no vas a comer para ti mismo solamente, sino también para tus compañeros intestinales. Cuando les proporciones los alimentos que necesitan para estar sanos, tú también lo estarás. Ten la seguridad de que a tus compañeros intestinales les gustan muchos alimentos, que encontrarás en el programa que aquí se presenta.

Los alimentos más beneficiosos para tus compañeros intestinales, y por lo tanto para ti, se pueden dividir en tres categorías principales: prebióticos, probióticos y posbióticos. Desearía poder retroceder en el tiempo y poner otros nombres a estas tres categorías, porque muchas personas las encuentran confusas (comprensiblemente), pero la cuestión no es tan compleja: los prebióticos son alimentos para nuestros compañeros intestinales, como los polifenoles y las fibras prebióticas; los probióticos son los propios compañeros intestinales, que se encuentran en el yogur y los alimentos fermentados, y los posbióticos son los productos beneficiosos generados por nuestros compañeros intestinales y por bacterias y levaduras que están tanto dentro como fuera del intestino, como el acetato que se encuentra en el vinagre.

Los posbióticos son parte del trascendental sistema de mensajería que emplean nuestros compañeros intestinales para comunicarse con nuestras mitocondrias y el resto del cuerpo. Y, por supuesto, necesitamos las tres categorías expuestas para alcanzar un estado de homeostasis. Necesitamos a los propios compañeros intestinales para que hagan el trabajo por nosotros. Estos requieren alimento para gozar de buena salud, proliferar y realizar sus diversas funciones. Y los posbióticos son los importantísimos productos finales que nos hacen falta para regular muchas de las funciones de nuestro organismo.

¿Qué es lo que quieren comer tus compañeros intestinales exactamente? Principalmente, necesitan polifenoles y vegetales que contengan fibra prebiótica, junto con más polifenoles. Y necesitan alimentos fermentados que contengan información valiosa. Si estos alimentos fermentados contienen polifenoles, ¡mejor aún! Estos serán los pilares del programa. ¡No olvides que el café, el chocolate negro, el vino tinto y el champán contienen polifenoles! Sí, puedes permitirte estas delicias y muchas más.

También puedes disfrutar de los frutos secos y algunas semillas, así como de productos lácteos de oveja y cabra –que contienen probióticos y posbióticos–, lentejas y otras legumbres cocidas a presión, algunos pescados salvajes, mariscos y moluscos, y, si lo deseas, aves de corral en pastoreo, huevos ricos en omega 3 y, de vez en cuando, productos cárnicos fermentados como salchichas curadas y fermentadas de forma tradicional. A tus compañeros intestinales también les gustan las frutas de temporada bajas en fructosa. Como puedes ver, hay mucha variedad de alimentos, y además rige la flexibilidad. Puedes seguir este programa aunque seas vegano, seguidor de la dieta paleolítica, etc.

Antes de entrar en detalles, haré algunas consideraciones previas.

¿QUÉ VAMOS A LOGRAR CON ESTE PROGRAMA?

Restablecer tu ecosistema interno

La base del programa *Gut Check* son una serie de alimentos que nutrirán tu intestino al alimentar a tus microorganismos intestinales más amigables y productivos. Esto los ayudará a producir los importantes posbióticos y los animará a enviar señales al resto del cuerpo para decirle que todo está perfecto en su hábitat. Estos alimentos también fomentarán que los microorganismos intestinales beneficiosos que se han escondido salgan y comiencen a trabajar para ti también.

Es igualmente importante que prescindas de los alimentos que diezman a tus compañeros intestinales o que permiten que los pandilleros que acechan en tu intestino proliferen demasiado. Al alimentar a los microorganismos buenos en lugar de nutrir a los malos, alcanzarás el esquivo estado de homeostasis. El resultado será el microbioma saludable y próspero que te corresponde tener.

Fortalecer tu pared intestinal

Así es como construirás tus defensas contra los invasores: prescindiendo de los alimentos que dañan la pared intestinal e incorporando otros, especialmente desacopladores que harán que las mitocondrias de la pared de tu intestino se conserven fuertes y saludables. Este programa sanará tu pared intestinal, reducirá drásticamente la inflamación en todo tu cuerpo y contribuirá al restablecimiento de tu ecosistema interno. El hecho de fortalecer tu pared intestinal puede lograr cosas sorprendentes, incluso revertir enfermedades graves. Sea cual sea el estado en el que se encuentre tu intestino en estos momentos, ¡puede ser sanado!

Proteger el glucocáliz

Para evitar e incluso revertir los síntomas de la autoinmunidad, te asegurarás de que tu sistema inmunitario no tenga motivos para atacar a ninguno de tus revestimientos protectores, incluida la barrera hematoencefálica, que resguarda tu cerebro. Estos revestimientos constituyen la segunda línea de defensa, de la que no tendrías que preocuparte si la barrera intestinal no hubiera sufrido roturas. Al curarlos y a la vez protegerlos, verás cómo la inflamación y la autoinmunidad se reducen considerablemente.

Inducir el desacoplamiento mitocondrial

Mientras trabajas para restablecer tu microbioma, tus compañeros intestinales podrán enviar mensajes a través de los ácidos grasos de cadena corta, los polifenoles activados y otros compuestos para decirles a tus mitocondrias que desacoplen, que produzcan más de sí mismas y que «desperdicien» combustible. Esto contribuirá a fortalecer la pared intestinal, a protegerte contra todo tipo de enfermedades y a mejorar la salud de las células y tejidos de todo tu cuerpo. Otro efecto positivo de este «baipás calórico» es que te ayudará a perder peso.

LO QUE CONVIENE COMER Y LO QUE HAY QUE EVITAR

El programa *Gut Check* se basa en mis regímenes alimentarios anteriores –los que expuse en los libros de la serie *Paradox*–, si bien incorporaré la información más reciente en cuanto a qué alimentos son los mejores (y los peores) para el intestino. Como en esos programas, procurarás evitar a toda costa las lectinas, que dañan el intestino, especialmente la astuta aglutinina del germen de trigo. Incorporarás a tu dieta alimentos que son especialmente buenos para tus compañeros intestinales, incluidos una buena cantidad de alimentos fermentados y polifenoles fermentados, que impulsarán el proceso de comunicación de estos microorganismos.

A continuación encontrarás una lista de alimentos que debes incluir y otra de alimentos que debes evitar con el fin de ayudarte a efectuar tus elecciones y a incorporar los alimentos deseables en tus comidas.

Sí: alimentos ricos en polifenoles

Como sabes, a nuestros compañeros intestinales les encantan los polifenoles y los activan para que actúen como desacopladores mitocondriales. Esto ayuda a prosperar tanto al ecosistema interno como a las células de todo el cuerpo. Cada vez está más claro que la ingesta de polifenoles es beneficiosa contra la permeabilidad intestinal aumentada.[1] Es perfectamente normal, dado que cuando las mitocondrias de la pared intestinal desacoplan y producen más de sí mismas, esta pared se conserva sana y estable.

Ya sea que prefiramos el café al té, los kiwis a las bayas rojas o la escarola a la col rizada, el reino vegetal está lleno de deliciosas opciones ricas en polifenoles para todos los paladares, a la vez que nutrimos y satisfacemos a nuestros compañeros intestinales. Ahora bien, es importante tener en cuenta la cantidad de azúcar y granos de estos alimentos antes de optar por consumirlos. Aquí tienes una lista de alimentos habituales clasificados según su contenido en polifenoles, de mayor a menor:[2]

Clavo de olor
Menta, seca
Anís estrellado
Cacao en polvo
Orégano mexicano
Semilla de apio
Arándano negro
Chocolate negro
Harina de linaza

Saúco negro
Castaña
Salvia común, seca
Romero, seco
Menta verde, seca
Tomillo común, seco
Arándano *lowbush*
Grosella negra
Alcaparra
Aceituna negra
Arándano *highbush*
Avellana
Nuez pecana
Ciruela
Aceituna verde
Albahaca dulce, seca
Curri en polvo
Cereza dulce
Alcachofa
Mora
Fresa
Achicoria roja
Frambuesa roja
Café filtrado
Jengibre, seco
Ciruela pasa
Almendra
Uva negra
Cebolla morada
Achicoria verde
Tomillo común, fresco
Harina de maíz refinada (procedente de maíz *hominy*)
Tempeh

Manzana
Espinaca
Chalota (cebolla escalonia)
Hierbaluisa, seca
Té negro
Vino tinto
Té verde
Yogur de soja
Cebolla amarilla
Zumo de granada (cien por cien zumo)
Aceite de oliva virgen extra
Alubia negra (cocida a presión o fermentada)
Melocotón (durazno)
Zumo de naranja sanguina (cien por cien zumo)
Comino
Zumo de pomelo (cien por cien zumo)
Alubia blanca (cocida a presión o fermentada)
Canela china
Zumo de naranja rubia (cien por cien zumo)
Brócoli
Grosella roja
Zumo puro de limón
Albaricoque
Alcaravea
Espárrago
Nuez
Patata (cocida a presión)
Canela de Ceilán
Perejil, seco
Nectarina
Escarola
Mejorana, seca
Lechuga de hoja roja

Membrillo
Escarola lisa
Aceite de canola ecológico
Pera
Brotes de soja
Uva verde
Zanahoria
Vinagre
Vino blanco
Vino rosado

Sí: tomar alimentos fermentados

Como recordarás, tus compañeros intestinales necesitan alimentos predigeridos o prefermentados que contengan intermediarios de los AGCC (ácidos grasos de cadena corta) antes de poder producir AGCC, fundamentales para ti. Esta es la única manera de que puedas beneficiarte de la fibra alimentaria que consumirás al seguir el programa.

Sin embargo, es importante tener cuidado al elegir los alimentos fermentados. El yogur convencional (incluido el griego) no es una opción, ya que contiene mucho azúcar, además de leche de vaca tipo A1, que es inflamatoria. Los yogures de oveja y los de cabra naturales son opciones mucho mejores, al igual que la kombucha baja en azúcar; los quesos crudos; los quesos de Italia, Francia y Suiza; el vinagre de sidra de manzana y cualquier otro vinagre; el chucrut y el kimchi.

Sí: fermentar los polifenoles

Los polifenoles y los alimentos fermentados son esenciales para tu intestino; entonces, ¿qué sucede cuando consumes polifenoles fermentados? Pues que tu intestino resulta doblemente beneficiado, y tú también. Esto es así porque estás consumiendo los polifenoles en su estado activo[3] y tu cuerpo puede utilizarlos de inmediato.

Muchos alimentos ricos en polifenoles pueden ser fermentados; entre ellos hay tés, verduras y frutas. El vino tinto y el champán son fuentes de polifenoles fermentados, al igual que el vinagre balsámico orgánico, uno de mis favoritos. Es más fácil de lo que piensas incorporar más vinagre balsámico a tu alimentación: puedes tomar un trago cada mañana, incorporarlo a tu batido verde, rociar con él tu yogur o helado de oveja o cabra, o añadirlo a tu aderezo para ensaladas. (Es mucho más saludable hacer el aderezo para la ensalada en casa que comprarlo; es muy fácil). Y, como dije anteriormente, uno de mis trucos favoritos consiste en añadir un chorrito de vinagre al agua con gas. Hace ya unos años que empecé a sugerir que se incorporase vinagre balsámico orgánico al agua con gas, y este «refresco saludable» se ha puesto de moda. ¡Me alegra ver que más personas están ofreciendo este regalo a sus compañeros intestinales!

Debo hacer una advertencia: muchas empresas están descubriendo el poder de los polifenoles fermentados y están vendiendo bebidas hechas con zumos fermentados. ¡Asegúrate de revisar bien su contenido en azúcar antes de consumirlas!

Sí: obtener vitamina D

El consumo de vitamina D no supone un cambio alimentario propiamente dicho, pero esta vitamina es tan importante para el microbioma, el de la pared intestinal especialmente, que la incluyo aquí.

Antes los humanos obtenían del sol la vitamina D que necesitaban, pero ahora pasamos la mayor parte del tiempo en interiores o cubiertos con protector solar. En consecuencia, la mayoría presentamos déficit de vitamina D.

Indico a casi todos mis pacientes una dosis farmacológica de vitamina D para que apacigüen su sistema inmunitario y recluten a las células madre escondidas en las criptas de las microvellosidades de su pared intestinal. He visto una y otra vez que con esta medida se restablece la integridad de la pared intestinal y se reducen la inflamación y la autoinmunidad. Y están empezando a publicarse estudios que informan de lo mismo. En 2022, un estudio mostró que la vitamina D ayudaba a reducir la autoinmunidad.[4] Este resultado no tiene nada de sorprendente, ya que cuando la pared intestinal está intacta y el sistema inmunitario no se encuentra en estado de hiperalerta, no hay razón para que ataque al cuerpo. Y en 2023 otro estudio mostró que una mayor cantidad de vitamina D equivalía a menos demencia.[5] Nuevamente, esto tiene mucho sentido para mí; espero que para ti también, después de todo lo que hemos visto.

¿Cuánta vitamina D deberías tomar? Uno de los principales grupos de investigación sobre vitamina D de la Universidad de California, en San Diego, cree que una persona promedio debería tomar 9.600 UI de vitamina D_3 al día para obtener un efecto terapéutico sin incurrir en riesgos. De hecho, ni este equipo ni yo hemos observado que la vitamina D tenga un efecto tóxico hasta con 40.000 UI diarias.[6] Muchos de mis pacientes con enfermedades autoinmunes y permeabilidad intestinal aumentada necesitan dosis de 20.000 UI diarias al principio; mi objetivo es que los análisis de sangre muestren niveles situados entre los 100 y los 150 ng/ml.

Sí: consumir alimentos productores de posbióticos

Cuando consumes alimentos que ayudan a tus compañeros intestinales a generar moléculas señalizadoras, estás contribuyendo a que puedan comunicarse eficazmente con tu sistema inmunitario y tus mitocondrias. Las crucíferas, como el brócoli y la coliflor, y otras hortalizas que contienen azufre, como la cebolla, el ajo, el puerro, el cebollino, la cebolla escalonia y la cebolleta (todas parte de la familia *Allium*), son extraordinarias para el objetivo que es una comunicación saludable.

Sí: consumir alimentos de origen vegetal ricos en fibra prebiótica

Cuando comes estos alimentos, nutres mejor a los microbios buenos que se han estado escondiendo en los confines de tu intestino, marginados al carecer de los nutrientes que necesitan para hacer su trabajo. Para promover la salud y la reproducción de las bacterias saludables que forman parte de tu microbiota, come alimentos ricos en fibras solubles (y que contengan algunas insolubles), como tubérculos, colinabos, chirivías, rábanos y otras hortalizas de raíz, achicorias rojas, escarolas, quingombós, alcachofas, alubias y otras legumbres cocidas a presión, semillas de albahaca, semillas de lino y *psyllium*, entre otros. Cuando tus compañeros intestinales obtengan el sustento que necesitan, le dirán a tu cerebro que sus necesidades se están viendo satisfechas. Como resultado, sentirás menos hambre y comenzarás a desear en mayor medida los alimentos que son saludables para ellas (y, por lo tanto, para ti).

Uno de los mejores prebióticos es la inulina, un tipo de fibra alimentaria que se encuentra en alimentos como la achicoria, los espárragos, las cebollas, los puerros y las alcachofas. Como mencioné anteriormente, uno de los muchos beneficios de consumir inulina es que nuestros compañeros intestinales la utilizan para producir plasmalógenos que protegen el cerebro.

Otra manera fantástica de consumir prebióticos es tomar cáscara de *psyllium* en polvo. Estudios recientes llevados a cabo en la Universidad de Stanford han mostrado que las cáscaras de *psyllium* son superiores a la inulina en polvo para promover la diversidad microbiana beneficiosa en el intestino. También puedes probar mi nueva opción favorita, las semillas de albahaca empapadas. Tal vez ya sabías que las semillas de chía están cargadas de lectinas. Pero las semillas de albahaca proporcionan todos los beneficios de la formación de un gel prebiótico sin exponernos a los peligros asociados a las lectinas de la chía. Empieza con una cucharadita al día, mezclada con agua o sin ella, y aumenta la porción hasta una cucharada diaria, o incluso dos, para lograr el efecto máximo.

Por último, un estudio de 2023 realizado en Italia ha mostrado que la dieta mediterránea verde es superior a la dieta mediterránea tradicional para favorecer la flexibilidad de los vasos sanguíneos.[7] ¿En qué consiste la dieta mediterránea verde? Es un programa muy similar al que estás a punto de emprender. En este estudio, los participantes bebieron cuatro tazas de té verde al día e incorporaron un buen cacito de polvo de lenteja de agua (la lenteja de agua es una planta acuática que no tiene nada que ver con las lentejas) a su batido diario.

Sí: elegir productos ecológicos

Para beneficiarte plenamente de tus alimentos vegetales, elige productos ecológicos en la medida de lo posible. Los cultivos convencionales son rociados con pesticidas, incluido el Roundup, que diezman a nuestros compañeros intestinales y ocasionan muchas de las enfermedades que hemos visto a lo largo del libro. Comprar productos ecológicos supone una gran diferencia; hay estudios que confirman que consumir alimentos vegetales ecológicos reduce la carga de pesticidas en los niños.[8]

Sí: consumir alimentos integrales

Los alimentos integrales proporcionan almidones resistentes a nuestros compañeros intestinales. Al resistirse a ser digeridos rápidamente, estos almidones pueden pasar por el intestino delgado sin ser absorbidos y llegar al intestino grueso, donde nuestros compañeros intestinales los convertirán en señales de comunicación importantes, como el butirato. Las batatas, la raíz de taro, el sorgo, el mijo, el arroz cocido a presión y la yuca pueden transformarse en almidones resistentes si se cocinan, enfrían y recalientan.

Al contener almidón, todos estos productos vegetales están compuestos por azúcares unidos por enlaces químicos. La cocción rompe estos enlaces, pero es posible restablecer algunos de ellos enfriando los alimentos después de cocinarlos y volviéndolos a calentar antes de consumirlos. Este truco tan simple y fácil de ejecutar suele suponer una gran diferencia, especialmente para mis pacientes metabólicamente inflexibles.

Cuanto más material vegetal permanezca en su forma original –es decir, entero–, más se resistirá a la digestión (y, por lo tanto, más podrán usarlo nuestros compañeros intestinales). Por ejemplo, una batata que se ha cocinado, se ha enfriado y se ha vuelto a calentar será mucho más resistente que la harina o la pasta de batata.

Debo añadir que las hortalizas de raíz, como la remolacha y la zanahoria, contienen carbohidratos complejos y almidones resistentes... cuando están crudas. Desafortunadamente, cuando se cocinan, aunque sea un poco, pierden estos componentes.

Sí: apoyar a las mitocondrias

Las mitocondrias necesitan dos sustancias especiales para protegerse del estrés oxidativo: el antioxidante melatonina y varias grasas saludables, incluidos los fosfolípidos, un tipo especial de molécula grasa que se encuentra en la yema del huevo, el pescado y otros alimentos. Aunque tus compañeros intestinales pueden producir melatonina a partir de ciertos aminoácidos, una dosis extra de melatonina proveniente de los alimentos garantizará que tus mitocondrias permanezcan protegidas. Afortunadamente, comer melatonina no podría ser más fácil ni más delicioso. Los alimentos de la lista que sigue la contienen en cantidades elevadas. Los arroces de la lista hay que cocerlos a presión, enfriarlos y recalentarlos.

Alimentos ricos en melatonina

La melatonina no solo elimina las especies reactivas de oxígeno de las mitocondrias; también desacopla por sí misma. Los alimentos siguientes contienen niveles de melatonina elevados (figuran por orden, desde el que alberga más melatonina hasta el que contiene menos):

Pistacho
Champiñones
Pimienta negra
Arroz rojo
Arroz negro
Semillas de mostaza
Aceite de oliva
Café filtrado
Vino tinto
Arándano rojo
Almendra
Arroz *basmati*
Verdolaga (la hierba que consumen los icarianos)
Cereza agria
Fresa
Semillas de lino

Hablemos ahora de las grasas saludables. Los fosfolípidos y los ácidos grasos omega 3 de cadena corta y larga, así como los ácidos grasos omega 6 de cadena larga, ayudan a mantener las membranas mitocondriales en óptimas condiciones para garantizar que la producción de ATP se desarrolle sin problemas. Y, además de promover el desacoplamiento por sí mismas, estas grasas alojan las proteínas desacopladoras dentro de las membranas mitocondriales. Las mejores fuentes de ácido alfalinolénico (ácido graso omega 3 de cadena corta) son el aceite de semilla de perilla, el aceite de linaza, el aceite de semilla de *Buglossoides arvensis* y el aceite de canola ecológico.[9] Se ha demostrado que el aceite de perilla puede mejorar la funcionalidad del microbioma y la pared intestinal en deportistas.[10]

Afortunadamente, los fosfolípidos abundan en mariscos, moluscos y crustáceos como los mejillones, las vieiras, las almejas, las ostras, los camarones, el cangrejo, los calamares y la langosta. Las yemas de huevo ricas en omega 3 también contienen cantidades generosas de ácidos grasos omega 3 de cadena corta, además de ser una buena fuente de ácido araquidónico, un tipo de ácido graso omega 6 de cadena larga.[11] El aceite de oliva también es una fuente excelente de las grasas y polifenoles que necesitas para mantener equilibrado tu microbioma.

Sí: beber alcohol (con moderación)

Termino la lista de recomendaciones con una nota positiva, pero sigue leyendo antes de emocionarte demasiado. Sí, algunos tipos de alcohol como el vino tinto y el champán contienen poderosos polifenoles prefermentados. Pero consumir demasiado alcohol nunca es bueno, y debes elegir sabiamente. Las uvas utilizadas para hacer algunos vinos son rociadas con pesticidas que destruyen los microorganismos intestinales beneficiosos, por lo que conviene que elijas siempre vinos ecológicos o biodinámicos.

También es importante limitar las cantidades. Recomiendo que las mujeres no consuman más de 120 a 180 ml de vino tinto o champán ecológicos o biodinámicos con la cena. Los hombres pueden consumir hasta el doble de esta cantidad. Si prefieres los licores, puedes tomar 30 ml de tu licor oscuro favorito durante la cena. ¿Por qué un licor oscuro y no transparente como el vodka o la ginebra? Porque los licores oscuros han envejecido en barricas y en el proceso han absorbido polifenoles de la madera.

No: consumir alimentos ricos en lectinas

Si bien es importante comer alimentos vegetales ricos en fibra prebiótica, es igualmente importante evitar las legumbres mal preparadas, las verduras y los granos con alto contenido en lectinas. Recuerda que las lectinas son uno de los principales culpables de la permeabilidad intestinal aumentada. Una vez que la pared intestinal se ha vuelto más permeable de lo debido, las lectinas pueden dañar los órganos internos y los tejidos articulares, lo que conduce a trastornos autoinmunitarios como la artritis reumatoide, la tiroiditis de Hashimoto, la diabetes y la enfermedad de las arterias coronarias.[12]

Quizá el tipo de lectina más perjudicial sea la aglutinina del germen de trigo (AGT), que es lo suficientemente pequeña como para pasar a través de una pared intestinal intacta y adherirse a los revestimientos de glucocáliz de las arterias, las articulaciones y el que protege al cerebro. No hay lugar para los granos enteros que contienen AGT en el programa *Gut Check*.

Es significativo el hecho de que la AGT se encuentra en la parte exterior del trigo, el centeno y la cebada, y existe un compuesto similar en la capa exterior del grano de maíz y la cascarilla del arroz. Piensa por un momento en todos los esfuerzos que se han realizado en todo el mundo para quitar este componente exterior. En las culturas asiáticas se consume arroz blanco, no integral. Las culturas que tradicionalmente consumían maíz lo remojaban en cal o sosa para eliminar la capa exterior. El resultado era el maíz nixtamalizado, que a su vez se convertía en masa harina y se utilizaba para hacer tortas.

¿Por qué dimos inicio a la historia de intentar hacer harina blanca a partir de la harina de trigo integral? ¿Por qué la pasta italiana es blanca y no integral? ¿Cuál es la razón de todo ello? La razón es que el proceso de molienda acaba con uno de los principales agentes dañinos que afectan al glucocáliz de los vasos sanguíneos, las articulaciones y la barrera hematoencefálica. Recuerda que la AGT es un antígeno extraño y que en el interior del cuerpo es atacada como si de una astilla se tratara. ¿Es de extrañar, entonces, que las «bondades de los granos enteros» haya resultado en una oleada de artritis, enfermedades cardíacas y demencia?

Las lectinas también se encuentran en hortalizas de la familia de las solanáceas (como las patatas blancas, los tomates, los pimientos, las berenjenas y las bayas de *goji*), el arroz integral, las alubias y las lentejas, los cereales y pseudocereales (como el amaranto, la quinoa y el trigo sarraceno), los cacahuetes, los anacardos y las semillas de chía. La buena noticia es que la mayoría de los alimentos que contienen lectinas pueden consumirse después de ser cocidos a presión ¡o fermentados! ¡Deja que los compañeros intestinales se encarguen de las lectinas por ti!

No: consumir alimentos procesados

Recuerda que ya no vas a comer para ti, sino para tus compañeros intestinales. Si te preocupa tener dificultades para renunciar a tu comida basura favorita, ten en cuenta que ansías estos alimentos porque tu intestino se encuentra en un estado de disbiosis. Los microorganismos perjudiciales a los que les va muy bien con estos alimentos han tomado el control de los sistemas de comunicación con el cerebro y le están diciendo que quieres más de ellos. Una vez que les hayas dado a tus compañeros intestinales lo que necesitan y les permite proliferar, se restablecerá una comunicación saludable y comenzarás a desear los alimentos que son mejores para ellos, y por ende, para ti.

Por otra parte, los alimentos procesados suelen estar llenos de grasas poliinsaturadas omega 6 procedentes de los aceites de soja y maíz. Estas grasas acaban con la capacidad que tienen nuestros compañeros intestinales de producir sulfuro de hidrógeno, un gasotransmisor posbiótico que ayuda a aliviar la inflamación intestinal.[13] Los alimentos procesados y fritos también son fuentes ocultas de grasas trans, las cuales, si bien están prohibidas, de alguna manera siguen presentes en nuestro suministro de alimentos. Esta modalidad de grasa, generada en el curso del procesamiento industrial, obstruye y daña las membranas internas de las mitocondrias.

Quizá es incluso peor el hecho de que el ácido linoleico, que es una grasa omega 6 de cadena corta, sea la grasa más abundante en la mayoría de los aceites de semillas de producción industrial, incluidos los de soja, maíz, semilla de algodón, girasol, cártamo y semilla de uva. Cuando se calienta, se transforma en aldehídos, uno de los compuestos más perjudiciales para la actividad mitocondrial descubiertos hasta la fecha. Una forma de protegerte es buscar el mensaje «contiene uno o más de estos aceites vegetales». Si ves estas palabras en la etiqueta, o similares, deja la botella y aléjate.

Finalmente, los alimentos procesados están repletos de sustancias químicas como colorantes alimentarios, edulcorantes artificiales y jarabe de maíz con alto contenido en fructosa, todos los cuales dañan la microbiota. Un solo paquete de un edulcorante artificial como la sucralosa (Splenda y otras marcas) tiene el poder de matar a la mitad de las bacterias que viven en el intestino. ¡La mitad! Asimismo, se ha demostrado que el dióxido de titanio, un aditivo común utilizado como agente blanqueador en productos de cuidado personal como los protectores solares, así como en la cobertura de azúcar en polvo que se encuentra en muchos dónuts, puede alterar la composición de la microbiota y provocar inflamación.[14] Tus compañeros intestinales necesitan alimentos reales. Dales lo que quieren, y nadie saldrá herido; ¡al menos tú no!

No: excederse con la fruta

Muchas frutas contienen polifenoles, en efecto, por lo que de entrada podrías suponer que comer mucha fruta es una idea excelente. Bueno, ya sabes lo que se dice acerca de la suposición de que si algo es bueno, en mayores cantidades es mejor.

El problema más grande que presenta la fruta es que tiene un alto contenido en fructosa, la cual es una toxina mitocondrial y provoca cambios en la microbiota: reduce la diversidad, alimenta a los microorganismos nocivos y contribuye a la permeabilidad intestinal aumentada. La fructosa también obstaculiza la producción de gasotransmisores[15] y afecta negativamente a la señalización de la insulina,[16] lo que conduce a la resistencia a la insulina, ¡incluso en niños![17] ¿Aún crees que tus hijos necesitan un cartón de zumo a la hora de la merienda?

La fruta es «el dulce de la naturaleza», y ahí reside justamente el problema: ¡básicamente *es* un dulce! Históricamente, los humanos solo tenían acceso a la fruta durante un período limitado cada año. Por esta razón, está bien comer frutas locales cuando es la temporada. Tengo arbustos de moras y arándanos en mi patio, y disfruto de estas bayas durante las seis u ocho semanas al año que están ahí. Pero no es natural ni saludable tener frutas a disposición en todo momento durante todo el año.

Para empeorar las cosas, la fruta que comemos actualmente ha sido manipulada para que sea especialmente dulce, por lo que contiene una cantidad de fructosa mayor de lo normal. La fruta moderna, con algunas excepciones, no es beneficiosa para nuestra microbiota. Cuando es su temporada, las semillas de granada y de maracuyá tienen un contenido en azúcar muy bajo y son buenas opciones. El kiwi (¡con su piel, por favor!; está llena de fibra y polifenoles) y el pomelo contienen poco azúcar pero muchos polifenoles.

Los zumos, sin embargo, no son pertinentes en ningún momento del año, ya que básicamente son fructosa concentrada. Si eres muy partidario de la fruta, te recomiendo una opción llamada «zumos a la inversa», a la que me he referido en mis libros anteriores. Implica exprimir la fruta y a continuación, en lugar de desechar la pulpa y beber el zumo, desechar el zumo, que contiene la mayor parte de la fructosa, ¡y comer la pulpa! Esta contiene mucha menos fructosa y la mayoría de los polifenoles de la fruta. Puedes comerla sola o mezclarla con tu yogur de leche de cabra, oveja o coco.

No: consumir azúcar

Hablando de dulces, la mayoría de los alimentos procesados contienen azúcares y carbohidratos altamente refinados. Esto, por supuesto, es aplicable a los dulces procesados, pero también a alimentos que se comercializan como saludables, como muchos productos a base de pan. No solo ocurre que la mayoría de ellos contienen AGT, sino que, además, el proceso de molienda industrial transforma el trigo en azúcar de rápida absorción. El pan blanco tiene un índice glucémico de 100, ¡mayor que el del azúcar de mesa!

Y lo que es aún peor, el jarabe de maíz con alto contenido en fructosa está presente en muchos alimentos envasados, como las barritas energéticas, las barritas de granola y las galletas. Cuando veas las denominaciones *jarabe de maíz*, *jarabe de arroz integral*, *jarabe natural*, *jarabe de caña* o *jarabe de arce* en la lista de ingredientes, tienes que saber que son maneras de decir *fructosa concentrada*.

Recuerda que tu intestino alberga algunas bacterias potencialmente perjudiciales. No pasa nada. Si nuestros compañeros intestinales están bien nutridos, no tenemos que preocuparnos por los microorganismos nocivos, porque las bacterias buenas los mantienen equilibrados. Pero, por desgracia, prosperan con las grasas saturadas y los azúcares simples. Cuando conviertes estos tipos de alimentos en piedras angulares de tu dieta, proporcionas sustento a las bacterias perjudiciales, con lo que crecen en tamaño y número y producen lipopolisacáridos. El resultado es la inflamación, a la vez que haces pasar hambre a las buenas bacterias de las que depende tu salud.

Por suerte para los que somos golosos, hay maneras saludables de satisfacer el anhelo de dulce. La mejor alternativa para nuestros compañeros intestinales es la alulosa no transgénica, un azúcar de origen natural que no tiene un impacto en los niveles de azúcar en sangre ni de insulina. Y lo que es aún mejor, a nuestros compañeros intestinales les encanta. La alulosa provoca cambios positivos en el microbioma y reduce la inflamación.[18] Cuando se proporciona alulosa a los ratones, producen más ácidos grasos de cadena corta (AGCC).[19] La alulosa es buena tanto para tu gusto por lo dulce como para tus compañeros intestinales.

No: consumir demasiada proteína o muy poca

Además de todos los inconvenientes relacionados con la Neu5Gc, el problema que presentan las dietas altas en proteínas es que privan a nuestros compañeros intestinales de la fibra y los polifenoles que necesitan para prosperar y comunicarse con las mitocondrias. De hecho, la actividad positiva de las mitocondrias suele empezar a disminuir al cabo de pocos días de comenzar a seguir una dieta alta en proteínas.[20] Cuando consumes demasiada proteína, tus compañeros intestinales comienzan a producir menos AGCC, incluido el butirato,[21] no tienen polifenoles para comer y activar, y empiezan a producir más compuestos dañinos.[22]

Recuerda que el consumo excesivo de proteína animal también puede hacer que tus compañeros intestinales produzcan demasiado sulfuro de hidrógeno, lo que implica daños para tus células. Una vez más, observamos el efecto Ricitos de Oro: aunque el sulfuro de hidrógeno es beneficioso por lo general, no lo es si está presente en exceso.

LAS LISTAS DE ALIMENTOS DE *GUT CHECK*

Ojalá te haya quedado todo bastante claro. Para facilitarte aún más las cosas, he creado las siguientes listas de «sí» y «no».

Sí, por favor: alimentos que potencian los posbióticos

Hortalizas crucíferas

Acelga
Berro
Berza
Bok choy
Brócoli
Chucrut (crudo)
Col
Col china
Col de Bruselas
Col lombarda
Col rizada
Coliflor
Colinabo
Kimchi
Rúcula

Otros vegetales que estimulan los posbióticos

Achicoria
Achicoria roja
Ajo
Albahaca
Alcachofa
Alcachofa de Jerusalén (tupinambo)
Algas
Apio
Brotes de bambú
Brotes de helecho
Castaña de agua
Cebolla

Cebolleta
Cebollino
Chalota (cebolla escalonia)
Champiñón
Chirivía
Cilantro
Escapo de ajo
Escarola
Escarola lisa
Espárrago
Espinaca (advertencia: contiene una lectina acuaporina)
Hierba limón (limoncillo)
Hojas de mostaza
Hojas de zanahoria
Jengibre
Lechuga de hoja roja y de hoja verde
Lechuga rizada
Lechuga romana
Menta
Mézclum
Mizuna
Nabo daikon (nabo japonés)
Nabo sueco
Nopal (paleta de cactus; si no puedes encontrarlo en tu localidad, cómpralo en línea)
Palmito (corazón de palma)
Perejil
Perilla
Puerro
Puntarelle (una achicoria italiana)
Quingombó
Rábano
Rábano picante

Remolacha (cruda)
Verdolaga
Verduras del mar
Zanahoria (cruda)

Frutas que actúan como grasas

Aceitunas de todo tipo
Aguacate (hasta uno entero al día)

Aceites

De aguacate
De canola* (no transgénico, ¡solo ecológico!)
De coco (siempre ecológico y consultar los posibles efectos adversos)
De hígado de bacalao (los que tienen sabor a limón y naranja no saben a pescado)
De linaza (alto contenido en lignanos)
De macadamia (contiene omega 7)
De nuez
De oliva virgen extra de primera presión en frío
De palma roja
De perilla (contiene mucho ácido alfalinolénico y ácido rosmarínico, ambos desacopladores)
De salvado de arroz
De semilla negra
De sésamo, normal y tostado
TCM

* N. del T.: Tipo de aceite de colza apto para el consumo humano.

Frutos secos y semillas

Hasta ½ taza (125 ml) al día.

Almendras (solo blanqueadas* o marcona)
Avellanas
Carne de coco (pero no agua de coco)
Castañas
Crema de macadamia para bebidas calientes (sin edulcorantes ni lácteos)**
Leche de coco (sustituto lácteo, sin edulcorantes)
Leche/crema de coco (enlatada entera y sin edulcorantes)
Mantequillas de frutos secos (si es mantequilla de almendras, preferiblemente que esté hecha con almendras blanqueadas, ya que la piel de la almendra contiene lectinas)
Nueces
Nueces *barùkas* (o *baru*)
Nueces de Brasil (en cantidades limitadas)
Nueces de macadamia
Nueces pecanas
Nueces pili
Piñones
Pistachos
Polvo de lenteja de agua
Proteína de cáñamo en polvo
Semillas de albahaca
Semillas de cáñamo
Semillas de lino (recién molidas)
Semillas de psilio/cáscara de psilio en polvo
Semillas de *sacha inchi*
Semillas de sésamo
Tahini

* N. del T.: Son almendras a las que se ha hervido brevemente para quitarles la piel.

** N. del T.: El autor menciona directamente la marca Milkadamia; concretamente, este producto es el Milkadamia *creamer*.

Barritas «energéticas»*

No más de una al día, por favor.

Adapt: coco, chocolate
Barritas Gundry MD**
Fast Bar
Keto Bars: *brownie* de mantequilla de almendras, caramelo salado, limón y semillas de amapola, masa para galletas con chispas de chocolate, chocolate con menta, chocolate negro con almendras y coco, fresa cubierta de chocolate
Keto Krisp: menta con chocolate, mantequilla de almendras, frambuesa con chocolate, chispas de chocolate con mantequilla de almendras, mantequilla de almendras con mermelada de mora
Kiss My Keto: masa para galletas, coco con chocolate, pastel de cumpleaños
MariGold: ChocoNut, Pure Joy, *espresso*, jengibre con coco
Primal Kitchen: almendras con especias, coco con lima
Rowdy Bars: masa de galletas keto con chocolate
Stoka: almendras con vainilla, almendras con coco

Almidones resistentes procesados

Se pueden comer todos los días en cantidades limitadas. Las personas con prediabetes o diabetes solo deben consumirlos una vez a la semana en promedio.

Cereales de Lovebird (solo los no endulzados)
Chips de yuca, taro y plátano de Terra
Chips y tortillas (tortas aplanadas) de Siete (pero atención: la pequeña cantidad de semillas de chía que hay en las chips provocan reacciones en dos de mis canarios; en cuanto a las

* N. del T.: A partir de aquí, en bastantes de las listas el autor incluye nombres de marcas, empresas e incluso sitios web. El autor piensa en el público estadounidense, por lo que podría ser que estas marcas y empresas no tuviesen productos a la venta fuera de Estados Unidos

** N. del T.: Gundry MD es la marca de productos del propio autor.

tortillas, elige solamente las elaboradas con harina de yuca y coco o con harina de almendra)

Copos de coco ecológico de Thrive Market

Egg thins de Crepini*

Envolturas de jícama y chips de plátano de Trader Joe's

Envolturas paleo (hechas con harina de coco), pan fino paleo, pan de almendras, pan de molde y pan de coco de Julian Bakery

Fettuccine y otras pastas de Cappello's

Pan de linaza y cáñamo keto de Fullove Foods

Pan de masa madre sin lectinas y panecillos de masa madre sin arroz de Bread SRSLY

Pan y *bagels* de Barely Bread (solo los que no tienen pasas)

Panes de Superbloombakery.com

Tortillas (tortas aplanadas) de nopal sin granos de Tía Lupita

Tortillas (tortas aplanadas) de ONANA

Tortillas (tortas aplanadas) de Positively Plantain

Tortillas (tortas aplanadas) y chips de harina de coco y yuca de The Real Coconut

---

Almidones resistentes

Comerlos con moderación. Las personas con diabetes y prediabetes tienen que limitar el consumo de estos alimentos inicialmente.

Batata (boniato) o ñame

Caqui

Chirivía

Chufa

Fruto del baobab

Glucomanano (raíz de *konjac*)

Jícama

* N. del T.: Los *egg thins* son una envoltura baja en carbohidratos y en azúcar, cuya base es el huevo, que recuerda a una torta aplanada o una crep.

Mango verde
Mijo
Nabo
Nabo sueco
Papaya verde
Plátano (banana) verde
Plátano macho verde
Popped Superfood Crisps (superalimento con forma de chips) de Gundry MD
Raíz de apio (apionabo)
Raíz de taro (malanga)
Sorgo
Yuca (tapioca)

Pastas aceptables

Las personas con diabetes, prediabetes y resistencia a la insulina deben consumir estos alimentos con una moderación extrema. Esta indicación no es aplicable a los fideos y el arroz de konjac *o de palmito.*

Arroz Miracle Rice
Espaguetis de palmito (corazón de palma) y láminas de lasaña de Natural Heaven
Espaguetis de sorgo de Gundry MD
Fideos de alga *kelp*
Fideos de *konjac*
Fideos de palmito (corazón de palma) de Palmini
Fideos *konjac shirataki* de Gundry MD
Fideos *shirataki*
Macarrones con forma de codo de pasta de batata Slimdown360
Ñoquis de coliflor de Trader Joe's
Pasta de *kanten* (agar-agar) de Miracle Noodle
Pasta de sorgo de Edison Grainery

Pastas de mijo y sorgo de Big Green
Pastas de yuca de Jovial

Pescados y mariscos salvajes

Consumir con precaución debido a la presencia de microplásticos, no más de 115 gramos al día.

Almeja
Anchoa
Atún enlatado
Bacalao
Calamar
Camarón (el salvaje exclusivamente)
Cangrejo
Fletán
Langosta
Lubina de agua dulce
Mejillón
Ostra
Pescados blancos del lago Superior*
Pescados hawaianos, incluidos el *mahi mahi*, el ono y el *opah*
Salmón de Alaska (contiene muy pocos microplásticos)
Sardina
Trucha
Trucha arcoíris
Vieira

Aves de pastoreo

Consumir 115 gramos al día.

Aves de caza (faisán, urogallo, paloma, codorniz)
Avestruz

* N. del T.: El lago Superior, de agua dulce, es el mayor de los Grandes Lagos de Norteamérica; se encuentra en territorio estadounidense y canadiense. (Fuente: Wikipedia).

Ganso
Huevos de gallinas camperas o enriquecidos con omega 3 (hasta cuatro al día)
Jerky* de pollo o pavo de pastoreo (versiones bajas en azúcar)
Pato
Pavo autóctono o de pastoreo
Pollo

Carne

De animales cien por cien alimentados con pasto y acabados con pasto; consumir 115 g a la semana; ver el capítulo anterior.

Alce
Bisonte
Buey
Cerdo (criado de forma respetuosa; incluye el *prosciutto*, el jamón ibérico, el jamón Cinco Jotas)
Embutidos fermentados de manera tradicional (buena noticia: no contienen Neu5Gc)
Jabalí
Vaca

Proteínas y «carnes» de origen vegetal

Aislados de proteína y/o proteína hidrolizada de guisantes o soja, u otras legumbres en polvo similares (esto no es lo mismo que las proteínas de guisante, de soja, de lenteja o de garbanzo convencionales; ¡cuidado, comprador!)
Batidos de proteína ProPlant de Gundry MD
Hamburguesa de tubérculos y hortalizas de raíz de Hilary's (hilaryseatwell.com)
Huevo de base vegetal (producto de Just Egg, ju.st)

* N. del T.: *Jerky* hace referencia a tiras de carne deshidratadas y curadas.

Lentejas y otras legumbres cocidas a presión (enlatadas, como las de las marcas Eden o Jovial) o secas, remojadas y después cocidas a presión (utiliza una Instant Pot)*
Polvo de lenteja de agua
Productos de Quorn: solo las piezas sin carne, los molidos sin carne, las tiras estilo filete sin carne, los filetes sin carne, el asado sin carne (evita todos los demás productos, ya que contienen lectinas/gluten)
Proteína de cáñamo en polvo
Proteína de linaza en polvo
Proteína vegetal texturizada (PVT)
Suero y caseína veganos de Perfect Day
Tofu de cáñamo

Frutas ricas en polifenoles

Limítate a una porción pequeña los fines de semana y solo cuando sea la temporada de esa fruta; otra opción es comerla sin restricciones aplicando el procedimiento del «zumo a la inversa». Las mejores opciones son las semillas de granada y maracuyá, seguidas de las frambuesas, las moras y las fresas, y después los arándanos, el pomelo, la mandarina pixie *y el kiwi (cómete la piel de este último para obtener más polifenoles).*

Albaricoque
Arándano azul
Arándano rojo (fresco)
Caqui
Carambola (fruta de estrella)
Cereza
Ciruela
Cítricos, todos los tipos (no en zumo)
Frambuesa

* N. del T.: Instant Pot es una marca de olla a presión eléctrica programable que goza de prestigio.

Fresa
Granada
Guayaba
Kiwi
Manzana
Maracuyá (fruta de la pasión)
Melocotón
Mora
Nectarina
Papaya
Pera crujiente (*anjou*, *bosc*, *comice*)

Productos lácteos y sustitutos

Copos de crema de leche de cabra de Mt. Capra
Crema agria ecológica
Ghee (procedente de animales alimentados con pasto;* consumir con moderación)
Ghee de cabra (consumir con moderación)
Kéfir de cabra y oveja (natural)
Mantequilla de búfala (disponible en Trader Joe's)
Mantequilla francesa o italiana (consumir con moderación)
Mozzarella de búfala: *mozzarella di bufala* (Italia), Buf Creamery (Uruguay)
Mozzarella vegana y queso crema de So Delicious
Nata espesa ecológica
Parmesano
Queso crema ecológico
Queso *ricotta* de Kite Hill
Quesos de leche de cabra: *feta*, *brie*, *mozzarella*, *cheddar*

---

* N. del T.: Estos animales, no especificados, deben de ser las vacas, pues si bien el *ghee* se obtenía de la leche de búfala originalmente, en la actualidad se obtiene de la mantequilla procedente de la leche de vaca.

Quesos de leche de oveja: pecorino romano, pecorino sardo, feta, manchego
Quesos franceses e italianos viejos «crudos»
Quesos viejos de Suiza
Yogur de cabra (natural)
Yogur de coco (natural)
Yogur de oveja (natural)
Yogur vegetal de Lavva

Hierbas, aderezos y condimentos

Aminoácidos de coco
Extracto puro de vainilla
Hierbas y especias (todas excepto la pimienta roja en escamas)
Levadura nutricional
Mayonesa de aguacate
Mayonesa TCM
Miso
Mostaza
R's KOSO* y otras bebidas KOSO
Sal marina (yodada)
Salsa de pescado
Tahini
Vinagres (vinagre de sidra de manzana, vinagres Bliss, vinagres Sideyard Shrubs, otros)
Wasabi

Harinas

De almendra (blanqueada, no harina de almendras sin pelar)
De arrurruz
De avellana

* N. del T.: R's KOSO se anuncia, en la página web del producto (rskoso.com), como una «bebida posbiótica japonesa».

De batata
De castaña
De cereza del café
De chufa
De coco
De mijo
De plátano (banana) verde
De semilla de uva
De sésamo (y semillas)
De sorgo
De yuca

Edulcorantes

Alulosa (¡con mucho, la mejor opción! Que no sea transgénica)
Eritritol (no es tan malo como creen algunas personas. Prefiero el de Swerve, ya que también contiene oligosacáridos)
Estevia (prefiero la de SweetLeaf; también contiene inulina)
Fruta del monje (*luo han guo*; Nutresse es una buena marca)
Inulina (Just Like Sugar es una marca magnífica)
Jarabe de yacón (Super Yacon Syrup está disponible en Walmart; Sun-Food Sweet Yacon Syrup está disponible en Amazon)
Miel local o miel de manuka (¡en cantidades muy limitadas!)
Xilitol

Chocolate y postres helados

Cacao en polvo natural (no holandés), sin edulcorantes
Chocolate negro sin edulcorantes, con un 72 % de cacao o más (30 gramos al día)
Helado con mantequilla de nuez pecana y chispas de chocolate de Simple Truth
Helado de Rebel Creamery: mantequilla de nuez pecana, frambuesa, caramelo salado, fresa, vainilla

Helado vegano de Nick's
Helados de Killer Creamery: Chilla in Vanilla, Caramels Back y No Judge Mint
Helados Enlightened
Keto Ice Cream: chocolate, chispas de menta, caramelo de sal marina
Postres helados con leche de coco, sin lácteos (los de la etiqueta azul de So Delicious, que solo contienen 1 gramo de azúcar; pero ten cuidado: pueden contener proteína de guisante)
Vaina de vainilla de Mammoth Creameries

Bebidas

Agua hidrogenada
Agua San Pellegrino o Acqua Panna
Café
Champán (180 mililitros al día)
Kombucha baja en azúcar de la marca KeVita (de coco o de mojito de coco, por ejemplo), otras kombuchas bajas en azúcar
Licores oscuros (30 mililitros al día)
Té (todos los tipos)
Vino tinto (180 mililitros al día)

No, gracias: los principales alimentos que contienen lectinas

---

Alimentos refinados, con almidón

Arroz
Cereales
Crackers
Galletas
Harina de trigo
Harina de trigo integral
Pan

Pasta
Patatas
Patatas chips
Productos de repostería
Tortillas (tortas aplanadas)

Granos, granos germinados, pseudogranos y hierbas

Arroz blanco (excepto el arroz *basmati* blanco de la India, que contiene un almidón muy resistente, cocido a presión; el arroz *basmati* blanco estadounidense no tiene esta cualidad)
Arroz integral
Arroz salvaje
Avena (no se puede cocer a presión)
Bulgur
Cebada (no se puede cocer a presión)
Centeno (no se puede cocer a presión)
Einkorn (escaña)
Espelta
Hierba de cebada
Hierba de trigo
Jarabe de maíz
Kamut
Kasha
Maíz
Palomitas de maíz y otros productos de maíz
Quinoa
Trigo (la cocción a presión no elimina las lectinas de ningún tipo de trigo)
Trigo sarraceno

Azúcar y otros edulcorantes

Acesulfamo K (Sweet One y Sunett)
Agave
Aspartamo (NutraSweet)
Azúcar de coco
Azúcar granulado (incluso el azúcar de caña ecológico)
Bebidas *light*
Maltodextrina
Sacarina (Sweet'N Low)
Sucralosa (Splenda)

Productos vegetales

Los que están marcados con un asterisco (*) pueden convertirse en alimentos seguros por medio de la cocción a presión.

Edamame*
Garbanzos* (incluso como hummus)
Guisantes*
Guisantes dulces
Lentejas*
Otras legumbres*
Proteína de guisante (excepto la proteína de guisante aislada o hidrolizada)
Proteína de soja (excepto la proteína de soja aislada o hidrolizada)
Soja*
Todas las alubias* (incluidas las judías verdes y los germinados)
Tofu*

Frutos secos y semillas

Almendras no blanqueadas
Anacardos
Cacahuetes

Semillas de calabaza
Semillas de chía
Semillas de girasol

Frutas

(Algunas decimos que son hortalizas).

Bayas de *goji*
Berenjena
Calabacín
Calabazas (de todo tipo)
Melones (de todo tipo)
Pepino
Pimiento morrón
Pimiento picante
Tomate
Tomatillo

Productos lácteos que contienen betacaseína A1

Helados (la mayoría)
Kéfir elaborado a partir de la leche de vacas estadounidenses
Leche de vaca
Mantequilla (incluso la procedente de animales alimentados con pasto), excepto la procedente de vacas cuya leche contiene betacaseína A2 o la procedente de leche de oveja, cabra o búfala
Queso de leche de vacas estadounidenses
Queso *ricotta*
Requesón
Yogur helado
Yogures (incluido el yogur griego)

Aceites

De cacahuete
De cártamo
De girasol
De maíz
De semilla de algodón
De semilla de uva
De soja
Todos los aceites «parcialmente hidrogenados»
«Vegetales»

Condimentos

Kétchup
Mayonesa (menos la de aguacate o la elaborada con aceite TCM)
Pimienta roja en escamas
Salsa de soja
Salsa inglesa (salsa Worcestershire)
Steak sauce (salsa para condimentar carnes)

***

Ahora ya sabes cuáles son todos los alimentos que tus compañeros intestinales quieren y no quieren comer. Tal vez sea un buen momento para recordar por qué estás haciendo todo esto. Has aprendido que la compleja galaxia que vive en tu cuerpo controla prácticamente todo lo que te sucederá. Los componentes de esta galaxia superan en número, con mucho, a tus células humanas y al material genético humano que albergas. Sin embargo, también has leído acerca de todas las formas en que hemos ignorado, maltratado y, en definitiva, matado a estos microbios. Están furiosos y no van a seguir tolerando esta situación.

La buena noticia es que tienes el poder de arreglar las cosas. Puedes revertir el daño que ha sufrido tu ecosistema interno sin demasiadas dificultades. Si aún no crees que sea necesario, lo único que me queda por decirte son unas palabras sacadas de otra de mis películas favoritas, *Harry el Sucio*: «Tienes que hacerte una pregunta: "¿Me siento afortunado?"».*

Bueno, ¿te sientes afortunado/a, amigo/a? ¿Qué dices? Yo digo: ¡vamos a comer!

* N. del T.: Palabras traducidas directamente de la versión original, *Dirty Harry*. En la versión en castellano, las palabras son: «¿No crees que debieras pensar que eres afortunado?».

RECETAS

Tabla de conversiones	
¼ de cucharadita	1,2 ml
½ cucharadita	2,5 ml
¾ de cucharadita	3,8 ml
1 cucharadita	5 ml
1½ cucharaditas	7,5 ml
1 cucharada	15 ml
1½ cucharadas	22 ml
2 cucharadas	30 ml
3 cucharadas	45 ml
4 cucharadas	60 ml
⅛ de taza	30 ml
¼ de taza	60 ml
⅓ de taza	80 ml
½ taza	120 ml
¾ de taza	180 ml
1 taza	240 ml
1¼ tazas	295 ml
1½ tazas	355 ml
2 tazas	475 ml
3 tazas	710 ml

CONDIMENTOS

Salsa César de miso

Esta no es una salsa César clásica (la cual apruebo si se hace con aceite de oliva), sino que en mi opinión es una versión mejorada, fermentada y divertida, gracias al profundo sabor del miso, que es rico en umami. Añádela a la *ensalada César no tan clásica* (página 280) o incluso a tus frituras favoritas o a tus brochetas de carne de vacuno alimentado con pasto.

Receta para 2 raciones.

- 1 cucharada de miso blanco
- 1 yema de huevo de gallina campera*
- 1 diente de ajo
- 1 anchoa (opcional y deliciosa)
- 1½ cucharadas de salsa inglesa (Worcestershire)
- 1 cucharada de mostaza de Dijon
- ¼ de taza de parmesano, rallado
- Zumo de ½ limón
- 3 cucharadas de aceite de oliva virgen extra

1. Combina el miso, la yema de huevo, el ajo y la anchoa, si la incluyes, en un procesador de alimentos y pulsa hasta que todo quede bien mezclado.
2. Añade la salsa inglesa, la mostaza, el parmesano y el zumo de limón, y procesa hasta obtener una mezcla suave y homogénea.
3. Con el motor en marcha, incorpora un hilo de aceite de oliva hasta que se forme un aderezo de consistencia cremosa.

* N. del A.: Si no te sientes cómodo usando una yema de huevo cruda, prescinde de esta y del aceite de oliva e incorpora ¼ de taza de mayonesa aprobada por Gundry.

Para una versión vegana, prescinde de la anchoa, usa ¼ de taza de yogur de coco sin azúcares añadidos en lugar de la yema de huevo y el aceite de oliva, y sustituye el parmesano por levadura nutricional.

Alioli de ajo negro

El alioli tradicional no podría ser más sencillo: es mayonesa con ajo. Esta variante de la versión clásica aporta un irresistible dulzor natural gracias al ajo negro, que es ajo fermentado. Lleva algo de tiempo unir todos los ingredientes, incluso con un procesador de alimentos, ¡pero la espera vale la pena! Pruébalo con las *hamburguesas de cordero con miso y salsa de menta* (página 297) o con los *bocados fritos de chucrut con verduras de hoja* (página 290).

Receta para 1 taza.

2 dientes de ajo blanco
8 dientes de ajo negro
1 yema de huevo de gallina campera
2 cucharadas de vinagre blanco*
½ cucharadita de sal
¾ de taza de aceite de oliva virgen extra

1. En un procesador de alimentos, mezcla el ajo blanco con el negro hasta obtener una pasta suave; raspa los lados del recipiente de vez en cuando.
2. Añade la yema de huevo, el vinagre y la sal, y mezcla hasta que estos ingredientes se hayan incorporado a la pasta.
3. Con el procesador de alimentos en marcha, vierte poco a poco el aceite de oliva en la mezcla de ajo, deteniéndote ocasionalmente

* N. del A.: Otra opción maravillosa es el vinagre balsámico, con el fin de acentuar el dulzor del ajo negro.

para raspar los lados del recipiente. Hazlo *despacio*; te debería llevar un par de minutos incorporar todo el aceite de oliva al ajo.

4. Continúa procesando, hasta que la mezcla esté espesa y cremosa.

PLATOS Y ALIMENTOS SABROSOS (VEGETARIANOS)

Ensalada César no tan clásica

La verdad es que me encanta la ensalada César clásica, pero a veces quiero algo un poco diferente. Por eso he creado no una, sino tres variantes divertidas para ti: una versión casi clásica con miso; una versión menos clásica con col lombarda, que está a medio camino entre la ensalada y la ensalada de col, y una versión más atrevida a la parrilla, que queda perfecta con una buena barbacoa.

Receta para 2 raciones.

Versión casi clásica

1 lechuga romana pequeña
Salsa César de miso (página 278)
¼ de taza de parmesano, rallado
¼ de taza de nueces tostadas

Corta o rasga la lechuga en trozos del tamaño de un bocado y colócala en un tazón grande para ensalada. Añádele la salsa y el parmesano y combina. Sirve con las nueces por encima.

Versión con col lombarda

Salsa César de miso (página 278)
Ralladura y zumo de 1 limón
½ col lombarda rallada
1 bulbo de hinojo, rallado
¼ de taza de parmesano, rallado
¼ de taza de avellanas tostadas

Combina la salsa con la ralladura y el zumo del limón. Combina la col y el hinojo en un tazón grande para ensalada. Mezcla con la salsa y el parmesano. Sirve con las avellanas por encima.

Versión con col rizada a la parrilla

2 manojos de col rizada *lacinato*, con las hojas enteras
2 cucharadas de aceite de oliva virgen extra
Salsa César de miso (página 278)
¼ de taza de parmesano, rallado
¼ de taza de piñones tostados

Calienta una parrilla o una sartén *grill* a fuego medio-alto. Unta bien la col rizada con el aceite de oliva. Asa de uno a dos minutos por lado, hasta que las hojas queden un poco tostadas. Deja enfriar y elimina los tallos duros. Corta en trozos del tamaño de un bocado. Combina con la salsa y el parmesano. Sirve con los piñones por encima.

Carbonara de *kimchi* con espaguetis de sorgo o batata

Encuentro que los espaguetis de sorgo son un maravilloso sustituto de la pasta de trigo tradicional (y cargada de lectinas). Si eres vegano, busca un kimchi vegano y utiliza media lata de crema de coco en lugar de los huevos y el queso para obtener una pasta cremosa ligeramente diferente, pero igualmente deliciosa.

Receta para 4 raciones.

450 g de espaguetis de sorgo
4 cucharadas de aceite de sésamo
1 chalota pequeña picada*
6 dientes medianos de ajo, picados
1 cucharada de jengibre fresco, picado

* N. del A.: Si no hay chalotas en tu tienda de comestibles, usa ¼ de cebolla morada en su lugar.

¼ de taza de vino blanco seco*
½ taza de kimchi de col, cortado en dados
¼ de taza de jugo de kimchi
3 yemas de huevos de gallinas camperas a temperatura ambiente
½ taza de parmesano rallado, y más para servir
1 taza de espinacas, finamente cortadas
Sal y pimienta al gusto

1. Cuece los espaguetis en una olla de agua grande, según las instrucciones del paquete. Escúrrelos, reservando 1 taza del agua de cocción de la pasta.
2. En una sartén grande, calienta el aceite a fuego medio. Incorpora la chalota y sofríe entre dos y tres minutos, hasta que esté traslúcida.
3. Añade el ajo y el jengibre y sofríe durante un minuto, hasta que desprendan mucho olor. Desglasa la sartén con el vino o el caldo, removiendo para despegar los trozos dorados.
4. Añade el kimchi a la sartén y cocina, removiendo regularmente, hasta que se haya ablandado un poco, de uno a dos minutos. Incorpora la pasta cocida y mezcla.
5. Retira del fuego y a continuación añade el jugo de kimchi, las yemas de huevo y el parmesano. Mezcla vigorosamente para que la pasta quede bien cubierta. Si la pasta parece seca, añádele un poco del agua en que se ha cocido.
6. Divide entre cuatro tazones y pon las espinacas por encima antes de servir. Añade sal y pimienta al gusto.

* N. del A.: Si prefieres no cocinar con vino o no tienes una botella abierta, puedes usar un caldo libre de lectinas y añadir un chorrito de limón.

Tortitas de kimchi

Las tortitas de kimchi (*kimchijeon*) son uno de mis alimentos coreanos favoritos, pero a menudo se hacen con harina de trigo. Al sustituir la harina de trigo por almidón de tapioca sin lectinas (no lo cambies por harina de yuca), obtienes un manjar sabroso, extracrujiente y delicioso que se puede comer caliente, a temperatura ambiente o frío.

Receta para 4 raciones.

PARA LAS TORTITAS:

½ taza de kimchi de col
3 cebolletas, finamente picadas
½ cucharadita de sal marina yodada
½ cucharadita de ajo en polvo
1 chalota picada
1 cucharada de jugo de kimchi
4 cucharadas de almidón de tapioca
3 huevos grandes de gallinas camperas
1 cucharadita de *gochujang* (pasta de pimientos picantes fermentada coreana)
2 cucharadas de aceite de perilla o sésamo, divididas

PARA LA SALSA:

2 cucharadas de aminos de coco
2 cucharadas de vinagre de vino de arroz
1 cucharada de aceite de sésamo tostado
1 diente de ajo pequeño, triturado

1. En un tazón grande, combina el kimchi, las cebolletas, la sal, el ajo en polvo y la chalota.
2. En otro tazón (o una batidora para ahorrar tiempo), combina el jugo de kimchi, el almidón de tapioca, los huevos y el *gochujang*. Mezcla hasta conseguir una textura suave y homogénea. Incorpora esta masa a la mezcla de kimchi.
3. Calienta una sartén grande a fuego medio-alto y pon en ella una cucharada y media de aceite.

4. Cuando la sartén esté caliente, incorpora media taza de la mezcla para tortitas y extiéndela en la sartén de tal forma que el grosor sea el mínimo posible. Reduce el fuego a medio-bajo y dora durante dos minutos; después da la vuelta a la masa y dora durante un minuto más.
5. Pon la tortita sobre una rejilla para que se enfríe y repite con la mezcla y el aceite restantes.
6. Prepara la salsa combinando todos los ingredientes en un tazón pequeño y mezclando.
7. Corta las tortitas en porciones alargadas y sírvelas con la salsa.

Ensalada de col con vinagreta de miso y sésamo

No puedo resistirme a una ensalada de col ligeramente salada, pero en mi opinión la mejor ensalada de col también necesita un toque de dulzor. Con este fin, he incorporado pera verde crujiente y un poco de alulosa a esta ensalada agria con un toque de sésamo. A mí no me gusta que la ensalada esté demasiado aderezada, pero si prefieres ponerle un aderezo más espeso, duplica la receta del aderezo y añádele más a tu gusto.

Receta para 4 raciones.

2 tazas de col lombarda, cortada en rodajas finas
1 cebolla morada, cortada en rodajas finas
2 tazas de col rizada cortada en tiras finas, sin las nervaduras
½ cucharadita de sal
1 pera verde crujiente, rallada (opcional)
2 cucharadas de semillas de sésamo tostadas
1¼ tazas de yogur de coco sin azúcares añadidos
¼ de taza de tahini
2 cucharadas de aceite de sésamo tostado
2 cucharadas de miso
1 cucharadita de alulosa
Zumo de 1 limón

1. En un tazón grande, frota con sal la col lombarda, la cebolla y la col rizada, hasta que estén tiernas. Incorpora la pera, si la usas, y las semillas de sésamo.
2. En una batidora, mezcla el yogur, el tahini, el aceite de sésamo, el miso, la alulosa y el zumo de limón. Bate hasta obtener una textura suave y cremosa; añade agua según sea necesario, para diluir un poco la masa.
3. Combina las verduras con el aderezo hasta que queden cubiertas de manera uniforme. Sirve frío o a temperatura ambiente.

Tazón de desayuno con chucrut y aguacate

Algunos fines de semana piden un *brunch* contundente,* y este delicioso tazón de desayuno es justo lo que necesitas. El chucrut aporta un interesante toque ácido que equilibra la cremosidad del aguacate y los huevos. A menudo prescindo del mijo para obtener un desayuno menos almidonado; el resultado es genial en cualquier caso.

Receta para 2 raciones.

1 taza de mijo cocido
1½ cucharadas de aceite de oliva virgen extra, dividida
2 dientes de ajo, picados
1 manojo de col rizada, desmenuzada
½ cucharadita de sal
1 taza de chucrut escurrido
2 huevos de gallinas camperas
1 aguacate, picado
Zumo de 1 limón
Salsa picante fermentada, al gusto

1. Reparte el mijo en dos tazones.

* N. del T.: El término *brunch* deriva de la combinación de las palabras inglesas *breakfast* ('desayuno') y *lunch* ('almuerzo, comida del mediodía'). Este concepto gastronómico implica disfrutar de una comida que combina elementos tanto del desayuno como del almuerzo, normalmente entre las once de la mañana y la una de la tarde.

2. En una sartén grande, calienta la mitad del aceite a fuego medio. Incorpora el ajo y sofríe de uno a dos minutos, hasta que desprenda olor. Añade la col rizada y la sal y sofríe de tres a cuatro minutos, hasta que la col rizada esté marchita. Agrega el chucrut y guisa durante dos minutos, hasta que esté caliente. Reparte el contenido en los dos tazones y limpia la sartén.
3. Calienta el aceite restante a fuego medio-alto y cocina los huevos a tu gusto.
4. Pon un huevo en cada tazón, junto con la mitad de un aguacate. Exprime el zumo de limón por encima y añade la salsa picante al gusto.

Alubias y tomates cocidos a presión con chucrut y ajo crujiente

La mayoría de las personas no lo saben, pero me *encantan* los tomates y las alubias; se cuentan entre los alimentos más deliciosos del mundo. Pero hay que cocerlos a presión para reducir al mínimo el impacto de sus lectinas. Te sugiero servir este plato sobre pasta sin lectinas o con pan sin lectinas.

Receta para 4 raciones.

¼ de taza de aceite de sésamo
1 cebolla morada mediana, cortada en dados
4 dientes de ajo, picados
2 cucharadas de romero fresco, picado
1 cucharada de orégano fresco, picado
½ cucharadita de sal marina yodada
2 cucharadas de pasta de tomate
1 lata de 800 g de tomates pelados y sin semillas*

* N. del A.: Me resulta más fácil usar tomates pera pelados; los corto por la mitad y a continuación saco y desecho las semillas.

3 tazas de caldo de pollo o verduras sin lectinas

2 tazas de alubias *cannellini* secas, dejadas en remojo en agua, que hay que cambiar dos veces a lo largo de doce horas (en total, las alubias estarán en remojo en tres masas de agua distintas.* ¿Vas mal de tiempo? Usa alubias cocidas a presión de la marca Eden o Jovial)

2 tazas de chucrut escurrido

½ taza de queso de cabra desmenuzado

1. Pon en marcha tu Instant Pot** dándole al botón de saltear. Incorpora el aceite y la cebolla y saltea de tres a cuatro minutos, hasta que la cebolla comience a verse traslúcida.
2. Añade el ajo, el romero, el orégano y la sal marina, y saltea, removiendo ocasionalmente, entre uno y dos minutos, hasta que el ajo desprenda mucho olor. Añade la pasta de tomate y cocina durante un minuto.
3. Apaga el fuego e incorpora los tomates y el caldo a la Instant Pot. Raspa el fondo para que se desprenda cualquier trozo de comida cocida.
4. Cuela las alubias y añádelas a la Instant Pot. Cierra bien la tapa, asegurándote de que la manija de liberación de vapor esté en la posición de sellado. Cocina a presión alta durante veinte minutos. Deja que la presión disminuya de forma natural. Cuando ya no exista presión, quita la tapa y añade el chucrut.
5. Espolvorea el queso de cabra desmenuzado por encima y sirve.

* N. del A.: Si no tienes tiempo para tener en remojo las alubias durante la noche, cuécelas el doble de tiempo, enjuágalas con múltiples cambios de agua y ponlas en remojo durante una hora por lo menos antes de cocinarlas.

** N. del T.: Ver nota en página 267.

Nabos glaseados con miso

Esta receta de nabos glaseados con miso está inspirada en un plato que probé en un restaurante japonés de Los Ángeles. Tiene un delicioso sabor entre dulce y salado que es perfecto como acompañamiento para una comida especial, ¡y lo mejor de todo es que es sorprendentemente fácil de elaborar! ¿No tienes menta en casa? Usa perejil o albahaca. ¡Obtendrás un manjar de todas formas!

Receta para 4 raciones.

3 cucharadas de miso blanco
2 cucharadas de mantequilla de animales alimentados con pasto o aceite de aguacate
1½ cucharaditas de alulosa
1 cucharada de aminos de coco
450 g de nabos blancos, sin hojas, bien lavados y cortados en gajos
Zumo de ½ limón
¼ de taza de menta fresca, picada

1. En una sartén grande, calienta el miso, la mantequilla o el aceite, la alulosa y los aminos de coco a fuego medio. Incorpora los nabos y remueve para combinar. Añade suficiente agua para cubrir los nabos y sube el fuego a medio-alto.
2. Lleva a ebullición y da la vuelta a los nabos cada cierto tiempo, hasta que la mayor parte del líquido se haya evaporado y los nabos estén tiernos al pincharlos con un tenedor. Esto tomará entre veinte y veinticinco minutos aproximadamente. Si el líquido se evapora antes de que los nabos estén tiernos, añade más agua.
3. Cuando ya quede poco líquido, cocina de cinco a siete minutos, removiendo ocasionalmente, hasta que los nabos estén dorados.
4. Sirve con un chorrito de zumo de limón y con la menta fresca esparcida por encima.

Ensalada de remolacha con aderezo de miso y ajo negro

A muchas personas les resulta desconcertante encontrar remolacha en un plan de Gundry, y lo entiendo: a veces está permitida, a veces no. En una preparación cruda como esta, en que el azúcar no ha tenido la oportunidad de cocinarse y concentrarse, son perfectamente apropiadas, sobre todo porque aparecen combinadas con frutas de temporada ricas en nutrientes, verduras frescas y un aderezo fermentado y picante.

Receta para 4 raciones.

PARA EL ADEREZO:

2 dientes de ajo negro
1 diente de ajo blanco
1 cucharada de miso blanco
3 cucharadas de vinagre balsámico
⅓ de taza de aceite de oliva virgen extra

PARA LA ENSALADA:

2 tazas de rúcula
2 remolachas crudas, peladas y cortadas en rodajas finas
1 bulbo de hinojo, rallado
1 cebolla morada, cortada en rodajas finas
2 aguacates, cortados en cubos
½ taza de frutas de temporada (opcional)*
¼ de taza de pistachos pelados
¼ de taza de parmesano (opcional)

1. Primero, prepara el aderezo: mezcla todos los ingredientes en una batidora o un procesador de alimentos hasta conseguir una textura homogénea.
2. En un tazón grande para ensalada, combina el aderezo con la rúcula, la remolacha, el hinojo y la cebolla hasta que las verduras

* N. del A.: Este ingrediente es opcional, pero si quieres incluirlo, ahí van mis sugerencias. Principios de otoño: peras crujientes. Finales del otoño e invierno: granada. Finales del invierno y principios de primavera: pomelo. Primavera: moras. Verano: cerezas deshuesadas.

queden bien cubiertas. Añade el aguacate, la fruta (si has decidido incluirla), los pistachos y el parmesano (si has decidido incluirlo), y sirve.

Bocados fritos de chucrut con verduras de hoja

El chucrut es uno de esos alimentos a los que cuesta acostumbrarse. Es agrio y un poco amargo, y puede ser bastante ácido. Pero escurriéndolo bien y friéndolo en una sartén hasta que quede crujiente, obtenemos un «plato de iniciación» perfecto para cualquiera que desee probar los alimentos fermentados. Y sí, puedes sustituir el chucrut por kimchi si prefieres algo un poco más picante.

Receta para 4 personas.

- 2 tazas de chucrut bien escurrido
- ¼ de taza + 1 cucharada de aceite de oliva virgen extra, divididas
- 1 chalota, picada
- 1 cucharadita de semillas de alcaravea
- 1 cucharada de romero fresco, picado
- 1 taza de verduras de hoja, picadas*
- 1 huevo grande enriquecido con omega 3 o de gallina campera
- ½ taza de leche de coco sin azúcares añadidos
- ½ taza de almidón de tapioca
- ½ taza de harina de mijo

1. Envuelve el chucrut con un paño y exprime para extraer la mayor cantidad de humedad posible. Extiende el chucrut sobre una hoja de papel de cocina seca y deja que siga secándose al aire.
2. En una sartén grande, calienta una cucharada del aceite a fuego medio. Incorpora la chalota, las semillas de alcaravea y el romero, y sofríe hasta que desprendan mucho olor (entre uno y dos

* N. del A.: Verduras apropiadas para esta receta son col rizada, acelgas, hojas de diente de león e incluso espinacas, todas ellas picadas.

minutos aproximadamente). Añade las verduras de hoja y guisa hasta que estén marchitas y se haya evaporado todo el líquido de la sartén (unos cinco minutos). Retira del fuego y pon el contenido en un tazón. Limpia la sartén.

3. En un tazón grande, bate el huevo, la leche de coco, el almidón de tapioca y la harina de mijo para obtener una masa espesa (más espesa que la de las tortitas). Incorpora el chucrut y las verduras cocinadas hasta que se forme una masa cohesionada. Si la mezcla parece demasiado húmeda, añade más almidón de tapioca, una cucharada cada vez.
4. Agrega el resto del aceite de oliva a la sartén y ponlo a calentar a fuego medio. Cuando esté caliente, deja caer en él bolas de masa del tamaño de una cucharada (deberás hacerlo en varias rondas para que no se amontonen en la sartén). Fríe de tres a cuatro minutos por cada lado, hasta obtener unos bocados dorados y crujientes; cuando estén listos, ponlos en una rejilla. Fríe porciones de masa hasta terminarla.
5. Sirve y disfruta.

PLATOS SABROSOS (CON CARNE, PESCADO Y MARISCO)

Muslos de pollo al curri marinados en yogur de cabra con salsa de albahaca

Siempre me ha encantado usar el yogur para marinar la carne; aporta un toque delicioso y realza las especias de este plato de manera excepcional, con lo que se obtiene un producto final muy sabroso. Incluso he cocinado este pollo en mi barbacoa a fuego medio-alto; asegúrate de darle la vuelta ocasionalmente para que no se queme y ásalo durante unos veinte minutos.

Receta para 4 raciones.

PARA EL POLLO:

4 dientes de ajo, finamente rallados o picados
1 cucharada de jengibre, picado
2 tazas de yogur de cabra sin azúcares añadidos
Zumo de 1 lima
1 cucharadita de mostaza en polvo
1 cucharadita de comino molido
1 cucharadita de sal marina yodada
2 cucharadas de curri en polvo
6 muslos de pollos de corral con el hueso y la piel
2 cucharadas de aceite de oliva virgen extra

PARA LA SALSA:

1 taza de hojas frescas de albahaca
2 dientes de ajo
2 cucharadas de menta fresca
Zumo de 1 lima
½ cucharadita de mostaza de Dijon
1 aguacate maduro
½ cucharadita de sal marina
2 cucharadas de vinagre de sidra de manzana
Sal y pimienta al gusto

1. En un tazón grande, combina el ajo, el jengibre, el yogur de cabra, el zumo de lima, la mostaza en polvo, el comino, la sal marina yodada y el curri en polvo. Incorpora el pollo y asegúrate de que

la marinada lo cubra completamente. Ponlo en la nevera durante cuatro horas por lo menos, o toda la noche.

2. Para preparar la salsa, introduce en una batidora la albahaca, el ajo, la menta, el zumo de lima, la mostaza de Dijon, el aguacate y la sal marina. Con el aparato en marcha, ve añadiendo el vinagre dejando caer un hilito, hasta obtener una mezcla homogénea y cremosa. Prueba y ajusta la sazón según sea necesario (si el sabor es demasiado ácido, agrega un poco de aceite de oliva para contrarrestar la acidez). Añade sal y pimienta al gusto.
3. Retira el pollo de la marinada y sécalo con papel de cocina.
4. Precalienta el horno a 200 °C. Calienta una sartén apta para horno a fuego medio-alto. Cuando la sartén esté caliente, incorpora el aceite de oliva. Cocina el pollo con la piel hacia abajo entre cinco y siete minutos, hasta que la piel esté crujiente. Da la vuelta al pollo y quítalo del fuego. Trasládalo al horno y ásalo de veinticinco a treinta y cinco minutos sin taparlo, hasta que un termómetro insertado en la parte más carnosa marque 70 °C.
5. Sirve el pollo con la salsa.

Estofado de bacalao y kimchi

El estofado coreano de kimchi clásico se llama *kimchi jjigae*; suele hacerse con kimchi, tofu y cerdo. En esta variante se aprovecha el sabor rico y potente tanto del kimchi como del miso, que se conjunta con el bacalao o cualquier otro pescado blanco cocinado ligeramente para obtener un plato realmente satisfactorio. Sé que a algunas personas no les gusta la textura del kimchi pero les encanta su sabor. Si eres una de ellas, prueba el kimchi de rábano en lugar del kimchi de col para obtener un plato más crujiente.

Receta para 4 personas.

3 cucharadas de aceite de sésamo
115 g de champiñones *shiitake* o *cremini*, limpios y cortados por la mitad
1 bulbo de hinojo, picado
3 chalotas medianas, picadas
¼ de taza de jengibre, finamente picado
5 dientes de ajo, picados
1 cucharada de *gochujang* (pasta de pimientos picantes fermentada coreana)
1 cucharada de miso blanco
2 tazas de kimchi con su jugo*
¼ de taza de aminos de coco
450 g de bacalao, halibut o corégono de lago, sin espinas y sin piel, cortado en cubos
¼ de taza de cebolletas en rodajas, para servir
1 aguacate cortado en dados, para servir
Semillas de sésamo tostado, para servir

1. Calienta el aceite en una olla para sopa a fuego medio-alto. Saltea los champiñones y el hinojo hasta que estén ligeramente dorados (durante unos siete u ocho minutos), removiendo ocasionalmente.
2. Baja el fuego a intensidad media y añade las chalotas, el jengibre y el ajo. Sofríe de cuatro a cinco minutos, hasta que el jengibre esté ligeramente dorado y el ajo despida mucho olor. Incorpora el *gochujang* y el miso y cocina hasta que la mezcla adquiera un color intenso (durante un minuto más o menos).
3. Añade el kimchi y desglasa la olla con la ayuda del jugo. Raspa cualquier residuo adherido en el fondo y cocina hasta que la mayor parte del líquido se haya evaporado.
4. Incorpora los aminos de coco y cinco tazas de agua y lleva a ebullición. Baja el fuego a intensidad baja y cocina sin tapar durante unos veinte minutos, hasta que el kimchi esté tierno.**
5. Añade el pescado y cocina a fuego lento entre dos y tres minutos; a continuación saca la olla del fuego y pon la tapa. Deja reposar

* N. del A.: Si el kimchi contiene trozos de col muy grandes, te sugiero que los cortes en trozos pequeños antes de empezar a elaborar este plato.

** N. del A.: Si usas kimchi de rábano, estará crujiente hasta veinte minutos después de la cocción, ¡lo cual es perfecto!

durante cinco minutos, mientras el calor del caldo cocina un poco el pescado.

6. Reparte el guiso en tazones; decora con las cebolletas, el aguacate y las semillas de sésamo, y sirve.

Ensalada de atún con aceite de sésamo y chucrut

Si prefieres una opción vegetariana, puedes sustituir el atún por corazones de palma enlatados o incluso garbanzos cocidos a presión. Puedes hacer un sándwich con esta ensalada (usando pan libre de lectinas), pero también es excelente con verduras o como desayuno junto con huevos de gallinas camperas.

Receta para 2 raciones.

½ taza de chucrut escurrido
1 lata de atún salvaje en agua escurrido
1 chalota, picada
1 cebolleta, finamente picada
1 cucharada de tahini
1½ cucharaditas de aceite de sésamo tostado
1 cucharadita de mostaza de Dijon
1 aguacate maduro, aplastado
Zumo de ½ limón
Sal marina yodada al gusto

1. Envuelve el chucrut en un paño de cocina limpio y exprímelo para sacar la mayor cantidad de humedad posible. A continuación, ponlo en un tazón e incorpora el atún, la chalota y la cebolleta.
2. En un tazón grande, mezcla el tahini, el aceite de sésamo y la mostaza hasta que estén bien integrados. Añade el aguacate y el zumo de limón y bate y machaca hasta obtener la consistencia de una mayonesa superespesa.
3. Incorpora la «mayonesa» a la mezcla de atún. Prueba y añade sal según sea necesario.
4. Sirve en pan o *crackers* sin lectinas o junto con una ensalada verde.

Ensalada de «cereales» con miso, brócoli y camarones salvajes

Siempre me han encantado las ensaladas de cereales sustanciosas, como la ensalada de arroz o la tabulé, ¡pero pueden estar cargadas de lectinas! Este tazón de «cereales» se basa en semillas que no contienen lectinas, corazones de cáñamo ricos en proteínas y muchas hierbas. Incluso podrías prescindir del brócoli y los camarones y servir esta ensalada como acompañamiento de alguno de tus otros platos favoritos.

Receta para 4 raciones.

Salsa César de miso (página 278)
2 tazas de mijo o sorgo cocido
1 taza de corazones de cáñamo
¼ de taza de semillas de lino, molidas
¼ de taza de perejil, picado
¼ de taza de menta, picada
¼ de taza de albahaca, picada
Zumo de 1 limón
¼ de taza de aceite de oliva, dividida
2 tazas de ramilletes de brócoli
2 tazas de camarones salvajes pelados
3 dientes de ajo, picados
1½ cucharaditas de sal marina yodada, o al gusto
¼ de taza de nueces tostadas
1 taza de kimchi de rábano (opcional)

1. Prepara la *salsa César de miso* (las instrucciones están en la página 278).
2. En un tazón grande, mezcla el mijo o sorgo, los corazones de cáñamo, las semillas de lino, el perejil, la menta, la albahaca, el zumo de limón y la salsa. Deja reposar durante diez minutos por lo menos, o hasta dos horas, para que los sabores se mezclen.
3. Calienta una sartén grande a fuego medio-alto. Incorpora la mitad del aceite de oliva y el brócoli. Saltea, removiendo a menudo,

hasta que el brócoli esté tierno y sus bordes estén ligeramente dorados, de siete a diez minutos.

4. Transfiere el brócoli a otro tazón y vuelve a poner la sartén en el fuego. Añade el aceite restante y los camarones, y sofríe entre dos y tres minutos. Da la vuelta a los camarones, añade el ajo y sofríe de dos a tres minutos más, hasta que los camarones estén cocinados y el ajo desprenda olor.
5. Prueba la ensalada y añade sal según sea necesario. Es importante que lo hagas *después* de que se hayan mezclado los sabores para apreciar la verdadera esencia de este plato.
6. Reparte la ensalada en cuatro tazones y sirve con el brócoli, los camarones, las nueces y el kimchi (si has decidido incluirlo) por encima.

Hamburguesas de cordero con miso y salsa de menta

Añadir miso rojo a estas hamburguesas realza el sabor carnoso y fuerte del cordero, gracias al dulce sabor a fruto seco del miso. No dudes en hacer el doble de salsa (usando el doble de ingredientes) y guardar la que te sobre en la nevera: yo la he utilizado como aderezo para ensaladas, para rociarla sobre huevos y aguacates en el desayuno e incluso como salsa para masas fritas y carne.

Receta para 4 raciones.

PARA LAS HAMBURGUESAS:

450 g de cordero picado
2 cucharadas de miso rojo*
1 yema de huevo de gallina campera
Sal y pimienta al gusto

* N. del A.: La mayoría de las recetas de este libro requieren miso blanco, ya que es el más fácil de encontrar. También puedes usarlo en esta receta, pero es el miso rojo el que realza significativamente el sabor intenso del cordero.

2 cucharadas de aceite de oliva

Queso de cabra para servir (opcional)

PARA LA SALSA:

1 taza de yogur de cabra o coco natural

¼ de taza de tahini

Zumo de ½ limón

½ cucharadita de aminos de coco

¼ de taza de hojas de menta fresca, finamente picadas

1 chalota, picada

1 diente de ajo, machacado

1. En un tazón grande, combina el cordero, el miso y la yema de huevo, y mezcla bien. Añade sal y pimienta según sea necesario. Deja reposar la mezcla entre cinco y diez minutos mientras preparas la salsa.
2. Para preparar la salsa, en un tazón bate juntos el yogur, el tahini, el zumo de limón y los aminos de coco hasta que queden bien mezclados. Incorpora la menta, la chalota y el ajo. Reserva.
3. Pon a calentar una sartén grande a fuego medio-alto. Mientras se está calentando, haz cuatro hamburguesas con la mezcla de cordero.
4. Pon el aceite en la sartén y deja que se caliente durante un minuto; a continuación incorpora las hamburguesas. Cocina el primer lado de tres a cuatro minutos, hasta que se forme una costra; a continuación dales la vuelta y cocínalas entre tres y cuatro minutos más. Seguidamente, pon el fuego a intensidad baja. Continúa cocinando las hamburguesas hasta que estén a tu gusto (poco hechas: unos 50 °C; término medio: unos 55 °C; bien hechas: entre 65 y 68 °C; muy hechas: entre 71 y 74 °C).
5. Sirve con queso de cabra, si has optado por incluirlo, y una cucharada de la salsa de menta.

DELICIAS

«Avena del día siguiente»* (cáñamo + semillas de lino + mijo) fermentada con lactobacilos

En la avena convencional, el proceso tiene como base el remojo y no la cocción, pero en este caso cocer el mijo contribuye a una buena textura. Este proceso de fermentación rápida es una de las formas más fáciles de hacer alimentos fermentados en casa. Y según lo que añadas a la «avena», puedes tener un magnífico postre o un desayuno excelente.

Receta para 4 raciones.

1½ tazas de mijo cocido
1 taza de corazones de cáñamo
½ taza de semillas de lino molidas
¼ de taza de yogur de cabra o coco natural con cultivos vivos y activos
2 tazas de leche de coco sin azúcares añadidos
Cobertura con elementos de tu elección (ver la página siguiente)

1. En un tazón grande, combina el mijo, los corazones de cáñamo y las semillas de lino. Añade el yogur y la leche de coco, asegurándote de que el líquido cubra bien los granos.
2. Cubre el tazón con un paño de cocina o una gasa y deja reposar la mezcla a temperatura ambiente en la cocina entre ocho y doce horas (dejarla reposar durante toda la noche sería perfecto). Consume así tu «avena» o escurre cualquier líquido si prefieres una consistencia más espesa.

Para disfrutar de algo realmente especial, añade tu cobertura favorita, según las posibilidades que se indican a continuación.

* N. del T.: Un alimento para el desayuno que consiste en gachas de avena que se han dejado toda la noche en agua, leche o yogur.

POSIBLES COBERTURAS PARA LA «AVENA DEL DÍA SIGUIENTE»: NUESTRAS COMBINACIONES FAVORITAS

- Placer almendrado: chocolate semiamargo rallado, copos de coco tostados sin azúcar, almendras marcona
- Vacaciones en un tazón: copos de coco tostados sin azúcar, maracuyá fresco, nueces de macadamia
- Frutas del bosque (solo de temporada): ¼ de taza de frutas de temporada variadas, entre ellas moras, frambuesas y arándanos azules silvestres
- Pastel de arándanos (solo cuando es temporada de arándanos): arándanos azules silvestres, una pizca de pimienta de Jamaica, ralladura de naranja
- «Mejor que una taza de mantequilla de cacahuete»: chocolate semiamargo rallado, crema de pistacho,* pistachos picados

> Si prefieres un desayuno caliente, puedes calentar tu «avena» a fuego lento antes de servirla.

Pastel ligero de chocolate con yogur de leche de cabra y cobertura de crema de pistacho

Creo que la tendencia de los pasteles ligeros o pasteles para picar, es decir, pasteles de una sola capa con un glaseado o una cobertura divertidos, es fantástica. Significa que siempre tienes un postre a mano o algo para ofrecer a los invitados. Y este pastel para picar se hornea tan fácilmente que es perfecto para hacerlo una noche de la semana o siempre que se te antoje algo dulce.

Receta para 8, 9 o 10 raciones.

* N. del T.: A menudo comercializada con el nombre de *mantequilla de pistacho*.

PARA EL PASTEL:

Aceite de oliva en espray
2 huevos grandes de gallinas camperas
½ taza de yogur de cabra sin azúcares añadidos
½ taza de alulosa
1½ cucharaditas de extracto de vainilla
1½ cucharaditas de extracto de almendra
1 taza de harina de almendra blanqueada
½ taza de cacao natural en polvo sin azúcares añadidos
¼ de cucharadita de sal marina yodada
½ cucharadita de bicarbonato de sodio

PARA EL GLASEADO:

¼ de taza de mantequilla de pistacho
¼ de taza de yogur de cabra sin azúcares añadidos
⅛ de taza de alulosa
¼ de cucharadita de canela en polvo
Ralladura de 1 naranja o mandarina

1. Precalienta el horno a 160 °C. Unta un molde para pastel de 20 centímetros con aceite de oliva en espray y reserva.
2. En un tazón grande, bate los huevos, el yogur, la alulosa, el extracto de vainilla y el extracto de almendra.
3. En otro tazón, mezcla la harina de almendra, el cacao en polvo, la sal y el bicarbonato de sodio.
4. Incorpora los ingredientes secos a los ingredientes húmedos y remueve hasta conseguir una textura homogénea.
5. Vierte la masa en el molde para pastel preparado. Hornea a 160 °C, hasta que un palillo insertado en el centro del pastel salga limpio (de treinta a treinta y cinco minutos). Retira del horno y deja enfriar.
6. Mientras el pastel se enfría, haz el glaseado: bate juntos los ingredientes del glaseado hasta que la alulosa se haya derretido en la

mezcla y ya no esté granulada. Vierte sobre el pastel a temperatura ambiente y sirve.

7. Guarda el pastel sobrante (¡si es que ha quedado algo!) en la nevera hasta cinco días como máximo.

Yogur de cabra helado con especias

El problema que presentan las tiendas modernas de yogures helados es que todo contiene mucho azúcar, desde los yogures en sí hasta las irresistibles coberturas. Esta receta proporciona el delicioso sabor dulce y ligeramente ácido que hace que el yogur helado sea tan apetitoso, pero está diseñada para cuidar tu salud en lugar de sobrecargar tu organismo con azúcar.

Receta para 4 raciones.

½ taza de alulosa
1 rama de canela
1 pieza de anís estrellado
1 clavo de olor
1 tira de piel de naranja
450 g de yogur de cabra sin azúcares añadidos
1 cucharada de güisqui o ron añejos (opcional)*
Zumo de ½ limón
⅛ de cucharadita de sal
¼ de taza de nueces tostadas

1. Si vas a usar una máquina de hacer helados, asegúrate de que esté limpia y de que el núcleo esté congelado y listo para batir.
2. Prepara el jarabe de especias: en un cazo, calienta ½ taza de agua con la alulosa, la rama de canela, el anís estrellado, el clavo de olor y la piel de naranja a fuego medio-bajo. Cocina de cinco a diez minutos, removiendo ocasionalmente, hasta que la alulosa

* N. del A.: Este ingrediente no es necesario para obtener un buen sabor, pero la temperatura de congelación del alcohol ayuda a que el yogur se mantenga cremoso cuando está congelado. El uso de un ron añejo especiado (en lugar de un ron oscuro convencional) aporta un toque picante a la mezcla.

se haya disuelto. Deja enfriar a temperatura ambiente; a continuación cuela la mezcla y ponla en la nevera unas dos horas, hasta que esté fría.

3. En un tazón grande, mezcla el jarabe de especias, el yogur, el güisqui (si lo usas), el zumo de limón y la sal, hasta obtener una consistencia suave y cremosa. Vierte en una máquina de helados y procesa según las instrucciones del fabricante, hasta que la consistencia sea la de un yogur helado. Añade las nueces, procesa un momento más y sirve inmediatamente o traslada el yogur a un recipiente hermético y mételo en el congelador.

> Si no tienes una máquina de hacer helados, congela la mezcla en un recipiente poco profundo con tapa, removiendo cada treinta minutos hasta obtener una consistencia cremosa y helada.

Brownies de miso mantecosos

¿A quién no le encanta un *brownie* rico y mantecoso? Y si quieres llevar esta receta al siguiente nivel, añádele una buena cucharada de *yogur de cabra helado con especias* (página 302) para obtener un *sundae* irresistible.

Receta para 12 brownies *de tamaño generoso.*

- 1 taza de alulosa en polvo (no granulada) o Swerve*
- 2 tazas de harina de almendras blanqueadas
- 1 taza de cacao en polvo natural (no holandés)
- ¾ de cucharadita de sal *kosher*
- 4 claras de huevo

* N. del A.: La alulosa es mi edulcorante favorito en la actualidad, pero la versión en polvo no es tan fácil de encontrar como el Swerve en polvo (azúcar glas). Ambas opciones son apropiadas para esta receta.

¼ de taza de aceite de sésamo
2 cucharadas de miso blanco
1½ cucharaditas de extracto de vainilla

1. Precalienta el horno a 180 °C. Cubre un molde para hornear de 23 x 33 centímetros con papel de horno y reserva.
2. En un tazón grande, mezcla la alulosa (o Swerve), la harina de almendra, el cacao en polvo y la sal. Reserva.
3. En otro tazón, bate las claras de huevo, el aceite, el miso y el extracto de vainilla hasta obtener una consistencia suave y uniforme. Puedes ahorrar tiempo usando una batidora o un procesador de alimentos. Incorpora los ingredientes húmedos a los ingredientes secos hasta que se forme una masa espesa en la que no haya zonas secas.
4. Vierte la masa en el molde de horno preparado y hornea entre dieciocho y veinte minutos, hasta que al insertar un palillo en el centro salga limpio.
5. Deja enfriar a temperatura ambiente, corta y sirve.

AGRADECIMIENTOS

Siempre es emocionante para mí empezar a escribir un nuevo libro, porque sea lo que sea lo que me haya propuesto escribir, después de caer en múltiples «madrigueras de conejo» siempre surge una obra más fascinante por el otro lado. Con esto en mente, invité a Jodi Lipper, que había colaborado conmigo en *The Longevity Paradox*, superventas en la lista de *The New York Times*, a subirse al carro una vez más, ¡y cómo hemos disfrutado el viaje! Jodi, nos hemos divertido tanto que espero que repitamos la experiencia muy pronto. Te agradezco mucho que hayas vuelto a hacer accesible a los lectores mi ciencia friki, densa y llena de términos académicos.

He vuelto a contar con la colaboración de Kathryn «Kate» Holzhauer, mi jefa de cocina en Gundry MD, para las recetas, con el objetivo de canalizar el poder de los alimentos fermentados de una manera apetitosa. Kate y yo estamos intercambiando correos electrónicos todo el rato con recetas divertidas que encontramos ella o yo, y que pueden modificarse para convertirse en algo delicioso que salve vidas en lugar de quitarlas; y ambos pensamos que lo hemos logrado una vez más. ¡Estamos impacientes por que las pruebes! Gracias de nuevo, Kate.

Este libro marca la despedida de mi antigua (y única) editora en HarperCollins, la vicepresidenta y directora editorial Julie Will, quien se embarcó en una nueva oportunidad emocionante tras editar este manuscrito. Julie, gracias por una serie de éxitos editoriales tan increíble, que han tenido un impacto en millones de vidas en todo el mundo.

Pero no hay nada que temer: la editora de Harper Wave, Karen Rinaldi, permanece al mando y está conduciendo este libro hacia la publicación, al igual que mi asistenta editorial de siempre, Emma Kupor. Doy las gracias también a Kirby Sandmeyer, editora asociada; a Yelena Nesbit, mi directora ejecutiva de publicidad desde el principio; a Amanda Pritzker, directora de *marketing* sénior; a Milan Bozic, mi diseñador de portadas de siempre; y a Nancy Singer, maquetadora.

Por supuesto, buena parte de la información que contienen estas páginas proviene de mi trabajo con los pacientes, a los que sigo atendiendo seis días a la semana en el International Heart and Lung Institute ('instituto internacional del corazón y los pulmones') de Palm Springs (California) y en los Centers for Restorative Medicine ('centros de medicina restaurativa') de Palm Springs (Santa Bárbara) y Beverly Hills. Todo esto no sería posible sin el incansable trabajo de Mitsu Killion-Jacobo, mi asistente médica de toda la vida y directora asociada del International Heart and Lung Institute; de Susan Lokken, mi mano derecha durante décadas como asistente ejecutiva y gerente de oficina; de Jessenia Parra, mi extraordinaria recepcionista, que se encarga de todo; de Debbie Stewart, auxiliar de oficina que llega sonriendo a trabajar todos los días; y, por supuesto, de las flebotomistas Laurie Acuna y Lynn Visk, sin las cuales no habrías conocido los sorprendentes resultados de mi programa. Todo esto se mantiene en marcha gracias a mi director financiero, Joseph Tames, y a mi amigo y abogado Dave Baron. ¡Gracias a todos!

Doy también las gracias a mi agente y protectora de siempre, Shannon Marven, presidenta de Dupree Miller, y a su asistenta y compañera de trabajo, Rebecca Silensky.

Mando un agradecimiento continuo a los cientos de empleados de Gundry MD que nos han convertido a mí y a GundryMD.com, *The Dr. Gundry Podcast* y mis canales de YouTube en recursos esenciales para que muchas personas puedan satisfacer sus necesidades de salud y bienestar. Y expreso un agradecimiento especial (de nuevo) a mi equipo de apoyo de Gundry MD, liderado por Lanee Lee Neil, junto con Kate Holzhauer (mencionada anteriormente), así como a los talentosos escritores y al magnífico equipo de filmación gracias a los cuales va saliendo a la luz continuamente la información de vanguardia sobre temas de salud que voy descubriendo (gracias a mis pacientes).

A pesar de que sigo atendiendo a pacientes seis días a la semana, incluso los sábados y domingos, los tiempos de espera para verme a mí o a Mitsu son muy largos. Debido a ello, hace poco he lanzado Gundry Health y su aplicación asociada, GundryHealth.com. Es un servicio de telemedicina por suscripción en el que puedes interactuar con médicos especialistas formados por mí para gestionar y tratar todo tipo de enfermedades autoinmunes, el intestino permeable y el síndrome del intestino irritable usando el mismo protocolo y los mismos análisis de sangre de vanguardia que hago constar en este libro. ¡Por fin puedes «verme» sin tener que esperar! Estoy impaciente por verte allí.

Mi agradecimiento final va dirigido, por supuesto, a mi alma gemela y esposa, Penny, quien me mantiene centrado y bajo control mientras cuida de nuestros cuatro perros (hemos adoptado dos más). Finalmente se retiró del negocio con el que llevaba veinte años, Zense, así que ahora tiene más tiempo para exhortarme a que me cuide. ¡Gracias, Penny!

NOTAS

Introducción

1. Ehrenberg, R. (2 de septiembre de 2015). Global forest survey finds trillions of trees. *Nature*. https://doi.org/10.1038/nature.2015.18287.
2. Vyas, A., Kim, S. K., Giacomini, N., Boothroyd, J. C. y Sapolsky, R. M. (2007). Behavioral changes induced by *Toxoplasma* infection of rodents are highly specific to aversion of cat odors. *Proceedings of the National Academy of Sciences of the United States of America*, *104*(15), 6442-6447. https://doi.org/10.1073/pnas.0608310104.
3. Meyer, C. J., Cassidy, K. A., Stahler, E. E., Brandell, E. E., Anton, C. B., Stahler, D. R. y Smith, D. W. (2022). Parasitic infection increases risk-taking in a social, intermediate host carnivore. *Communications Biology*, *5*, artículo 1180. https://doi.org/10.1038/s42003-022-04122-0.
4. Brandell, E. E., Cross, P. C., Craft, M. E., Smith, D. W., Dubovi, E. J., Gilbertson, M. L. J., Wheeldon, T., Stephenson, J. A., Barber-Meyer, S., Borg, B. L., Sorum, M., Stahler, D. R., Kelly, A., Anderson, M., Cluff, H. D., MacNulty, D. R., Watts, D. E., Roffler, G. H., Schwantje, H., … Hudson, P. J. (2021). Patterns and processes of pathogen exposure in gray wolves across North America. *Scientific Reports*, *11*, artículo 3722. https://doi.org/10.1038/s41598-021-81192-w.
5. Flegr, J. (2013). Influence of latent *Toxoplasma* infection on human personality, physiology and morphology: pros and cons of the *Toxoplasma*-human model in studying the manipulation hypothesis. *Journal of Experimental Biology*, *216*(1), 127-133. https://doi.org/10.1242/jeb.073635.
6. Flegr, J., Havlicek, J., Kodym, P., Malý, M. y Smahel, Z. (2002). Increased risk of traffic accidents in subjects with latent toxoplasmosis: A retrospective case-control study. *BMC Infectious Diseases*, *2*, artículo 11. https://www.ncbi.nlm.nih.gov/pmc/articles/PMC117239/#!po=70.8333.
7. Virus, M. A., Ehrhorn, E. G., Lui, L. M. y Davis, P. H. (2021). Neurological and neurobehavioral disorders associated with *Toxoplasma gondii* infection in humans. *Journal of Parasitology Research*, artículo 6634807. https://doi.org/10.1155/2021/6634807.

8. Poirotte, C., Kappeler, P., Ngoubangoye, B., Bourgeois, S., Moussodji, M. y Charpentie, M. (2016). Morbid attraction to leopard urine in *Toxoplasma*-infected chimpanzees. *Current Biology*, *26*, R98-R99. https://doi.org/10.1016/j.cub.2015.12.020.

Capítulo 1

1. Lozupone, C. A., Stombaugh, J. I., Gordon, J. I., Jansson, J. K. y Knight, R. (2012). Diversity, stability and resilience of the human gut microbiota. *Nature*, *489*(7415), 220-230. https://doi.org/10.1038/nature11550.
2. Hatch, M. y Freel, R. W. (2008). The roles and mechanisms of intestinal oxalate transport in oxalate homeostasis. *Seminars in Nephrology*, *28*(2), 143-151. https://doi.org/10.1016/j.semnephrol.2008.01.007.
3. Daisley, B. A., Koenig, D., Engelbrecht, K., Doney, L., Hards, K., Al, K. F., Reid, G. y Burton, J. P. (2021). Emerging connections between gut microbiome bioenergetics and chronic metabolic diseases. *Cell Reports*, *37*(10), artículo 110087. https://doi.org/10.1016/j.celrep.2021.110087.
4. Annunziata, G., Maisto, M., Schisano, C., Ciampaglia, R., Narciso, V., Tenore, G. C. y Novellino, E. (2019). Effects of grape pomace polyphenolic extract (Taurisolo®) in reducing TMAO serum levels in humans: Preliminary results from a randomized, placebo-controlled, cross-over study. *Nutrients*, *11*(1), 139. https://doi.org/10.3390/nu11010139.
5. Relman, D. A. (2012). The human microbiome: ecosystem resilience and health. *Nutrition Reviews*, *70*(supl. 1), S2-S9. https://doi.org/10.1111/j.1753-4887.2012.00489.x.
6. Lu, K., Cable, P. H., Abo, R. P., Ru, H., Graffam, M. E., Schlieper, K. A., Parry, N. M., Levine, S., Bodnar, W. M., Wishnok, J. S., Styblo, M., Swenberg, J. A., Fox, J. G. y Tannenbaum, S. R. (2013). Gut microbiome perturbations induced by bacterial infection affect arsenic biotransformation. *Chemical Research in Toxicology*, *26*(12), 1893-1903. https://doi.org/10.1021/tx4002868.
7. Dethlefsen, L. y Relman, D. A. (2010). Incomplete recovery and individualized responses of the human distal gut microbiota to repeated antibiotic perturbation. *Proceedings of the National Academy of Sciences of the United States of America*, *108*(supl. 1), 4554-4561. https://doi.org/10.1073/pnas.1000087107.
8. Relman, D. A. (2012). The human microbiome: ecosystem resilience and health. *Nutrition Reviews*, *70*(supl. 1), S2-S9. https://doi.org/10.1111/j.1753-4887.2012.00489.x.
9. Lozupone, C. A., Stombaugh, J. I., Gordon, J. I., Jansson, J. K. y Knight, R. (2012). Diversity, stability and resilience of the human gut microbiota. *Nature*, *489*(7415), 220-230. https://doi.org/10.1038/nature11550.
10. Hsiao, E. Y., McBride, S. W., Hsien, S., Sharon, G., Hyde, E. R., McCue, T., Codelli, J. A., Chow, J., Reisman, S. E., Petrosino, J. F., Patterson, P. H. y Mazmanian, S. K. (2013). Microbiota modulate behavioral and physiological abnormalities associated with neurodevelopmental disorders. *Cell*, *155*(7), 1451-1463. https://doi.org/10.1016/j.cell.2013.11.024.

11. Mazmanian, S. K., Round, J. L. y Kasper, D. L. (2008). A microbial symbiosis factor prevents intestinal inflammatory disease. *Nature*, *453*(7195), 620-625. https://doi.org/10.1038/nature07008.
12. Lozupone, C. A., Stombaugh, J. I., Gordon, J. I., Jansson, J. K. y Knight, R. (2012). Diversity, stability and resilience of the human gut microbiota. *Nature*, *489*(7415), 220-230. https://doi.org/10.1038/nature11550.
13. Lee, Y. K. y Mazmanian, S. K. (2010). Has the microbiota played a critical role in the evolution of the adaptive immune system? *Science*, *330*(6012), 1768-1773. https://doi.org/10.1126/science.1195568.
14. Eberl, G. (2010). A new vision of immunity: Homeostasis of the superorganism. *Mucosal Immunology*, *3*(5), 450-460.
15. Bever, J. D., Westover, K. M. y Antonovics, J. (1997). Incorporating the soil community into plant population dynamics: The utility of the feedback approach. *Journal of Ecology*, *85*(5), 561-573.
16. Banerjee, S., Schlaeppi K. y Heijden, M. G. A. van der (2018). Keystone taxa as drivers of microbiome structure and functioning. *Nature Reviews Microbiology*, *16*(9), 567-576. https://doi.org/10.1038/s41579-018-0024-1.
17. Bäckhed, F., Ley, R. E., Sonnenburg, J. L., Peterson, D. A. y Gordon, J. I. (2005). Host-bacterial mutualism in the human intestine. *Science*, *307*(5717), 1915-1920. https://doi.org/10.1126/science.1104816.
18. Kong, F., Hua, Y., Zeng, B., Ning, R., Li, Y. y Zhao, J. (2016). Gut microbiota signatures of longevity. *Current Biology*, *26*(18), R832-R833. https://doi.org/10.1016/j.cub.2016.08.015.
19. David, L. A., Weil, A., Ryan, E. T., Calderwood, S. B., Harris, J. B., Chowdhury, F., Begum, Y., Qadri, F., LaRocque, R. C. y Turnbaugh, P. J. (2015). Gut microbial succession follows acute secretory diarrhea in humans. *MBio*, *6*(3), e00381-e00315.
20. Lozupone, C. A., Stombaugh, J., González, A., Ackermann, G., Wendel, D., Vázquez-Baeza, Y., Jansson, J. K., Gordon, J. I. y Knight, R. (2013). Meta-analyses of studies of the human microbiota. *Genome Research*, *23*, 1704-1714.
21. Qin, N., Yang, F., Li, A., Prifti, E., Chen, Y., Shao, L., Guo, J., Le Chatelier, E., Yao, J., Wu, L., Zhou, J., Ni, S., Liu, L., Pons, N., Batto, J. M., Kennedy, S. P., Leonard, P., Yuan, C., Ding, W., … Li, L. (2014). Alterations of the human gut microbiome in liver cirrhosis. *Nature*, *513*(7516), 59-64.
22. Liu, C., Frank, D. N., Horch, M., Chau, S., Ir, D., Horch, E. A., Tretina, K., Besien, K. van, Lozupone, C. A. y Nguyen, V. H. (2017). Associations between acute gastrointestinal GvHD and the baseline gut microbiota of allogeneic hematopoietic stem cell transplant recipients and donors. *Bone Marrow Transplantation*, *52*(12), 1643-1650.
23. Menni, C., Jackson, M. A., Pallister, T., Steves, C. J., Spector, T. D. y Valdes, A. M. (2017). Gut microbiome diversity and high-fibre intake are related to lower long-term weight gain. *International Journal of Obesity*, *41*(7), 1099-1105. https://doi.org/10.1038/ijo.2017.66.

24. Lozupone, C. A., Stombaugh, J. I., Gordon, J. I., Jansson, J. K. y Knight, R. (2012). Diversity, stability and resilience of the human gut microbiota. *Nature*, *489*(7415), 220-230. https://doi.org/10.1038/nature11550.
25. Lozupone, C., Faust, K., Raes, J., Faith, J. J., Frank, D. N., Zaneveld, J., Gordon, J. I. y Knight R. (2012). Identifying genomic and metabolic features that can underlie early successional and opportunistic lifestyles of human gut symbionts. *Genome Research*, *22*(10), 1974-1984.
26. Gutiérrez, N. y Garrido, D. (2019). Species deletions from microbiome consortia reveal key metabolic interactions between gut microbes. *mSystems*, *4*(4), e00185-19. https://doi.org/10.1128/mSystems.00185-19.
27. Corrêa-Oliveira, R., Fachi, J. L., Vieira, A., Sato, F. T. y Vinolo, M. A. (2016). Regulation of immune cell function by short-chain fatty acids. *Clinical & Translational Immunology*, *5*(4), e73. https://doi.org/10.1038/cti.2016.17.
28. Parfrey, L. W., Walters, W. A. y Knight, R. (2011). Microbial eukaryotes in the human microbiome: ecology, evolution, and future directions. *Frontiers in Microbiology*, *2*, 153. https://doi.org/10.3389/fmicb.2011.00153.
29. Lukeš, J., Kuchta, R., Scholz, T. y Pomajbíková, K. (2014). (Self-) infections with parasites: Re-interpretations for the present. *Trends in Parasitology*, *30*(8), 377-385. https://doi.org/10.1016/j.pt.2014.06.005.
30. Foster, K. R. y Bell, T. (2012). Competition, not cooperation, dominates interactions among culturable microbial species. *Current Biology*, *22*(19), 1845-1850.
31. Kim, H. J., Boedicker, J. Q., Choi, J. W. e Ismagilov, R. F. (2008). Defined spatial structure stabilizes a synthetic multispecies bacterial community. *Proceedings of the National Academy of Sciences of the United States of America*, *105*(47), 18188-18193.
32. Willcox, M. D., Zhu, H., Conibear, T. C., Hume, E. B., Givskov, M., Kjelleberg, S. y Rice, S. A. (2008). Role of quorum sensing by *Pseudomonas aeruginosa* in microbial keratitis and cystic fibrosis. *Microbiology*, *154*(parte 8), 2184-2194.
33. Waters, C. M. y Bassler, B. L. (2005). Quorum sensing: Cell-to-cell communication in bacteria. *Annual Review of Cell and Developmental Biology*, *21*, 319-346. https://doi.org/10.1146/annurev.cellbio.21.012704.131001.
34. Fiegna, F. y Velicer, G. J. (2005). Exploitative and hierarchical antagonism in a cooperative bacterium. *PLOS Biology*, *3*(11), e370. https://doi.org/10.1371/journal.pbio.0030370.
35. *Ibid.*

Capítulo 2

1. Samczuk, P., Hady, H. R., Adamska-Patruno, E., Citko, A., Dadan, J., Barbas, C., Kretowski, A. y Ciborowski, M. (2018). In-and-out molecular changes linked to the type 2 diabetes remission after bariatric surgery: An influence of gut microbes on mitochondria metabolism. *International Journal of Molecular Sciences*, *19*(12), 3744. https://doi.org/10.3390/ijms19123744.

2. Speakman, J. R., Talbot, D. A., Selman, C., Snart, S., McLaren, J. S., Redman, P., Krol, E., Jackson, D. M., Johnson, M. S. y Brand, M. D. (2004). Uncoupled and surviving: Individual mice with high metabolism have greater mitochondrial uncoupling and live longer. *Aging Cell*, *3*(3), 87-95. https://doi.org/10.1111/j.1474-9728.2004.00097.x.
3. Cortés-Martín, A., Selma, M. V., Tomás-Barberán, F. A., González-Sarrías, A. y Espín, J. C. (2020). Where to look into the puzzle of polyphenols and health? The postbiotics and gut microbiota associated with human metabotypes. *Molecular Nutrition & Food Research*, *64*(9), artículo e1900952. https://doi.org/10.1002/mnfr.201900952.
4. Brand, M. (2000). Uncoupling to survive? The role of mitochondrial inefficiency in ageing. *Experimental Gerontology*, *35*(6-7), 811-820. https://doi.org/10.1016/s0531-5565(00)0013.
5. Chandrasekaran, K., Salimian, M., Konduru, S. R., Choi, J., Kumar, P. y Long, A. (2019). Overexpression of Sirtuin 1 protein in neurons prevents and reverses experimental diabetic neuropathy. *Brain*, *142*(12), 3737-3752.
6. Vauzour, D., Houseman, E., George, T., Corona, G., Garnotel, R., Jackson, K., Sellier, C., Gillery, P., Kennedy, O., Lovegrove, J. y Spencer, J. (2010). Moderate Champagne consumption promotes an acute improvement in acute endothelial-independent vascular function in healthy human volunteers. *British Journal of Nutrition*, *103*(8), 1168-1178. https://doi.org/10.1017/S0007114509992959.
7. Ma, X., Sun, Z., Han, X., Li, S., Jiang, X. y Chen, S. (2019). Neuroprotective effect of resveratrol via activation of Sirt1 signaling in a rat model of combined diabetes and Alzheimer's disease. *Frontiers in Neuroscience*, *13*, 1400.
8. Dasgupta, B. y Milbrandt, J. (2007). Resveratrol stimulates AMP kinase activity in neurons. *Proceedings of the National Academy of Sciences of the United States of America*, *104*(17), 7217-7222.
9. Rege, S. D., Geetha, T., Griffin, G. D., Broderick, T. L. y Babu, J. R. (2014). Neuroprotective effects of resveratrol in Alzheimer disease pathology. *Frontiers in Aging Neuroscience*, *6*, 218.
10. Ryu, D., Mouchiroud, L., Andreux, P. A., Katsyuba, E., Moullan, N., Nicolet-dit-Félix, A. A., Williams, E. G., Jha, P., Lo Sasso, G., Huzard, D., Aebischer, P., Sandi, C., Rinsch, C. y Auwerx, J. (2016). Urolithin A induces mitophagy and prolongs lifespan in *C. elegans* and increases muscle function in rodents. *Nature Medicine*, *22*(8), 879-888. https://doi.org/10.1038/nm.4132.
11. D'Amico, D., Olmer, M., Fouassier, A. M., Valdés, P., Andreux, P. A., Rinsch, C. y Lotz, M. (2022). Urolithin A improves mitochondrial health, reduces cartilage degeneration, and alleviates pain in osteoarthritis. *Aging Cell*, *21*(8), artículo e13662. https://doi.org/10.1111/acel.13662.
12. Selma, M. V., Beltrán, D., Luna, M. C., Romo-Vaquero, M., García-Villalba, R., Mira, A., Espín, J. C. y Tomás-Barberán, F. A. (2017). Isolation of human intestinal bacteria capable of producing the bioactive metabolite isourolithin

A from ellagic acid. *Frontiers in Microbiology*, *8*, 1521. https://doi.org/10.3389/fmicb.2017.01521.

13. Schönfeld, P., Wojtczak, A. B., Geelen, M. J. H., Kunz, W. y Wojtczak, L. (1988). On the mechanism of the so-called uncoupling effect of medium- and short-chain fatty acids. *Biochimica et Biophysica Acta–Bioenergetics*, *936*(3), 280-288.
14. Wastyk, H. C., Fragiadakis, G. K., Perelman, D., Dahan, D., Merrill, B. D., Yu, F. B., Topf, M., González, C. G., Treuren, W. van, Han, S., Robinson, J. L., Elias, J. E., Sonnenberg, E. D., Gardner, C. D. y Sonnenburg, J. L. (2021). Gut-microbiota-targeted diets modulate human immune status. *Cell*, *184*(16), 4137-4153.e14. https://doi.org/10.1016/j.cell.2021.06.019.
15. Duncan, S. H., Louis, P. y Flint, H. J. (2004). Lactate-utilizing bacteria, isolated from human feces, that produce butyrate as a major fermentation product. *Applied and Environmental Microbiology*, *70*(10), 5810-5817.
16. Belenguer, A., Duncan, S. H., Calder, A. G., Holtrop, G., Louis, P., Lobley, G. E. y Flint, H. J. (2006). Two routes of metabolic cross-feeding between *Bifidobacterium adolescentis* and butyrate-producing anaerobes from the human gut. *Applied and Environmental Microbiology*, *72*(5), 3593-3599.
17. Li, Z., Teng, J., Lyu, Y., Hu, X., Zhao, Y. y Wang, M. (2018). Enhanced antioxidant activity for apple juice fermented with *Lactobacillus plantarum* ATCC 14917. *Molecules*, *24*(1), 51. https://doi.org/10.3390/molecules24010051.
18. Chia, L. W., Hornung, B. V. H., Aalvink, S., Schaap, P. J., Vos, W. M. de, Knol, J. y Belzer, C. (2018). Deciphering the trophic interaction between *Akkermansia muciniphila* and the butyrogenic gut commensal *Anaerostipes caccae* using a metatranscriptomic approach. *Antonie van Leeuwenhoek*, *111*(6), 859-873.
19. Burger-van Paassen, N., Vincent, A., Puiman, P. J., Sluis, M. van der, Bouma, J., Boehm, G., Goudoever, J. B. van, Seuningen, I. van y Renes, I. B. (2009). The regulation of intestinal mucin MUC2 expression by short-chain fatty acids: implications for epithelial protection. *Biochemical Journal*, *420*(2), 211-219.
20. Gaudier, E., Rival, M., Buisine, M. P., Robineau, I. y Hoebler, C. (2009). Butyrate enemas upregulate muc genes expression but decrease adherent mucus thickness in mice colon. *Physiological Research*, *58*(1), 111-119.
21. Ferreira, T. M., Leonel, A. J., Melo, M. A., Santos, R. R., Cara, D. C., Cardoso, V. N., Correia, M. I. y Álvarez-Leite, J. I. (2012). Oral supplementation of butyrate reduces mucositis and intestinal permeability associated with 5-fluorouracil administration. *Lipids*, *47*(7), 669-678.
22. Bjursell, M., Admyre, T., Göransson, M., Marley, A. E., Smith, D. M., Oscarsson, J. y Bohlooly-Y, M. (2011). Improved glucose control and reduced body fat mass in free fatty acid receptor 2–deficient mice fed a high-fat diet. *American Journal of Physiology: Endocrinology and Metabolism*, *300*(1), E211-E220.
23. Frost, G., Sleeth, M. L., Sahuri-Arisoylu, M., Lizarbe, B., Cerdán, S., Brody, L., Anastasovska, J., Ghourab, S., Hankir, M., Zhang, S., Carling, D., Swann, J. R., Gibson, G., Viardot, A., Morrison, D., Thomas, E. L. y Bell, J. D.

(2014). The short-chain fatty acid acetate reduces appetite via a central homeostatic mechanism. *Nature Communications*, *5*, artículo 3611.

24. Cani, P. D., Lecourt, E., Dewulf, E. M., Sohet, F. M., Pachikian, B. D., Naslain, D., Backer, F. de, Neyrinck, A. M. y Delzenne, N. M. (2009). Gut microbiota fermentation of prebiotics increases satietogenic and incretin gut peptide production with consequences for appetite sensation and glucose response after a meal. *The American Journal of Clinical Nutrition*, *90*(5), 1236-1243.
25. Bain, M. D., Borriello, S. P., Tracey, B. M., Jones, M., Reed, P. J., Chalmers, R. A. y Stacey, T. E. (1988). Contribution of gut bacterial metabolism to human metabolic disease. *The Lancet*, *1*(8594), 1078-1079.
26. Masui, R., Sasaki, M., Funaki, Y., Ogasawara, N., Mizuno, M., Iida, A., Izawa, S., Kondo, Y., Ito, Y., Tamura, Y., Yanamoto, K., Noda, H., Tanabe, A., Okaniwa, N., Yamaguchi, Y., Iwamoto, T. y Kasugai, K. (2013). G protein–coupled receptor 43 moderates gut inflammation through cytokine regulation from mononuclear cells. *Inflammatory Bowel Diseases*, *19*(13), 2848-2856.
27. Hamer, H. M., Jonkers, D. M. A. E., Bast, A., Vanhoutvin, S. A. L. W., Fischer, M. A. J. G., Kodde, A., Troost, F. J., Venema, K. y Brummer, R.-J. M. (2009). Butyrate modulates oxidative stress in the colonic mucosa of healthy humans. *Clinical Nutrition*, *28*(1), 88-93.
28. Kaisar, M. M. M., Pelgrom, L. R., Ham, A. J. van der, Yazdanbakhsh, M. y Everts, B. (2017). Butyrate conditions human dendritic cells to prime type 1 regulatory T cells via both histone deacetylase inhibition and G protein–coupled receptor 109A signaling. *Frontiers in Immunology*, *8*, 1429.
29. Goverse, G., Molenaar, R., Macia, L., Tan, J., Erkelens, M. N., Konijn, T., Knippenberg, M., Cook, E. C. L., Hanekamp, D., Veldhoen, M., Hartog, A., Roeselers, G., Mackay, C. R. y Mebius, R. E. (2017). Diet-derived short chain fatty acids stimulate intestinal epithelial cells to induce mucosal tolerogenic dendritic cells. *Journal of Immunology*, *198*(5), 2172-2181.
30. Arpaia, N., Campbell, C., Fan, X., Dikiy, S., Veeken, J. van der, Roos, P. de, Liu, H., Cross, J. R., Pfeffer, K., Coffer, P. J. y Rudensky, A. Y. (2013). Metabolites produced by commensal bacteria promote peripheral regulatory T-cell generation. *Nature*, *504*(7480), 451-455.
31. Smith, K., McCoy, K. D. y Macpherson, A. J. (2007). Use of axenic animals in studying the adaptation of mammals to their commensal intestinal microbiota. *Seminars in Immunology*, *19*(2), 59-69.
32. Pabst, O. y Slack, E. (2020). IgA and the intestinal microbiota: The importance of being specific. *Mucosal Immunology*, *13*(1), 12-21. https://doi.org/10.1038/s41385-019-0227-4.
33. Norgren, J., Sindi, S., Sandebring-Matton, A., Kåreholt, I., Daniilidou, M., Akenine, U., Nordin, K., Rosenborg, S., Ngandu, T. y Kivipelto, M. (2020). Ketosis after intake of coconut oil and caprylic acid –with and without glucose: A cross-over study in healthy older adults. *Frontiers in Nutrition*, 7, 40. https://www.ncbi.nlm.nih.gov/pmc/articles/PMC7175812/.

34. Kaviyarasan, S., Chung Sia, E. L., Retinasamy, T., Arulsamy, A. y Shaikh, M. F. (2022). Regulation of gut microbiome by ketogenic diet in neurodegenerative diseases: A molecular crosstalk. *Frontiers in Aging Neuroscience*, *14*, artículo 1015837. https://doi.org/10.3389/fnagi.2022.1015837.
35. Castosa, R., Martínez-Iglesias, O., Roca-Lema, D., Casas-Pais, A., Díaz-Díaz, A., Iglesias, P., Santamarina, I., Grana, B., Cavo, L., Valladares-Ayerbes, M., Concha, Á. y Figueroa, A. (2018). Hakai overexpression effectively induces tumour progression and metastasis *in vivo*. *Scientific Reports*, *8*(1), artículo 3466. https://doi.org/10.1038/s41598-018-21808-w.
36. Chen, X.-M., Huang, Q.-C., Yang, S.-L., Chu, Y.-L., Yan, Y.-H., Han, L., Huang, Y. y Huang, R.-Y. (2015). Role of micro RNAs in the pathogenesis of rheumatoid arthritis: Novel perspectives based on review of the literature. *Medicine*, *94*(31), e126. https://doi.org/10.1097/md.0000000000001326.
37. Chen, J., Papp, G., Szodoray, P. y Zeher, M. J. (2016). The role of microRNAs in the pathogenesis of autoimmune diseases. *Autoimmunity Reviews*, *15*(12), 1171-1180. https://doi.org/10.1016/j.autrev.2016.09.003.
38. Liu, S., Pires da Cunha, A., Rezende, R. M., Cialic, R., Wei, Z., Bry, L., Comstock, L. E., Gandhi, R. y Weiner, H. L. (2016). The host shapes the gut microbiota via fecal microRNA. *Cell Host & Microbe*, *19*(1), 32-43. https://doi.org/10.1016/j.chom.2015.12.005.
39. Bartel, D. P. (2009). MicroRNAs: Target recognition and regulatory functions. *Cell*, *136*(2), 215-233.
40. Hogan, S. P., Seidu, L., Blanchard, C., Groschwitz, K., Mishra, A., Karow, M. L., Ahrens, R., Artis, D., Murphy, A. J., Valenzuela, D. M., Yancopolous, G. D. y Rothenberg, M. E. (2006). Resistin-like molecule beta regulates innate colonic function: Barrier integrity and inflammation susceptibility. *Journal of Allergy and Clinical Immunology*, *118*(1), 257-268.
41. Ahmed, F. E., Jeffries, C. D., Vos, P. W., Flake, G., Nuovo, G. J., Sinar, D. R., Naziri, W. y Marcuard, S. P. (2009). Diagnostic microRNA markers for screening sporadic human colon cancer and active ulcerative colitis in stool and tissue. *Cancer Genomics & Proteomics*, *6*(5), 281-295.
42. Kumar, M., Lu, J., Mercer, K., Golub, T. y Jacks, T. (2007). Impaired microRNA processing enhances cellular transformation and tumorigenesis. *Nature Genetics*, *39*(5), 673-677. https://doi.org/10.1038/ng2003.
43. Hu, S., Liu, L., Chang, E. B., Wang, J. Y. y Raufman, J. P. (2015). Butyrate inhibits pro-proliferative miR-92a by diminishing c-Myc-induced miR-17-92a cluster transcription in human colon cancer cells. *Molecular Cancer*, *14*, 180. https://doi.org/10.1186/s12943-015-0450-x.
44. Liu, S., Pires da Cunha, A., Rezende, R. M., Cialic, R., Wei, Z., Bry, L., Comstock, L. E., Gandhi, R. y Weiner, H. L. (2016). The host shapes the gut microbiota via fecal microRNA. *Cell Host & Microbe*, *19*(1), 32-43. https://doi.org/10.1016/j.chom.2015.12.005.
45. Shemarova, I., Nesterov, V., Emelyanova, L. y Korotkov, S. (2021). Mitochondrial mechanisms by which gasotransmitters (H2S, NO and CO) protect

cardiovascular system against hypoxia. *Frontiers in Bioscience—Scholar*, *13*(2), 105-130.

46. Woller, S. A., Eddinger, K. A., Corr, M. y Yaksh, T. L. (2017). An overview of pathways encoding nociception. *Clinical and Experimental Rheumatology*, *35*(5) (supl. 107), 40-46.
47. Zhang, W., Lyu, M., Bessman, N. J., Xie, Z., Arifuzzaman, M., Yano, H., Parkhurst, C. N., Chu, C., Zhou, L., Putzel, G. G., Li, T. T., Jin, W. B., Zhou, J., JRI Live Cell Bank, Hu, H., Tsou, A. M., Guo, C. J. y Artis, D. (2022). Gut-innervating nociceptors regulate the intestinal microbiota to promote tissue protection. *Cell*, *185*(22), 4170-4189.e20. https://doi.org/10.1016/j.cell.2022.09.008.
48. Li, Y.-L., Wu, P.-F., Chen, J.-G., Wang, S., Han, Q.-Q., Li, D., Wang, W., Guan, X.-L., Li, D., Long, L.-H., Huang, J.-G. y Wang, F. (2017). Activity-dependent sulfhydration signal controls N-methyl-D-aspartate subtype glutamate receptor-dependent synaptic plasticity *via* increasing d-serine availability. *Antioxidants & Redox Signaling*, *27*(7), 398-414.
49. Hou, X.-Y., Hu, Z.-L., Zhang, D.-Z., Lu, W., Zhou, J., Wu, P.-F., Guan, X.-L., Han, Q.-Q., Deng, S.-L., Zhang, H., Chen, J.-G. y Wang, F. (2017). Rapid antidepressant effect of hydrogen sulfide: evidence for activation of mTORC1-TrkB-AMPA receptor pathways. *Antioxidants & Redox Signaling*, *27*(8), 472-488.
50. Szabo, C. y Papapetropoulos, A. (2011). Hydrogen sulphide and angiogenesis: Mechanisms and applications. *British Journal of Pharmacology*, *164*(3), 853-865. https://doi.org/10.1111/j.1476-5381.2010.01191.x.
51. Motta, J. P., Flannigan, K. L., Agbor, T. A., Beatty, J. K., Blackler, R. W., Workentine, M. L., Silva, G. J. da, Wang, R., Buret, A. G. y Wallace, J. L. (2015). Hydrogen sulfide protects from colitis and restores intestinal microbiota biofilm and mucus production. *Inflammatory Bowel Diseases*, *21*(5), 1006-1017.
52. Szabo, C. y Papapetropoulos, A. (2017). International Union of Basic and Clinical Pharmacology. CII: Pharmacological modulation of H2S levels: H2S donors and H2S biosynthesis inhibitors. *Pharmacological Reviews*, *69*(4), 497-564.
53. Hine, C., Harputlugil, E., Zhang, Y., Ruckenstuhl, C., Lee, B. C., Brace, L., Longchamp, A., Treviño-Villarreal, J. H., Mejía, P., Ozaki, C. K., Wang, R., Gladyshev, V. N., Madeo, F., Mair, W. B. y Mitchell, J. R. (2015). Endogenous hydrogen sulfide production is essential for dietary restriction benefits. *Cell*, *160*(1-2), 132-144.
54. Buret, A. G., Allain, T., Motta, J. P. y Wallace, J. L. (2022). Effects of hydrogen sulfide on the microbiome: From toxicity to therapy. *Antioxidants & Redox Signaling*, *36*(4-6), 211-219. https://doi.org/10.1089/ars.2021.0004.
55. Kolluru, G. K., Shen, X., Bir, S. C. y Kevil, C. G. (2013). Hydrogen sulfide chemical biology: Pathophysiological roles and detection. *Nitric Oxide*, *35*, 5-20.
56. *Ibid*.

57. Seth, P., Hsieh, P. N., Jamal, S., Wang, L., Gygi, S. P., Jain, M. K., Coller, J. y Stamler, J. S. (2019). Regulation of MicroRNA machinery and development by interspecies S-nitrosylation. *Cell*, *176*(5), P1014-P1025.E12. https://doi.org/10.1016/j.cell.2019.01.037.
58. Sunico, C. R., Portillo, F., González-Forero, D. y Moreno-López, B. (2005). Nitric oxide–directed synaptic remodeling in the adult mammal CNS. *Journal of Neuroscience*, *25*(6), 1448-1458.
59. Bschor, T. y Bauer, M. (2006). Efficacy and mechanisms of action of lithium augmentation in refractory major depression. *Current Pharmaceutical Design*, *12*(23), 2985-2992.
60. Lu, Y.-R., Zhang, Y., Rao, Y.-B., Chen, X., Lou, H.-F., Zhang, Y., Xie, H.-Y., Fang, P. y Hu, L.-W. (2018). The changes in, and relationship between, plasma nitric oxide and corticotropin-releasing hormone in patients with major depressive disorder. *Clinical and Experimental Pharmacology and Physiology*, *45*(1), 10-15.
61. Zhang, X. R., Wang, Y. X., Zhang, Z. J., Li, L. y Reynolds, G. P. (2012). The effect of chronic antipsychotic drug on hypothalamic expression of neural nitric oxide synthase and dopamine D2 receptor in the male rat. *PLOS ONE*, *7*(4), artículo e33247.
62. Ahmad, A., Dempsey, S. K., Daneva, Z., Azam, M., Li, N., Li, P.-L. y Ritter, J. K. (2018). Role of nitric oxide in the cardiovascular and renal systems. *International Journal of Molecular Sciences*, *19*(9), 2605. https://doi.org/10.3390/ijms19092605.
63. Tribble, G. D., Angelov, N., Weltman, R., Wang, B.-Y., Eswaran, S. V., Gay, I. C., Parthasarathy, K., Dao, D.-H. V., Richardson, K. N., Ismail, N. M., Sharina, I. G., Hyde, E. R., Ajami, N. J., Petrosino, J. F. y Bryan, N. S. (2019). Frequency of tongue cleaning impacts the human tongue microbiome composition and enterosalivary circulation of nitrate. *Frontiers in Cellular and Infection Microbiology*, *9*, 39. https://doi.org/10.3389/fcimb.2019.00039.
64. Fauste, E., Donis, C., Panadero, M. I., Otero, P. y Bocos, C. (1 de junio de 2021). Fructose consumption hampers casotransmitter production. *Academia Letters*, artículo 1380. https://doi.org/10.20935/AL1380.3.
65. Queiroga, C. S. F., Vercelli, A. y Vieira, H. L. A. (2015). Carbon monoxide and the CNS: challenges and achievements. *British Journal of Pharmacology*, *172*(6), 1533-1545.
66. Dreyer-Andersen, N., Almeida, A. S., Jensen, P., Kamand, M., Okarmus, J., Rosenberg, T., Friis, S. D., Martínez Serrano, A., Blaabjerg, M., Kristensen, B. W., Skrydstrup, T., Gramsbergen, J. B., Vieira, H. L. A. y Meyer, M. (2018). Intermittent, low dose carbon monoxide exposure enhances survival and dopaminergic differentiation of human neural stem cells. *PLOS ONE*, *13*(1), e0191207.
67. Trentini, J. F., O'Neill, J. T., Poluch, S. y Juliano, S. L. (2016). Prenatal carbon monoxide impairs migration of interneurons into the cerebral cortex. *Neurotoxicology*, *53*, 31-44.

Capítulo 3

1. Wastyk, H. C., Fragiadakis, G. K., Perelman, D., Dahan, D., Merrill, B. D., Yu, F. B., Topf, M., González, C. G., Treuren, W. van, Han, S., Robinson, J. L., Elias, J. E., Sonnenburg, E. D., Gardner, C. D. y Sonnenburg, J. L. (2021). Gut-microbiota-targeted diets modulate human immune status. *Cell*, *184*(16), 4137-4153.e14. https://doi.org/10.1016/j.cell.2021.06.019.
2. Ashrafian, F., Raftar, S. K. A., Shahryari, A., Behrouzi, A., Yaghoubfar, R., Lari, A., Moradi, H. R., Khatami, S., Omrani, M. D., Vaziri, F., Masotti, A. y Siadat, S. D. (2021). Comparative effects of alive and pasteurized *Akkermansia muciniphila* on normal diet–fed mice. *Scientific Reports*, *11*, artículo 1789. https://doi.org/10.1038/s41598-021-95738-5.
3. Thorburn, A. (2008). Apoptosis and autophagy: Regulatory connections between two supposedly different processes. *Apoptosis*, *13*(1), 1-9. https://doi.org/10.1007/s10495-007-0154-9.
4. Kaiko, G. E., Ryu, S. H., Koues, O. I., Collins, P. L., Solnica-Krezel, L., Pearce, E. J., Pearce, E. L., Oltz, E. M. y Stappenbeck, T. S. (2016). The colonic crypt protects stem cells from microbiota-derived metabolites. *Cell*, *165*(7), 1708-1720.
5. Saffarian, A., Mulet, C., Regnault, B., Amiot, A., Tran-Van-Nhieu, J., Ravel, J., Sobhani, I., Sansonetti, P. J. y Pedron, T. (2019). Crypt- and mucosa-associated core microbiotas in humans and their alteration in colon cancer patients. *mBio*, *10*(4), artículo 01315-19. https://doi.org/10.1128/mBio.01315.
6. Chromek, M., Arvidsson, I. y Karpman, D. (2012). The antimicrobial peptide cathelicidin protects mice from *Escherichia coli* O157:H7-mediated disease. *PLOS ONE*, *7*(10), e46476.
7. Costa, J. P. da, Cova, M., Ferreira, R. y Vitorino, R. (2015). Antimicrobial peptides: An alternative for innovative medicines? *Applied Microbiology and Biotechnology*, *99*(5), 2023-2040.
8. Brandl, K., Plitas, G., Schnabl, B., DeMatteo, R. P. y Pamer, E. G. (2007). MyD88-mediated signals induce the bactericidal lectin RegIII gamma and protect mice against intestinal *Listeria monocytogenes* infection. *The Journal of Experimental Medicine*, *204*(8), 1891-1900.
9. Yao, X., Zhang, C., Xing, Y., Xue, G., Zhang, Q., Pan, F., Wu, G., Hu, Y., Guo, Q., Lu, A., Zhang, X., Zhou, R., Tian, Z., Zeng, B., Wei, H., Strober, W., Zhao, L. y Meng, G. (2017). Remodelling of the gut microbiota by hyperactive NLRP3 induces regulatory T cells to maintain homeostasis. *Nature Communications*, *8*(1), artículo 1896.
10. Dignass, A. U. (2001). Mechanisms and modulation of intestinal epithelial repair. *Inflammatory Bowel Diseases*, *7*(1), 68-77.
11. Furusawa, Y., Obata, Y., Fukuda, S., Endo, T. A., Nakato, G., Takahashi, D., Nakanishi, Y., Uetake, C., Kato, K., Kato, T., Takahashi, M., Fukuda, N., Murakami, S., Miyauchi, E., Hino, S., Atarashi, K., Onawa, S., Fujimura, Y., Lockett, T., ... Ohno, H. (2013). Commensal microbe-derived butyrate

induces the differentiation of colonic regulatory T cells. *Nature*, *504*(7480), 446-450.

12. Zaborin, A., Krezalek, M., Hyoju, S., Defazio, J. R., Setia, N., Belogortseva, N., Bindokas, V. P., Guo, Q., Zaborina, O. y Alverdy, J. C. (2017). Critical role of microbiota within cecal crypts on the regenerative capacity of the intestinal epithelium following surgical stress. *AJP Gastrointestinal and Liver Physiology*, *312*(2), G112-G122.
13. Cantorna, M. T., Lin, Y.-D., Arora, J., Bora, S., Tian, Y., Nichols, R. G. y Patterson, A. D. (2019). Vitamin D regulates the microbiota to control the numbers of RORγt/FoxP3+ regulatory T cells in the colon. *Frontiers in Immunology*, *10*, 1772.
14. Kong, J., Zhang, Z., Musch, M. W., Ning, G., Sun, J., Hart, J., Bissonnette, M. y Li, Y. C. (2008). Novel role of the vitamin D receptor in maintaining the integrity of the intestinal mucosal barrier. *AJP Gastrointestinal and Liver Physiology*, *294*(1), G208-G216.
15. Cantarel, B. L., Waubant, E., Chehoud, C., Kuczynski, J., DeSantis, T. Z., Warrington, J., Venkatesan, A., Fraser, C. M. y Mowry, E. M. (2015). Gut microbiota in multiple sclerosis: Possible influence of immunomodulators. *Journal of Investigative Medicine*, *63*(5), 729-734.
16. Zittermann, A., Ernst, J. B., Gummert, J. F. y Borgermann, J. (2014). Vitamin D supplementation, body weight and human serum 25-hydroxyvitamin D response: A systematic review. *European Journal of Nutrition*, *53*(2), 367-374.
17. Ghosh, S. S., Wang, J., Yannie, P. J. y Ghosh, S. (2020). Intestinal barrier dysfunction, LPS translocation, and disease development. *Journal of the Endocrine Society*, *4*(2), bvz039.
18. Liu, W., Hu, D., Huo, H., Zhang, W., Adiliaghdam, F., Morrison, S., Ramírez, J. M., Gul, S. S., Hamarneh, S. R. y Hodin, R. A. (2016). Intestinal alkaline phosphatase regulates tight junction protein levels. *Journal of the American College of Surgeons*, *222*(6), 1009-1017. https://doi.org/10.1016/j.jamcollsurg.2015.12.006.
19. Malo, M. S., Alam, S. N., Mostafa, G., Zeller, S. J., Johnson, P. V., Mohammad, N., Chen, K. T., Moss, A. K., Ramasamy, S., Faruqui, A., Hodin, S., Malo, P. S., Ebrahimi, F., Biswas, B., Narisawa, S., Millán, J. L., Warren, H. S., Kaplan, J. B., Kitts, C. L., ... Hodin, R. A. (2010). Intestinal alkaline phosphatase preserves the normal homeostasis of gut microbiota. *Gut*, *59*(11), 1476-1484. https://doi.org/10.1136/gut.2010.211706.
20. Ghosh, S. S., Wang, J., Yannie, P. J., Cooper, R. C., Sandhu, Y. K., Kakiyama, G., Korzun, W. J. y Ghosh, S. (2021). Over-expression of intestinal alkaline phosphatase attenuates atherosclerosis. *Circulation Research*, *128*(11), 1646-1659. https://doi.org/10.1161/CIRCRESAHA.120.317144.
21. Bates, J. M., Mittge, E., Kuhlman, J., Baden, K. N., Cheesman, S. E. y Guillemin, K. (2006). Distinct signals from the microbiota promote different aspects of zebrafish gut differentiation. *Developmental Biology*, *297*(2), 374-386. https://doi.org/10.1016/j.ydbio.2006.05.006.

22. Kühn, F., Adiliaghdam, F., Cavallaro, P. M., Hamarneh, S. R., Tsurumi, A., Hoda, R. S., Muñoz, A. R., Dhole, Y., Ramírez, J. M., Liu E., Vasan, R., Liu, Y., Samarbafzadeh, E., Núñez, R. A., Farber, M. Z., Chopra, V., Malo, M. S., Rahme, L. G. y Hodin, R. A. (2020). Intestinal alkaline phosphatase targets the gut barrier to prevent aging. *JCI Insight*, *5*(6), e134049. https://doi.org/10.1172/jci.insight.134049.
23. Ghosh, S. S., Gehr, T. W. y Ghosh, S. (2014). Curcumin and chronic kidney disease (CKD): Major mode of action through stimulating endogenous intestinal alkaline phosphatase. *Molecules*, *19*(12), 20139-20156. https://doi.org/10.3390/molecules191220139.
24. Ermolenko, E., Gromova, L., Borschev, Y., Voeikova, A., Karaseva, A., Ermolenko, K., Gruzdkov, A. y Suvorov, A. (2013). Influence of different probiotic lactic acid bacteria on microbiota and metabolism of rats with dysbiosis. *Bioscience of Microbiota, Food and Health*, *32*(2), 41-49. https://doi.org/10.12938/bmfh.32.41.
25. Navis, M., Muncan, V., Sangild, P. T., Møller Willumsen, L., Koelink, P. J., Wildenberg, M. E., Abrahamse, E., Thymann, T., Elburg, R. M. van y Renes, I. B. (2020). Beneficial effect of mildly pasteurized whey protein on intestinal integrity and innate defense in preterm and near-term piglets. *Nutrients*, *12*(4), 1125. https://doi.org/10.3390/nu12041125.
26. Zhong, Z., Wheeler, M. D., Li, X., Froh, M., Schemmer, P., Yin, M., Bunzendaul, H., Bradford, B. y Lemasters, J. J. (2003). L-glycine: A novel antiinflammatory, immunomodulatory, and cytoprotective agent. *Current Opinion in Clinical Nutrition & Metabolic Care*, *6*(2), 229-240. https://doi.org/10.1097/00075197-200303000-00013.
27. Guzmán-Stein, G., Bonsack, M., Liberty, J. y Delaney, J. P. (1989). Abdominal radiation causes bacterial translocation. *The Journal of Surgical Research*, *46*(2), 104-107.
28. Xavier, R. J. y Podolsky, D. K. (2007). Unravelling the pathogenesis of inflammatory bowel disease. *Nature*, *448*(7512), 427-434.
29. Diestel, C. F., Marques, R. G., Lopes-Paulo, F., Paiva, D., Horst, N. L., Caetano, C. E. y Portela, M. C. (2007). Role of L-glutamine and glycine supplementation on irradiated colonic wall. *International Journal of Colorectal Disease*, *22*(12), 1523-1529.
30. Cruz, M., Maldonado-Bernal, C., Mondragón-González, R., Sánchez-Barrera, R., Wacher, N. H., Carvajal-Sandoval, G. y Kumate, J. (2008). Glycine treatment decreases proinflammatory cytokines and increases interferon-gamma in patients with type 2 diabetes. *Journal of Endocrinological Investigation*, *31*(8), 694-699. https://doi.org/10.1007/BF03346417.
31. Nguyen, D., Samson, S. L., Reddy, V. T., González, E. V. y Sekhar, R. V. (2013). Impaired mitochondrial fatty acid oxidation and insulin resistance in aging: novel protective role of glutathione. *Aging Cell*, *12*(3), 415-425.

32. Franceschi, C. y Campisi, J. (2014). Chronic inflammation (inflammageing) and its potential contribution to age-associated diseases. *The Journals of Gerontology: Series A*, *69*(supl. 1), S4-S9.
33. Martínez-Augustin, O., Rivero-Gutiérrez, B., Mascaraque, C. y Sánchez de Medina, F. (2014). Food derived bioactive peptides and intestinal barrier function. *International Journal of Molecular Sciences*, *15*(12), 22857-22873. https://doi.org/10.3390/ijms151222857.
34. Bannai, M. y Kawai, N. (2012). New therapeutic strategy for amino acid medicine: Glycine improves the quality of sleep. *Journal of Pharmacological Sciences*, *118*(2), 145-148.
35. Nowotarski, S. L., Woster, P. M. y Casero, R. A. (2013). Polyamines and cancer: Implications for chemotherapy and chemoprevention. *Expert Reviews in Molecular Medicine*, *15*, e3. https://doi.org/10.1017/erm.2013.3.
36. Larqué, E., Sabater-Molina, M. y Zamora, S. (2007). Biological significance of dietary polyamines. *Nutrition*, *23*(1), 87-95. https://doi.org/10.1016/j.nut.2006.09.006.
37. Gallego, C., Kumar, H., García-Mantrana, I., Toit, E. du, Suomela, J. P., Linderborg, K. M., Zhang, Y., Isolauri, E., Yang, B., Salminen, S. y Collado, M. C. (2017). Breast milk polyamines and microbiota interactions: impact of mode of delivery and geographical location. *Annals of Nutrition & Metabolism*, *70*(3), 184-190. https://doi.org/10.1159/000457134.
38. Tofalo, R., Cocchi, S. y Suzzi, G. (2019). Polyamines and gut microbiota. *Frontiers in Nutrition*, *6*, 16. https://doi.org/10.3389/fnut.2019.00016.
39. Kala, P. (2014). Health effects and occurrence of dietary polyamines: A review for the period 2005–mid 2013. *Food Chemistry*, *161*, 27-39. https://doi.org/10.1016/j.foodchem.2014.03.102.
40. Peulen, O., Gharbi, M., Powroznik, B. y Dandrifosse, G. (2004). Differential effect of dietary spermine on alkaline phosphatase activity in jejunum and ileum of unweaned rats. *Biochimie*, *86*(7), 487-493. https://doi.org/10.1016/j.biochi.2004.06.002.
41. Dandrifosse, G., Peulen, O., El Khefif, N., Deloyer, P., Dandrifosse, A. C. y Grandfils, C. H. (2000). Are milk polyamines preventive agents against food allergy? *The Proceedings of the Nutrition Society*, *59*(1), 81-86. https://doi.org/10.1017/S0029665100000100.
42. Ali, M. A., Poortvliet, E., Strömberg, R. y Yngve, A. (2011). Polyamines in foods: Development of a food database. *Food & Nutrition Research*, *55*, 5572. https://doi.org/10.3402/fnr.v55i0.5572.

Capítulo 4

1. *Grand View Research* (Junio de 2023). *Plastic market size, share & trends analysis report by product (PE, PP, PU, PVC, PET, Polystyrene, ABS, PBT, PPO, Epoxy Polymers, LCP, PC, Polyamide), by application, by end-use, by region, and segment forecasts, 2023-2030*. https://www.grandviewresearch.com/industry-analysis/global-plastics-market.

2. Lear, G., Kingsbury, J. M., Franchini, S., Gambarini, V., Maday, S. D. M., Wallbank, J. A., Weaver, L. y Pantos, O. (2021). Plastics and the microbiome: Impacts and solutions. *Environmental Microbiome*, *16*(1), 2. https://doi.org/10.1186/s40793-020-00371-w.
3. Dorsey, E. R., Sherer, T., Okun, M. S. y Bloem, B. R. (2018). The emerging evidence of the Parkinson pandemic. *Journal of Parkinson's Disease*, *8*(supl. 1), S3-S8. https://doi.org/10.3233/JPD-181474.
4. Chua, K.-P., Fischer, M. A. y Linder, J. A. (2019). Appropriateness of outpatient antibiotic prescribing among privately insured US patients: ICD-10-CM based cross sectional study. *The British Medical Journal*, *364*, k592. https://doi.org/10.1136/bmj.k5092.
5. Aminov, R. I. (2010). A brief history of the antibiotic era: Lessons learned and challenges for the future. *Frontiers in Microbiology*, *1*, 134. https://doi.org/10.3389/fmicb.2010.00134.
6. World Health Organization. (31 de julio de 2020). *Antibiotic resistance*. https://www.who.int/news-room/fact-sheets/detail/antibiotic-resistance.
7. Garofalo, C., Vignaroli, C., Zandri, G., Aquilanti, L., Bordoni, D., Osimani, A., Clementi, F. y Biavasco, F. (2007). Direct detection of antibiotic resistance genes in specimens of chicken and pork meat. *International Journal of Food Microbiology*, *113*(1), 75-83.
8. Dubourg, G., Lagier, J. C., Robert, C., Armougom, F., Hugon, P., Metidji, S., Dione, N., Dangui, N. P., Pfleiderer, A., Abrahao, J., Musso, D., Papazian, L., Brouqui, P., Bibi, F., Yasir, M., Vialettes, B. y Raoult, D. (2014). Culturomics and pyrosequencing evidence of the reduction in gut microbiota diversity in patients with broad-spectrum antibiotics. *International Journal of Antimicrobial Agents*, *44*(2), 117-124. https://doi.org/10.1016/j.ijantimicag.2014.04.020.
9. Theriot, C. M., Bowman, A. A. y Young, B. (2014). Antibiotic-induced shifts in the mouse gut microbiome and metabolome increase susceptibility to *Clostridium difficile* infection. *Nature Communications*, *5*, artículo 3114. https://doi.org/10.1128/mSphere.00045-15.
10. Dethlefsen, L. y Relman, D. A. (2011). Incomplete recovery and individualized responses of the human distal gut microbiota to repeated antibiotic perturbation. *Proceedings of the National Academy of Sciences of the United States of America*, *108*(supl. 1), 4554-4561. https://doi.org/10.1073/pnas.1000087107.
11. Anthony, W. E., Wang, B., Sukhum, K. V., D'Souza, A. W., Hink, T., Cass, C., Seiler, S., Reske, K. A., Coon, C., Dubberke, E. R., Burnham, C.-A. D., Dantas, G. y Kwon, J. H. (2022). Acute and persistent effects of commonly used antibiotics on the gut microbiome and resistome in healthy adults. *Cell Reports*, *39*(2), 110649. https://doi.org/10.1016/j.celrep.2022.110649.
12. Haak, B. W., Lankelma, J. M., Hugenholtz, F., Belzer, C., Vos, W. M. de y Wiersinga, W. J. (2019). Long-term impact of oral vancomycin, ciprofloxacin and metronidazole on the gut microbiota in healthy humans. *Journal of Antimicrobial Chemotherapy*, *74*(3), 782-786.

13. Tapiainen, T., Koivusaari, P., Brinkac, L., Lorenzi, H. A., Salo, J., Renko, M., Pruikkonen, H., Pokka, T., Li, W., Nelson, K., Pirttilä, A. M. y Tejesvi, M. V. (2019). Impact of intrapartum and postnatal antibiotics on the gut microbiome and emergence of antimicrobial resistance in infants. *Scientific Reports*, *9*(1), 10635. https://doi.org/10.1038/s41598-019-46964-5.
14. Candon, S., Pérez-Arroyo, A., Marquet, C., Valette, F., Foray, A. P., Pelletier, B., Milani, C., Ventura, M., Bach, J. F. y Chatenoud, L. (2015). Antibiotics in early life alter the gut microbiome and increase disease incidence in a spontaneous mouse model of autoimmune insulin-dependent diabetes. *PLOS ONE*, *10*(5), 1-16. https://doi.org/10.1371/journal.pone.0125448.
15. Zhao, Y., Wu, J., Li, J. V., Zhou, N. Y., Tang, H. y Wang, Y. (2013). Gut microbiota composition modifies fecal metabolic profiles in mice. *Journal of Proteome Research*, *12*(6), 2987-2999. https://doi.org/10.1021/pr400263n.
16. Willing, B. P., Russell, S. L. y Finlay, B. B. (2011). Shifting the balance: Antibiotic effects on host-microbiota mutualism. *Nature Reviews Microbiology*, *9*(4), 233-243. https://doi.org/10.1038/nrmicro2536.
17. Kalghatgi, S., Spina, C. S., Costello, J. C., Liesa, M., Morones-Ramírez, J. R., Slomovic, S., Molina, A., Shirihai, O. S. y Collins, J. J. (2013). Bactericidal antibiotics induce mitochondrial dysfunction and oxidative damage in mammalian cells. *Science Translational Medicine*, *5*(192), 192ra85. https://doi.org/10.1126/scitranslmed.3006055.
18. Morgun, A., Dzutsev, A., Dong, X., Greer, R. L., Sexton, D. J., Ravel, J., Schuster, M., Hsiao, W., Matzinger, P. y Shulzhenko, N. (2015). Uncovering effects of antibiotics on the host and microbiota using transkingdom gene networks. *Gut*, *64*(11), 1732-1743. https://doi.org/10.1136/gutjnl-2014-308820.
19. Azad, M. B., Konya, T., Persaud, R. R., Guttman, D. S., Chari, R. S., Field, C. J., Sears, M. R., Mandhane, P. J., Turvey, S. E., Subbarao, P., Becker, A. B., Scott, J. A., Kozyrskyj, A. L. y CHILD Study Investigators. (2016). Impact of maternal intrapartum antibiotics, method of birth and breastfeeding on gut microbiota during the first year of life: A prospective cohort study. *BJOG: An International Journal of Obstetrics and Gynaecology*, *123*(6), 983-993. https://doi.org/10.1111/1471-0528.13601.
20. Nyangahu, D. D., Lennard, K. S., Brown, B. P., Darby, M. G., Wendoh, J. M., Havyarimana, E., Smith, P., Butcher, J., Stintzi, A., Mulder, N., Horsnell, W. y Jaspan, H. B. (2018). Disruption of maternal gut microbiota during gestation alters offspring microbiota and immunity. *Microbiome*, *6*(1), 1-10. https://doi.org/10.1186/s40168-018-0511-7.
21. Tapiainen, T., Koivusaari, P., Brinkac, L., Lorenzi, H. A., Salo, J., Renko, M., Pruikkonen, H., Pokka, T., Li, W., Nelson, K., Pirttilä, A. M. y Tejesvi, M. V. (2019). Impact of intrapartum and postnatal antibiotics on the gut microbiome and emergence of antimicrobial resistance in infants. *Scientific Reports*, *9*(1), artículo 10635. https://doi.org/10.1038/s41598-019-46964-5.
22. Dobbler, P., Mai, V., Procianoy, R. S., Silveira, R. C., Corso, A. L. y Roesch, L. (2019). The vaginal microbial communities of healthy expectant Brazilian

mothers and its correlation with the newborn's gut colonization. *World Journal of Microbiology and Biotechnology*, *35*(10), 1-14. https://doi.org/10.1007/s11274-019-2737-3.

23. Czeizel, A. E., Rockenbauer, M., Sorensen, H. T. y Olsen, J. (2001). The teratogenic risk of trimethoprim-sulfonamides: A population based case-control study. *Reproductive Toxicology*, *15*, 637-646. https://doi.org/10.1016/S0890-6238(01)00178-2.
24. Stokholm, J., Sevelsted, A., Bønnelykke, K. y Bisgaard, H. (2014). Maternal propensity for infections and risk of childhood asthma: A registry-based cohort study. *The Lancet Respiratory Medicine*, *2*(8), 631-637. https://doi.org/10.1016/S2213-2600(14)70152-3.
25. Kenyon, S., Pike, K., Jones, D. R., Brocklehurst, P., Marlow, N., Salt, A. y Taylor, D. J. (2008). Childhood outcomes after prescription of antibiotics to pregnant women with spontaneous preterm labour: 7-year follow-up of the ORACLE II trial. *The Lancet*, *372*(9646), 1319-1327. https://doi.org/10.1016/S0140-6736(08)61203-9.
26. Mueller, N. T., Whyatt, R., Hoepner, L., Oberfield, S., Domínguez-Bello, M. G., Widen, E. M., Hassoun, A., Perera, F. y Rundle, A. (2015). Prenatal exposure to antibiotics, cesarean section and risk of childhood obesity. *International Journal of Obesity*, *39*(4), 665-670. https://doi.org/10.1038/ijo.2014.180.
27. Tormo-Badia, N., Hakansson, A., Vasudevan, K., Molin, G., Ahrne, S. y Cilio, C. M. (2014). Antibiotic treatment of pregnant non-obese diabetic mice leads to altered gut microbiota and intestinal immunological changes in the offspring. *Scandinavian Journal of Immunology*, *80*(4), 250-260. https://doi.org/10.1111/sji.12205.
28. Källén, B. y Danielsson, B. R. (2014). Fetal safety of erythromycin. An update of Swedish data. *European Journal of Clinical Pharmacology*, *70*(3), 355-360. https://doi.org/10.1007/s00228-013-1624-3.
29. Crider, K. S., Cleves, M. A., Reefhuis, J., Berry, R. J., Hobbs, C. A. y Hu, D. J. (2009). Antibacterial medication use during pregnancy and risk of birth defects. *Archives of Pediatrics and Adolescent Medicine*, *163*(11), 978-985. https://doi.org/10.1001/archpediatrics.2009.188.
30. Hermansson, H., Kumar, H., Collado, M. C., Salminen, S., Isolauri, E. y Rautava, S. (2019). Breast milk microbiota is shaped by mode of delivery and intrapartum antibiotic exposure. *Frontiers in Nutrition*, *6*, 475. https://doi.org/10.3389/fnut.2019.00004.
31. Korpela, K., Salonen, A., Virta, L. J., Kekkonen, R. A., Forslund, K., Bork, P. y Vos, W. M. de (2016). Intestinal microbiome is related to lifetime antibiotic use in Finnish pre-school children. *Nature Communications*, *7*, 1-8. https://doi.org/10.1038/ncomms10410.
32. Ni, J., Friedman, H., Boyd, B. C., McGurn, A., Babinski, P., Markossian, T. y Dugas, L. R. (2019). Early antibiotic exposure and development of asthma and allergic rhinitis in childhood. *BMC Pediatrics*, *19*(1), 1-8. https://doi.org/10.1186/s12887-019-1594-4.

33. Yamamoto-Hanada, K., Yang, L., Narita, M., Saito, H. y Ohya, Y. (2017). Influence of antibiotic use in early childhood on asthma and allergic diseases at age 5. *Annals of Allergy, Asthma & Immunology*, *119*(1), 54-58. https://doi.org/10.1016/j.anai.2017.05.013.
34. Bailey, L. C., Forrest, C. B., Zhang, P., Richards, T. M., Livshits, A. y DeRusso, P. A. (2014). Association of antibiotics in infancy with early childhood obesity. *JAMA Pediatrics*, *168*(11), 1063-1069. https://doi.org/10.1001/jamapediatrics.2014.1539.
35. Grube, A., Donaldson, D., Kiely, T. y Wu, L. (2011). *Pesticides industry sales and usage: 2006 and 2007 market estimates*. https://www.epa.gov/sites/default/files/2015-10/documents/market estimates2007.pdf.
36. Canadian Food Inspection Agency. (2017). *Safeguarding with science: Glyphosate testing in 2015-2016*. https://inspection.canada.ca/food-safety-for-industry/food-chemistry-and-microbiology/food-safety-testing-bulletin-and-reports/executive-summary/glyphosate-testing/eng/1491846907641/1491846907985.
37. IARC Working Group on the Evaluation of Carcinogenic Risks to Humans. (2015). *IARC monographs, volume 112: Some organophosphate insecticides and herbicides*. World Health Organization. https://monographs.iarc.who.int/wp-content/uploads/2018/07/mono112.pdf.
38. Mesnage, R., Calatayud, M., Duysburgh, C., Marzorati, M. y Antoniou, M. N. (2022). Alterations in human gut microbiome composition and metabolism after exposure to glyphosate and Roundup and/or a spore-based formulation using the SHIME technology. *Gut Microbiome*, *3*, e6.
39. El-Shenawy, N. S. (2009). Oxidative stress responses of rats exposed to Roundup and its active ingredient glyphosate. *Environmental Toxicology and Pharmacology*, *28*(3), 379-385. https://doi.org/10.1016/j.etap.2009.06.001.
40. Lushchak, O. V., Kubrak, O. I., Storey, J. M., Storey, K. B. y Lushchak, V. I. (2009). Low toxic herbicide Roundup induces mild oxidative stress in goldfish tissues. *Chemosphere*, *76*(7), 932-937. https://doi.org/10.1016/j.chemosphere.2009.04.045.
41. Strandwitz, P., Kim, K. H., Terekhova, D., Liu, J. K., Sharma, A., Levering J., McDonald, D., Dietrich, D., Ramadhar, T. R., Lekbua, A., Mroue, N., Liston, C., Stewart, E. J., Dubin, M. J., Zengler, K., Knight, R., Gilbert, J. A., Clardy, J. y Lewis, K. (2019). GABA-modulating bacteria of the human gut microbiota. *Nature Microbiology*, *4*(3), 396-403. https://doi.org/10.1038/s41564-018-0307-3.
42. Briguglio, M., Dell'Osso, B., Panzica, G., Malgaroli, A., Banfi, G., Dina, C. Z., Galentino, R. y Porta, M. (2018). Dietary neurotransmitters: A narrative review on current knowledge. *Nutrients*, *10*(5), 591. https://doi.org/10.3390/nu10050591.
43. Zhang, L. S. y Davies, S. S. (2016). Microbial metabolism of dietary components to bioactive metabolites: Opportunities for new therapeutic interventions. *Genome Medicine*, *8*, 46. https://doi.org/10.1186/s13073-016-0296-x.

44. Hill-Burns, E. M., Debelius, J. W., Morton, J. T., Wissemann, W. T., Lewis, M. R., Wallen, Z. D., Peddada, S. D., Factor, S. A., Molho, E., Zabetian, C. P., Knight, R. y Payami, H. (2017). Parkinson's disease and Parkinson's disease medications have distinct signatures of the gut microbiome. *Movement Disorders*, *32*(5), 739-749. https://doi.org/10.1002/mds.26942.
45. Nguyen, T. T., Hathaway, H., Kosciolek, T., Knight, R. y Jeste, D. V. (2019). Gut microbiome in serious mental illnesses: A systematic review and critical evaluation. *Schizophrenia Research*, *234*, 24-40. https://doi.org/10.1016/j.schres.2019.08.026.
46. Chen, J.-J., Zheng, P., Liu, Y.-Y., Zhong, X.-G., Wang, H.-Y., Guo, Y.-J. y Xie, P. (2018). Sex differences in gut microbiota in patients with major depressive disorder. *Neuropsychiatric Disease and Treatment*, *14*, 647-655. https://doi.org/10.2147/NDT.S159322.
47. La Merrill, M. A., Vandenburg, L. N., Smith, M. T., Goodson, W., Browne, P., Patisaul, H. B., Guyton, K. Z., Kortenkamp, A., Cogliano, V. J., Woofruff, T. J., Rieswijk, L., Sone, H., Korach, K. S., Gore, A. C., Zeise, L. y Zoeller, R. T. (2020). Consensus on the key characteristics of endocrine-disrupting chemicals as a basis for hazard identification. *Nature Reviews Endocrinology*, *16*(1), 45-57. https://doi.org/10.1038/s41574-019-0273-8.
48. Brucker-Davis, F., Thayer, K. y Colborn, T. (2001). Significant effects of mild endogenous hormonal changes in humans: Considerations for low-dose testing. *Environmental Health Perspectives*, *109*(supl. 1), 21-26. https://doi.org/10.1289/ehp.01109s121.
49. Hampl, R. y Stárka, L. (2020). Endocrine disruptors and gut microbiome interactions. *Physiological Research*, *69*(supl. 2), S211-S223. https://doi.org/10.33549/physiolres.934513.
50. Winkler, J., Liu, P., Phong, K., Hinrichs, J. H., Ataii, N., Williams, K., Hadler-Olsen, E., Samson, S., Gartner, Z. J., Fisher, S. y Werb, Z. (2022). Bisphenol A replacement chemicals, BPF and BPS, induce protumorigenic changes in human mammary gland organoid morphology and proteome. *Proceedings of the National Academy of Sciences of the United States of America*, *119*(11), e2115308119.
51. Evariste, L., Barret, M., Mottier, A., Mouchet, F., Gauthier, L. y Pinelli, E. (2019). Gut microbiota of aquatic organisms: A key endpoint for ecotoxicological studies. *Environmental Pollution*, *248*, 989-999. https://doi.org/10.1016/j.envpol.2019.02.101.
52. Nowak, K., Jabłowska, E. y Rataczak-Wrona, W. (2019). Immunomodulatory effects of synthetic endocrine disrupting chemicals on the development and functions of human immune cells. *Environment International*, *125*, 350-364. https://doi.org/10.1016/j.envint.2019.01.078.
53. Hampl, R. y Stárka, L. (2020). Endocrine disruptors and gut microbiome interactions. *Physiological Research*, *69*(supl. 2), S211-S223. https://doi.org/10.33549/physiolres.934513.

54. Punder, K. de y Pruimboom, L. (2013). The dietary intake of wheat and other cereal grains and their role in inflammaton. *Nutrients*, *5*(3), 771-787. https://doi.org/10.3390/nu5030771.
55. Schumacher, U., Gräfin von Armansperg, N., Kreipe, H. y Welsch, U. (1996). Lectin binding and uptake in human (myelo)monocytic cell lines: HL60 and U937. *Ultrastructural Pathology*, *20*(5), 463-471. https://doi.org/10.3109/01913129609016350.
56. Kataoka, H., Ushiyama, A., Kawakami, H., Akimoto, Y., Matsubara, S. y Iijim, T. (2016). Fluorescent imaging of endothelial glycocalyx layer with wheat germ agglutinin using intravital microscopy. *Microscopy Research and Technique*, *79*(1), 31-37. https://doi.org/10.1002/jemt.22602.
57. Mochizuki, H., Fukui, M., Hatou, S., Yamada, M. y Tsubota, K. (2010). *Clinical Ophthalmology*, *4*, 925-930. https://doi.org/10.2147/opth.s12648.
58. Plattner, V. E., Germann, B., Neuhaus, W., Noe, C. R., Gabor, F. y Wirth, M. (2010). Characterization of two blood-brain barrier mimicking cell lines: Distribution of lectin-binding sites and perspectives for drug delivery. *International Journal of Pharmaceutics*, *387*(1-2), 34-41. https://doi.org/10.1016/j.ijpharm.2009.11.030.
59. Somasundaram, S., Rafi, S., Hayllar, J., Sigthorsson, G., Jacob, M., Price, A., Macpherson, A., Mahmod, T., Scott, D., Wrigglesworth, J. y Bjarnason, I. (1997). Mitochondrial damage: A possible mechanism of the «topical» phase of NSAID induced injury to the rat intestine. *Gut*, *41*(3), 344-353.
60. Rogers, M. A. M. y Aronoff, D. M. (2016). The influence of non-steroidal anti-inflammatory drugs on the gut microbiome. *Clinical Microbiology and Infection*, *22*(2), 178.E1-178.E9. https://doi.org/10.1016/j.cmi.2015.10.003.
61. Somasundaram, S., Rafi, S., Hayllar, J., Sigthorsson, G., Jacob, M., Price, A., Macpherson, A., Mahmod, T., Scott, D., Wrigglesworth, J. y Bjarnason, I. (1997). Mitochondrial damage: A possible mechanism of the «topical» phase of NSAID induced injury to the rat intestine. *Gut*, *41*(3), 344-353.
62. Coxib and Traditional NSAID Trialists' (CNT) Collaboration. (2013). Vascular and upper gastrointestinal effects of non-steroidal anti-inflammatory drugs: Meta-analyses of individual participant data from randomised trials. *The Lancet*, *382*(9894), 769-779.
63. *Neuroscience News* (21 de noviembre de 2022). *NSAIDs may worsen arthritis inflammation*. https://neurosciencenews.com/nsaids-arthritis-inflammation-21905/.
64. Riordan, S. M., McIver, C. J., Wakefield, D., Thomas, M. C., Duncombe, V. M. y Bolin, T. D. (1999). Serum immunoglobulin and soluble IL-2 receptor levels in small intestinal overgrowth with indigenous gut flora. *Digestive Diseases and Sciences*, *44*(5), 939-944.
65. Jackson, M. A., Goodrich, J. K., Maxan, M. E., Freedberg, D. E., Abrams, J. A., Poole, A. C., Sutter, J. L., Welter, D., Ley, R. E., Bell, J. T., Spector, T. D. y Steves, C. J. (2016). Proton pump inhibitors alter the composition of the gut microbiota. *Gut*, *65*(5), 749-756. https://doi.org/10.1136/gutjnl-2015-310861.

66. Clooney, A. G., Bernstein, C. N., Leslie, W. D., Vagianos, K., Sargent, M., Laserna-Mendieta, E. J., Claesson, M. J. y Targownik, L. E. (2016). A comparison of the gut microbiome between long-term users and non-users of proton pump inhibitors. *Alimentary Pharmacology & Therapeutics*, *43*(9), 974-984.
67. Haenisch, B., Holt, K. von, Wiese, B., Prokein, J., Lange, C., Ernst, A., Brettschneider, C., König, H.-H., Werle, J., Weyerer, S., Luppa, M., Riedel-Heller, S. G., Fuchs, A., Pentzek, M., Weeg, D., Bickel, H., Broich, K., Jessen, F., Wolfgang, M. y Scherer, M. (2015). Risk of dementia in elderly patients with the use of proton pump inhibitors. *European Archives of Psychiatry and Clinical Neuroscience*, *265*(5), 419-428.
68. Bateman, B. T., Bykov, K., Choudhry, N. K., Schneeweiss, S., Gagne, J. J., Polinski, J. M., Franklin, J. M., Doherty, M., Fischer, M. A. y Rassen, J. A. (2013). Type of stress ulcer prophylaxis and risk of nosocomial pneumonia in cardiac surgical patients: Cohort study. *The British Medical Journal*, *347*, f5416.
69. Klatte, D. C. F., Gasparini, A., Xu, H., Deco, P. de, Trevisan, M., Johansson, A. L. V., Wettermark, B., Ärnlöv, J., Janmaat, C. J., Lindholm, B., Dekker, F. W., Coresh, J., Grams, M. E. y Carrero, J. J. (2017). Association between proton pump inhibitor use and risk of progression of chronic kidney disease. *Gastroenterology*, *153*(3), 702-710.
70. Shah, N. H., LePendu, P., Bauer-Mehren, A., Ghebremariam, Y. T., Iyer, S. V., Marcus, J., Nead, K. T., Cooke, J. P. y Leeper, N. J. (2015). Proton pump inhibitor usage and the risk of myocardial infarction in the general population. *PLOS ONE*, *10*(6), e0124653.
71. Freedberg, D. E., Kim, L. S. y Yang, Y.-X. (2017). The risks and benefits of long-term use of proton pump inhibitors: Expert review and best practice advice from the American Gastroenterological Association. *Gastroenterology*, *152*(4), 706-715.
72. Cox, K. D., Covernton, G. A., Davies, H. L., Dower, J. F., Juanes, F. y Dudas, S. E. (2019). Human consumption of microplastics. *Environmental Science & Technology*, *53*(12), 7068-7074.
73. Buhyan, S. (2022). Effects of microplastics on fish and in human health. *Frontiers in Environmental Science*, *10*, artículo 827289. https://doi.org/10.3389/fenvs.2022.827289.
74. Schwabl, P., Köppel, S., Königshofer, P., Bucsics, T., Trauner, M., Reiberger, T. y Liebmann, B. (2019). Detection of various microplastics in human stool: A Prospective Case Series. *Annals of Internal Medicine*, *171*(7), 453-457. https://doi.org/10.7326/M19-0618.
75. Tamargo, A., Molinero, N., Reinosa, J. J., Alcolea-Rodríguez, V., Portela, R., Banares, M. A., Fernández, J. F. y Moreno-Arribas, M. V. (2022). PET microplastics affect human gut microbiota communities during simulated gastrointestinal digestion, first evidence of plausible polymer biodegradation during human digestion. *Scientific Reports*, *12*, 528. https://doi.org/10.1038/s41598-021-04489-w.
76. *Ibid*.

77. Zhang, X., Wang, H., Peng, S., Kang, J., Xie, Z., Tang, R., Xing, Y., He, Y., Yuan, H., Xie, C. y Liu, Y. (2022). Effect of microplastics on nasal and intestinal microbiota of the high-exposure population. *Frontiers in Public Health*, *10*, artículo 1005535. https://doi.org/10.3389/fpubh.2022.1005535.
78. Deng, Y., Zhang, Y., Lemos, B. y Ren, H. (2017). Tissue accumulation of microplastics in mice and biomarker responses suggest widespread health risks of exposure. *Scientific Reports*, *7*, artículo 46687. https://doi.org/10.1038/srep46687.
79. Medley, E. A., Spratlen, M. J., Yan, B., Herbstman, J. B. y Deyssenroth, M. A. (27 de febrero de 2023). A systematic review of the placental translocation of micro- and nanoplastics. *Current Environmental Health Reports*. (Publicación en línea previa a publicación impresa). https://doi.org/10.1007/s40572-023-00391-x.

Capítulo 5

1. McGee, M. D., Weber, D., Day, N., Vitelli, C., Crippen, D., Herndon, L. A., Hall, D. H. y Melov, S. (2011). Loss of intestinal nuclei and intestinal integrity in aging *C. elegans*. *Aging Cell*, *10*(4), 699-710. https://doi.org/10.1111/j.1474-9726.2011.00713.x.
2. Gundry, S. R. (2018). Remission/cure of autoimmune diseases by a lectin limited diet supplemented with probiotics, prebiotics, and polyphenols. *Circulation*, *137*(supl. 1), resumen AP238.
3. Wang, X., Chen, Z., Qiao, S., Zhu, Q., Zuo, Z. y Guo, B. (2022). Analysis of alterations of the gut microbiota in moderate to severe psoriasis patients using 16S rRNA gene sequencing. *Indian Journal of Dermatology*, *67*(5), 495-503. https://doi.org/10.4103/ijd.ijd_297_22.
4. Brewer, R. C., Lanz, T. V., Hale, C. R., Sepich-Poore, G. D., Martino, C., Swafford, A. D., Carroll, T. S., Kongpachith, S., Blum, L. K., Elliott, S. E., Blachere, N. E., Parveen, S., Fak, J., Yao, V., Troyanskaya, O., Frank, M. O., Bloom, M. S., Jahanbani, S., Gómez, A. M., ... Orange, D. E. (2023). Oral mucosal breaks trigger anti-citrullinated bacterial and human protein antibody responses in rheumatoid arthritis. *Science Translational Medicine*, *15*(684), eabq8476. https://doi.org/10.1126/scitranslmed.abq8476.
5. Yoon, H., Shaw, J. L., Haigis, M. C. y Greka, A. (2021). Lipid metabolism in sickness and in health: Emerging regulators of lipotoxicity. *Molecular Cell*, *81*(18), 3708-3730.
6. Munckhof, I. C. L. van den, Kurilshikov, A., Horst, R. ter, Riksen, N. P., Joosten, L. A. B., Zhernikova, J., Fu, J., Keating, S. T., Netea, M. G., Graaf, J. de y Rutten, J. H. W. (2018). Role of gut microbiota in chronic low-grade inflammation as potential driver for atherosclerotic cardiovascular disease: A systematic review of human studies. *Obesity Reviews*, *19*(12), 1719-1734. https://doi.org/10.1111/obr.12750.
7. Banks, W. A., Sharma, P., Bullock, K. M., Hansen, K. M., Ludwig, N. y Whiteside, T. L. (2020). Transport of extracellular vesicles across the blood-brain

barrier: Brain pharmacokinetics and effects of inflammation. *International Journal of Molecular Sciences*, *21*(12), 4407. https://doi.org/10.3390/ijms21124407.

8. Farnum, C. E. y Wilsman, N. J. (1984). Lectin-binding histochemistry of non-decalcified growth plate cartilage: A postembedment method for light microscopy of epon-embedded tissue. *The Journal of Histochemistry and Citochemistry*, *32*(6), 593-607.
9. Edfeldt, K., Swedenborg, J., Hansson, G. K. y Yan, Z.-Q. (2002). Expression of toll-like receptors in human atherosclerotic lesions: a possible pathway for plaque activation. *Circulation*, *105*(10), 1158-1161.
10. Carnevale, R., Nocella, C., Petrozza, V., Cammisotto, V., Pacini, L., Sorrentino, V., Martinelli, O., Irace, L., Sciarretta, S., Frati, G., Pastori, D. y Violi, F. (2018). Localization of lipopolysaccharide from *Escherichia coli* into human atherosclerotic plaque. *Scientific Reports*, *8*(1), 3598. https://doi.org/10.1038/s41598-018-22076-4.
11. Aguilar, E. C., Santos, L. C., Leonel, A. J., Oliveira, J. S. de, Santos, E. A., Navia-Peláez, J. M., Silva, J. F. da, Mendes, B. P., Capettini, L. S. A., Teixeira, L. G., Lemos, V. S. y Álvarez-Leite, J. I. (2016). Oral butyrate reduces oxidative stress in atherosclerotic lesion sites by a mechanism involving NADPH oxidase down-regulation in endothelial cells. *The Journal of Nutritional Biochemistry*, *34*, 99-105. https://doi.org/10.1016/j.jnutbio.2016.05.002.
12. Ghosh, S. S., Wang, J., Yannie, P. J., Cooper, R. C., Sandhu, Y. K., Kakiyama, G., Korzun, W. J. y Ghosh, S. (2021). Over-expression of intestinal alkaline phosphatase attenuates atherosclerosis. *Circulation Research*, *128*(11), 1646-1659.
13. Lehtiniemi, J., Karhunen, P. J., Goebeler, S., Nikkari, S. y Nikkari, S. T. (2005). Identification of different bacterial DNAs in human coronary arteries. *European Journal of Clinical Investigation*, *35*(1), 13-16. https://doi.org/10.1111/j.1365-2362.2005.01440.x.
14. Ott, S. J., El Mokhtari, N. E., Musfeldt, M., Hellmig, S., Freitag, S., Rehman, A., Kühbacher, T., Nikolaus, S., Namsolleck, P., Blaut, M., Hampe, J., Sahly, H., Reinecke, A., Haake, N., Günther, R., Krüger, D., Lins, M., Herrmann, G., Fölsch, U. R., ... Schreiber, S. (2006). Detection of diverse bacterial signatures in atherosclerotic lesions of patients with coronary heart disease. *Circulation*, *113*(7), 929-937. https://doi.org/10.1161/CIRCULATIONAHA.105.579979.
15. Qi, Y., Wu, H.-M., Yang, Z., Zhou, Y.-F., Jin, L., Yang, M.-F. y Wang, F.-Y. (2022). New insights into the role of oral microbiota dysbiosis in the pathogenesis of inflammatory bowel disease. *Digestive Diseases and Sciences*, *67*(1), 42-55. https://doi.org/10.1007/s10620-021-06837-2.
16. Seymour, G. J., Ford, P. J., Cullinan, M. P., Leishman, S. y Yamazaki, K. (2007). Relationship between periodontal infections and systemic disease. *Clinical Microbiology and Infection*, *13*(supl. 4), 3-10.
17. Ridker, P. M, Bhatt, D., Pradhan, A., Glynn, R. J., MacFadyen, J. G. y Nissen, S. E. (2023). Inflammation and cholesterol as predictors of cardiovascular

events among patients receiving statin therapy: A collaborative analysis of three randomised trials. *The Lancet*, *401*(10384), P1293-P1301. https://doi.org/10.1016/S0140-6736(23)00215-5.

18. Gundry, S. R. (2019). Dietary lectins cause coronary artery disease via an autoimmune endothelial attack mediated by interleukin 16. *Arteriosclerosis, Thrombosis, and Vascular Biology*, *38*(supl. 1), resumen 412. https://doi.org/10.1161/atvb.38.suppl 1.412.
19. Gundry, S. R. (2015). Twelve year followup for managing coronary artery disease using a nutrigenomics based diet and supplement program with quarterly assessment of biomarkers. *Arteriosclerosis, Thrombosis, and Vascular Biology*, *35*(supl. 1), resumen 309. https://doi.org/10.1161/atvb.35.suppl_1.309.
20. Kawashima, H., Serruys, P. W., Ono, M., Hara, H., O'Leary, N., Mack, M. J., Holmes, D. R., Morice, M. C., Head, S. J., Kappetein, A. P., Thuijs, D. J. F. M., Milojevic, M., Noack, T., Mohr, F. W., Davierwala, P. M., Sharif, F., McEvoy, J. W. y Onuma, Y. (2021). Impact of optimal medical therapy on 10-year mortality after coronary revascularization. *Journal of the American College of Cardiology*, *78*(1), 27-38. https://doi.org/10.1016/j.jacc.2021.04.087.
21. Methe, H., Kim, J. O., Kofler, S., Nabauer, M. y Weis, M. (2005). Statins decrease toll-like receptor 4 expression and downstream signaling in human CD14+ monocytes. *Arteriosclerosis, Thrombosis, and Vascular Biology*, *25*(7), 1439-1445. https://doi.org/10.1161/01.ATV.0000168410.44722.86.
22. Zhang, Y., Zhang, S., Li, B., Luo, Y., Gong, Y., Jin, X., Zhang, J., Zhou, Y., Zhuo, X., Wang, Z., Zhao, X., Han, X., Gao, Y., Yu, H., Liang, D., Zhao, S., Sun, D., Wang, D., Xu, W., ... Li, Y. (2022). Gut microbiota dysbiosis promotes age-related atrial fibrillation by lipopolysaccharide and glucose-induced activation of NLRP3-inflammasome. *Cardiovascular Research*, *118*(3) 785-797. https://doi.org/10.1093/cvr/cvab114.
23. Li, J., Zhao, F., Wang, Y., Chen, J., Tao, J., Tian, G., Wu, S., Liu, W., Cui, Q., Geng, B., Zhang, W., Weldon, R., Auguste, K., Yang, L., Liu, X., Chen, L., Yang, X., Zhu, B. y Cai, J. (2017). Gut microbiota dysbiosis contributes to the development of hypertension. *Microbiome*, 5(1), 14. https://doi.org/10.1186/s40168-016-0222-x.
24. Li, Q., Gao, B., Siqin, B., He, Q., Zhang, R., Meng, X., Zhang, N., Zhang, N. y Li, M. (2021). Gut microbiota: A novel regulator of cardiovascular disease and key factor in the therapeutic effects of flavonoids. *Frontiers in Pharmacology*, *12*, artículo 651926. https://doi.org/10.3389/fphar.2021.651926.
25. Li, J., Zhao, F., Wang, Y., Chen, J., Tao, J., Tian, G., Wu, S., Liu, W., Cui, Q., Geng, B., Zhang, W., Weldon, R., Auguste, K., Yang, L., Liu, X., Chen, L., Yang, X., Zhu, B. y Cai, J. (2017). Gut microbiota dysbiosis contributes to the development of hypertension. *Microbiome*, 5(1), 14. https://doi.org/10.1186/s40168-016-0222-x.
26. Brandsma, E., Kloosterhuis, N. J., Koster, M., Dekker, D. C., Gijbels, M. J. J., Velden, S. van der, Ríos-Morales, M., Fassen, M. J. R. van, Loreti, M. G., Bruin, A. de, Fu, J., Kuipers, F., Bakker, B. M., Westerterp, M., Winther, M.

P. J. de, Hofker, M. H., Sluis, B. van de y Koonen, D. P. Y. (2019). A proinflammatory gut microbiota increases systemic inflammation and accelerates atherosclerosis. *Circulation Research*, *124*(1), 94-100.

27. Cani, P. D., Amar, J., Iglesias, M. A., Poggi, M., Knauf, C., Bastelica, D., Neyrinck, A. M., Fava, F., Tuohy, K. M., Chabo, C., Waget, A., Delmee, E., Cousin, B., Sulpice, T., Chamontin, B., Ferrieres, J., Tanti, J.-F., Gibson, G. R., Casteilla, L., ... Burcelin, R. (2007). Metabolic endotoxemia initiates obesity and insulin resistance. *Diabetes*, *56*(7), 1761-1772.
28. Trøseid, M., Nestvold, T. K., Rudi, K., Thoresen, H., Nielsen, E. W. y Lappegård, K. T. (2013). Plasma lipopolysaccharide is closely associated with glycemic control and abdominal obesity: Evidence from bariatric surgery. *Diabetes Care*, *36*(11), 3627-3632.
29. Sonnenburg, J. L. y Bäckhed, F. (2016). Diet-microbiota interactions as moderators of human metabolism. *Nature*, *535*(7610), 56-64.
30. Huang, Z. Y., Stabler, T., Pei, F. X. y Kraus, V. B. (2016). Both systemic and local lipopolysaccharide (LPS) burden are associated with knee OA severity and inflammation. *Osteoarthritis and Cartilage*, *24*(10), 1769-1775.
31. Ramasamy, B., Magne, F., Tripathy, S. K., Venugopal, G., Mukherjee, D. y Balamurugan, R. (2021). Association of gut microbiome and vitamin D deficiency in knee osteoarthritis patients: A pilot study. *Nutrients*, *13*(4), 1272. https://doi.org/10.3390/nu13041272.
32. Li, R., Boer, C. G., Oei, L. y Medina-Gómez, C. (2021). The gut microbiome: A new frontier in musculoskeletal research. *Current Osteoporosis Reports*, *19*(3), 347-357. https://doi.org/10.1007/s11914-021-00675-x.
33. Lei, M., Guo, C., Wang, D., Zhang, C. y Hua, L. (2017). The effect of probiotic *Lactobacillus casei* Shirota on knee osteoarthritis: A randomised double-blind, placebo-controlled clinical trial. *Beneficial Microbes*, *8*(5), 697-703.
34. Schott, E. M., Farnsworth, C. W., Grier, A., Lillis, J. A., Soniwala, S., Dadourian, G. H., Bell, R. D., Doolittle, M. L., Villani, D. A., Awad, H., Ketz, J. P., Kamal, F., Ackeret-Bicknell, C., Ashton, J. M., Gill, S. R., Mooney, R. A. y Zuscik, M. J. (2018). Targeting the gut microbiome to treat the osteoarthritis of obesity. *JCI Insight*, *3*(8), e95997.
35. Kare, S. K., Vinay, V., Maresz, K., Prisk, V. y Vik, H. (2022). *Tamarindus indica* seed extract–based botanical compositions alleviate knee pain and improve joint function in mild-to-moderate osteoarthritis: A randomized, double-blind, placebo-controlled clinical study. *Evidence-Based Complementary and Alternative Medicine*, *2022*, artículo 2226139. https://doi.org/10.1155/2022/2226139.
36. Kasai, C., Sugimoto, K., Moritani, I., Tanaka, J., Oya, Y., Inoue, H., Tameda, M., Shiraki, K., Ito, M., Takei, Y. y Takase, K. (2015). Comparison of the gut microbiota composition between obese and non-obese individuals in a Japanese population, as analyzed by terminal restriction fragment length polymorphism and next-generation sequencing. *BMC Gastroenterology*, *15*, 100. https://doi.org/10.1186/s12876-015-0330-2.

37. Daisley, B. A., Koenig, D., Engelbrecht, K., Doney, L., Hards, K., Al, K. F., Reid, G. y Burton, J. P. (2021). Emerging connections between gut microbiome bioenergetics and chronic metabolic diseases. *Cell Reports*, *37*(10), 110087. https://doi.org/10.1016/j.celrep.2021.110087.
38. Hu, J., Guo, P., Mao, R., Ren, Z., Wen, J., Yang, Q., Yan, T., Yu, J., Zhang, T. y Liu, Y. (2022). Gut microbiota signature of obese adults across different classifications. *Diabetes, Metabolic Syndrome and Obesity: Targets and Therapy*, *15*, 3933-3947. https://doi.org/10.2147/DMSO.S387523.
39. Singh, P., Rawat, A., Alwakeel, M., Sharif, E. y Al Khodor, S. (2020). The potential role of vitamin D supplementation as a gut microbiota modifier in healthy individuals. *Scientific Reports*, *10*, artículo 21641. https://doi.org/10.1038/s41598-020-77806-4.
40. Han, H., Yi, B., Zhong, R., Wang, M., Zhang, S., Ma, J., Yin, Y., Yin, J., Chen, L. y Zhang, H. (2021). From gut microbiota to host appetite: gut microbiota-derived metabolites as key regulators. *Microbiome*, *9*(1), 162. https://doi.org/10.1186/s40168-021-01093-y.
41. Delzenne, N. M. y Cani, P. D. (2011). Gut microbiota and the pathogenesis of insulin resistance. *Current Diabetes Reports*, *11*(3), 154-159. https://doi.org/10.1007/s11892-011-0191-1.
42. Sato, J., Kanazawa, A., Ikeda, F., Yoshihara, T., Goto, H., Abe, H., Komiya, K., Kawaguchi, M., Shimizu, T., Ogihara, T., Tamura, Y., Sakurai, Y., Yamamoto, R., Mita, T., Fujitani, Y., Fukuda, H., Nomoto, K., Takahashi, T., Asahara, T., ... Watada, H. (2014). Gut dysbiosis and detection of «live gut bacteria» in blood of Japanese patients with type 2 diabetes. *Diabetes Care*, *37*(8), 2343-2350.
43. Wu, H., Esteve, E., Tremaroli, V., Khan, M. T., Caesar, R., Mannerås-Holm, L., Ståhlman, M., Olsson, L. M., Serino, M., Planas-Félix, M., Xifra, G., Mercader, J. M., Torrents, D., Burcelin, R., Ricart, W., Perkins, R., Fernández-Real, J. M. y Bäckhed, F. (2017). Metformin alters the gut microbiome of individuals with treatment-naïve type 2 diabetes, contributing to the therapeutic effects of the drug. *Nature Medicine*, *23*(7), 850-858. https://doi.org/10.1038/nm.4345.
44. Yang, Y., Ren, R., Chen, Q., Zhang, Q., Wu, J. y Yin, D. (2022). *Coptis chinensis* polysaccharides dynamically influence the paracellular absorption pathway in the small intestine by modulating the intestinal mucosal immunity microenvironment. *Phytomedicine*, *104*, artículo 154322. https://doi.org/10.1016/j.phymed.2022.154322.
45. Zhang, X.-Y., Chen, J., Yi, K., Peng, L., Xie, J., Gou, X., Peng, T. y Tang, L. (2020). *Gut Microbes*, *12*(1), artículo 1842990. https://doi.org/10.1080/19490976.2020.1842990.
46. Nilsson, U., Rickard, Ö., Jägerstad, M. y Birkhed, D. (1988). Cereal fructans: *In vitro* and *in vivo* studies on availability in rats and humans. *The Journal of Nutrition*, *118*(11), 1325-1330.

47. Matheus, V. A., Monteiro, L., Oliveira, R. B., Maschio, D. A. y Collares-Buzato, C. B. (2017). Butyrate reduces high-fat diet-induced metabolic alterations, hepatic steatosis and pancreatic beta cell and intestinal barrier dysfunctions in prediabetic mice. *Experimental Biology and Medicine*, *242*(12), 1214-1226. https://doi.org/10.1177/1535370217708188.
48. Sjögren, K., Engdahl, C., Henning, P., Lerner, U. H., Tremaroli V., Lagerquist, M. K., Bäckhed, F. y Ohlsson, C. (2012). The gut microbiota regulates bone mass in mice. *Journal of Bone and Mineral Research*, *27*(6), 1357-1367. https://doi.org/10.1002/jbmr.1588.
49. Xu, Z., Xie, Z., Sun, J., Huang, S., Chen, Y., Li, C., Sun, X., Xia, B., Tian, L., Guo, C., Li, F. y Pi, G. (2020). Gut microbiome reveals specific dysbiosis in primary osteoporosis. *Frontiers in Cellular and Infection Microbiology*, *10*, 160. https://doi.org/10.3389/fcimb.2020.00160.
50. Das, M., Cronin, O., Keohane, D. M., Cormac, E. M., Nugent, H., Nugent, M., Molloy, C., O'Toole, P. W., Shanahan, F., Molloy, M. G. y Jeffer I. B. (2019). Gut microbiota alterations associated with reduced bone r neral density in older adults. *Rheumatology*, *58*(12), 2295-2304. https://d org/10.1093/rheumatology/kez302.
51. Sjögren, K., Engdahl, C., Henning, P., Lerner, U. H., Tremaroli, V., Lagerquist, M. K., Bäckhed, F. y Ohlsson, C. (2012). The gut microbiota regulates bone mass in mice. *Journal of Bone and Mineral Research*, *27*(6), 1357-1367. https://doi.org/10.1002/jbmr.1588.
52. Cho, I., Yamanishi, S., Cox, L., Methé, B. A., Zavadil, J., Li, K., Gao, Z., Mahana, D., Raju, K., Teitler, I., Li, H., Alekseyenko, A. V. y Blaser, M. J. (2012). Antibiotics in early life alter the murine colonic microbiome and adiposity. *Nature*, *488*(7413), 621-626. https://doi.org/10.1038/nature11400.
53. Pytlik, M., Folwarczna, J. y Janiec, W. (2004). Effects of doxycycline on mechanical properties of bones in rats with ovariectomy-induced osteopenia. *Calcified Tissue International*, *75*(3), 225-230. https://doi.org/10.1007/s00223-004-0097-x.
54. Li, J.-Y., Chassaing, B., Tyagi, A. M., Vaccaro, C., Luo, T., Adams, J., Darby, T. M., Weitzmann, M. N., Mulle, J. G., Gewirtz, A. T., Jones, R. M. y Pacifici, R. (2016). Sex steroid deficiency–associated bone loss is microbiota dependent and prevented by probiotics. *The Journal of Clinical Investigation*, *126*(6), 2049-2063.
55. Carson, J. A. y Manolagas, S. C. (2015). Effects of sex steroids on bones and muscles: Similarities, parallels, and putative interactions in health and disease. *Bone*, *80*, 67-78.
56. Lucas, S., Omata, Y., Hofmann, J., Bottcher, M., Iljazovic, A., Sarter, K., Albrecht, O., Schulz, O., Krishnacoumar, B., Krönke, G., Herrmann, M., Mougiakakos, D., Strowig, T., Schett, G. y Zaiss, M. M. (2018). Short-chain fatty acids regulate systemic bone mass and protect from pathological bone loss. *Nature Communications*, *9*(1), 55. https://doi.org/10.1038/s41467-017-02490-4.

57. Jansson, P.-A., Curiac, D., Ahrén, I. L., Hansson, F., Niskanen, T. M., Sjögren, K. y Ohlsson, C. (2019). Probiotic treatment using a mix of three *Lactobacillus* strains for lumbar spine bone loss in postmenopausal women: A randomised, double-blind, placebo-controlled, multicentre trial. *The Lancet Rheumatology*, *1*(3), E154-E162. https://doi.org/10.1016/S2665-9913(19)30068-2.
58. Dzutsev, A., Goldszmid, R. S., Viaud, S., Zitvogel, L. y Trinchieri, G. (2015). The role of the microbiota in inflammation, carcinogenesis, and cancer therapy. *European Journal of Immunology*, *45*(1), 17-31. https://doi.org/https://doi.org/10.1002/eji.201444497.
59. Saffarian, A., Mulet, C., Regnault, B., Amiot, A., Tran-Van-Nhieu, J., Ravel, J., Sobhani, I., Sansonetti, P. J. y Pédron, T. (2019). Crypt- and mucosa-associated core microbiotas in humans and their alteration in colon cancer patients. *MBio*, *10*(4), e01315-e01319. https://doi.org/10.1128/mBio.01315-19.
60. Wang, H., Hu, J., Wu, J., Ji, P., Shang, A. y Li, D. (2022). The function and molecular mechanism of commensal microbiome in promoting malignant progression of lung cancer. *Cancers*, *14*(21), 5394. https://doi.org/10.3390/cancers14215394.
61. Guidi, R., Guerra, L., Levi, L., Stenerlöw, B., Fox, J. G., Josenhans, C., Masucci, M. G. y Frisan, T. (2013). Chronic exposure to the cytolethal distending toxins of gram-negative bacteria promotes genomic instability and altered DNA damage response. *Cellular Microbiology*, *15*(1), 98-113.
62. Castro-Mejía, J. L., Muhammed, M. K., Kot, W., Neve, H., Franz, C. M., Hansen, L. H., Vogensen, F. K. y Nielsen, D. S. (2015). Optimizing protocols for extraction of bacteriophages prior to metagenomic analyses of phage communities in the human gut. *Microbiome*, *3*, 64.
63. Wilson, M. R., Jiang, Y., Villalta, P. W., Stornetta, A., Boudreau, P. D., Carrá, A., Brennan, C. A., Chun, E., Ngo, L., Samson, L. D., Engelward, B. P., Garrett, W. S., Balbo, S. y Balskus, E. P. (2019). The human gut bacterial genotoxin colibactin alkylates DNA. *Science*, *363*(4628), eaar7785.
64. Chen, F., Zhuang, X., Lin, L., Yu, P., Wang, Y., Shi, Y., Hu, G. y Sun, Y. (2015). New horizons in tumor microenvironment biology: Challenges and opportunities. *BMC Medicine*, *13*(1), 45. https://doi.org/10.1186/s12916-015-0278-7.
65. Gamallat, Y., Meyiah, A., Kuugbee, E. D., Hago, A. M., Chiwala, G., Awadasseid, A., Bamba, D., Zhang, X., Shang, X., Luo, F. y Xin, Y. (2016). *Lactobacillus rhamnosus* induced epithelial cell apoptosis, ameliorates inflammation and prevents colon cancer development in an animal model. *Biomedicine & Pharmacotherapy*, *83*, 536-541. https://doi.org/10.1016/j.biopha.2016.07.001.
66. Veziant, J., Gagnière, J., Jouberton, E., Bonnin, V., Sauvanet, P., Pezet, D., Barnich, N., Miot-Noirault, E. y Bonnet, M. (2016). Association of colorectal cancer with pathogenic *Escherichia coli*: Focus on mechanisms using optical imaging. *World Journal of Clinical Oncology*, 7(3), 293-301. https://doi.org/10.5306/wjco.v7.i3.293.
67. Merali, Z. (2 de octubre de 2014). Physicists' model proposes evolutionary role for cancer. *Nature*. https://doi.org/10.1038/nature.2014.16068.

68. Giovannini, C., Scazzocchio, B., Varì, R., Santangelo, C., D'Archivio, M. y Masella, R. (2007). Apoptosis in cancer and atherosclerosis: Polyphenol activities. *Annali dell'Istituto Superiore di Sanità*, *43*(4), 406-416.
69. Takashina, M., Inoue, S., Tomihara, K., Tomita, K., Hattori, K., Zhao, Q. L., Suzuki, T., Noguchi, M., Ohashi, W. y Hattori, Y. (2017). Different effect of resveratrol to induction of apoptosis depending on the type of human cancer cells. *International Journal of Oncology*, *50*(3), 787-797.
70. Kumar, S., Eroglu, E., Stokes, J. A. tercero, Scissum-Gunn, K., Saldanha, S. N., Singh, U. P., Manne, U., Ponnazhagan, S. y Mishra, M. K. (2017). Resveratrol induces mitochondria-mediated, caspase-independent apoptosis in murine prostate cancer cells. *Oncotarget*, *8*(13), 20895-20908.
71. Wang, L., Jiang, G., Jing, N., Liu, X., Li, Q., Liang, W. y Liu, Z. (2020). Bilberry anthocyanin extracts enhance anti-PD-L1 efficiency by modulating gut microbiota. *Food & Function*, *11*(4), 3180-3190.
72. Griffin, L. E., Kohrt, S. E., Rathore, A., Kay, C. D., Grabowska, M. M. y Neilson, A. P. (2022). Microbial metabolites of flavanols in urine are associated with enhanced anti-proliferative activity in bladder cancer cells *in vitro*. *Nutrition and Cancer*, *74*(1), 194-210. https://doi.org/10.1080/01635581.2020.1869277.
73. Kažmierczak-Siedlecka, K., Marano, L., Merola, E., Roviello, F. y Połom, K. (2022). Sodium butyrate in both prevention and supportive treatment of colorectal cancer. *Frontiers in Cellular and Infection Microbiology*, *10*, artículo 2013806. https://doi.org/10.3389/fcimb.2022.1023806.
74. Jin, Y., Dong, H., Xia, L., Yang, Y., Zhu, Y., Shen, Y., Zheng, H., Yao, C., Wang, Y. y Lu, S. (2019). The diversity of gut microbiome is associated with favorable responses to anti–programmed death 1 immunotherapy in Chinese patients with NSCLC. *Journal of Thoracic Oncology*, *14*(8), 1378-1389.
75. Matson, V., Fessler, J., Bao, R., Chongsuwat, T., Zha, Y., Alegre, M.-L., Luke, J. J. y Gajewski, T. F. (2018). The commensal microbiome is associated with anti-PD-1 efficacy in metastatic melanoma patients. *Science*, *359*(6371), 104-108.
76. Geller, L. T., Barzily-Rokni, M., Danino, T., Jonas, O. H., Shental, N., Nejman, D., Gavert, N., Zwang, Y., Cooper, Z. A., Shee, K., Thaiss, C. A., Reuben, A., Livny, J., Avraham, R., Frederick, D. T., Ligorio, M., Chatman, K., Johnston, S. E., Mosher, C. M., ... Straussman, R. (2017). Potential role of intratumor bacteria in mediating tumor resistance to the chemotherapeutic drug gemcitabine. *Science*, *357*(6356), 1156-1160. https://doi.org/10.1126/science.aah5043.
77. Al-Qadami, G., Sebille, Y. van, Le, H. y Bowen, J. (2019). Gut microbiota: Implications for radiotherapy response and radiotherapy-induced mucositis. *Expert Review of Gastroenterology & Hepatology*, *13*(5), 485-496. https://doi.org/10.1080/17474124.2019.1595586.
78. Nejman, D., Livyatan, I., Fuks, G., Gavert, N., Zwang, Y., Geller, L. T., Rotter-Maskowitz, A., Weiser, R., Mallel, G., Gigi, E., Meltser, A., Douglaas, G.

M., Kamer, I., Gopalakrishnan, V., Dadosh, T., Levin-Zaidman, S., Avnet, S., Atlan, T., Cooper, Z. A., ... Straussman, R. (2020). The human tumor microbiome is composed of tumor type–specific intracellular bacteria. *Science*, *368*(6494), 973-980.

79. Dejea, C. M., Fathi, P., Craig, J. M., Boleij, A., Taddese, R., Geis, A. L., Wu, X., DeStefano Shields, C. E., Hechenbleikner, E. M., Huso, D. L., Anders, R. A., Gardielo, F. M., Wick, E. C., Want, H., Wu, S., Pardoll, D. M., Housseau, F. y Sears, C. (2018). Patients with familial adenomatous polyposis harbor colonic biofilms containing tumorigenic bacteria. *Science*, *359*(6375), 592-597.
80. Goodwin, A. C., DeStefano Shields, C. E., Wu, S., Huso, D. L., Wu, X., Murray-Stewart, T. R., Hacker-Prietz, A., Rabizadeh, S., Woster, P. M., Sears, C. L. y Casero, R. A. Jr. (2011). Polyamine catabolism contributes to enterotoxigenic *Bacteroides fragilis*–induced colon tumorigenesis. *Proceedings of the National Academy of Sciences of the United States of America*, *108*(37), 15354-15359.
81. Bullman, S., Pedamallu, C. S., Sicinska, E., Clancy, T. E., Zhang, X., Cai, D., Neuberg, D., Huang, K., Guevara, F., Nelson, T., Chipashvili, O., Hagan, T., Walker, M., Ramachandran, A., Diosdado, B., Serna, G., Mulet, N., Landolfi, S., Ramón y Cajal, S., ... Meyerson, M. (2017). Analysis of *Fusobacterium* persistence and antibiotic response in colorectal cancer. *Science*, *358*(6369), 1443-1448.
82. Kostic, A. D., Chu, E., Robertson, L., Glickman, J. N., Gallini, C. A., Michaud, M., Clancy, T. E., Chung, D. C., Lochhead, P., Hold, G. L., El-Omar, E. M., Brenner, D., Fuchs, C. S., Meyerson, M. y Garrett, W. S. (2013). *Fusobacterium nucleatum* potentiates intestinal tumorigenesis and modulates the tumor-immune microenvironment. *Cell Host & Microbe*, *14*(2), 207-215.
83. Zhang, S., Yang, Y., Weng, W., Guo, B., Cai, G., Ma, Y. y Cai, S. (2019). *Fusobacterium nucleatum* promotes chemoresistance to 5-fluorouracil by upregulation of BIRC3 expression in colorectal cancer. *Journal of Experimental & Clinical Cancer Research*, *38*(1), 14.
84. Jin, C., Lagoudas, G. K., Zhao, C., Bullman, S., Bhutkar, A., Hu, B., Ameh, S., Sandel, D., Liang, X. S., Mazzili, S., Whary, M. T., Meyerson, M., Germain, G. R., Blainey, P. C., Fox, J. G. y Jacks, T. (2019). Commensal microbiota promote lung cancer development via γδ T cells. *Cell*, *176*(5), 998-1013.e16.
85. Bai, R., Lv, Z., Xu, D. y Cui, J. (2020). Predictive biomarkers for cancer immunotherapy with immune checkpoint inhibitors. *Biomarker Research*, *8*, artículo 34.
86. Zheng, D.-W., Deng, W.-W., Song, W.-F., Wu, C.-C., Liu, J., Hong, S., Zhuang, Z.-N., Cheng, H., Sun, Z.-J. y Zhang, X.-Z. (2021). Biomaterial-mediated modulation of oral microbiota synergizes with PD-1 blockade in mice with oral squamous cell carcinoma. *Nature Biomedical Engineering*, *6*(1), 32-43.
87. Ahn, J., Chen, C. Y. y Hayes, R. B. (2012). Oral microbiome and oral and gastrointestinal cancer risk. *Cancer Causes & Control*, *23*(3), 399-404.
88. Han, Y. W., Shi, W., Huang, G. T.-J., Haake, S. K., Park, N.-H., Kuramitsu H. y Genco, R. J. (2000). Interactions between periodontal bacteria and human

oral epithelial cells: *Fusobacterium nucleatum* adheres to and invades epithelial cells. *Infection and Immunity*, *68*(6), 3140-3146.

89. Schmidt, B. L., Kuczynski, J., Bhattacharya, A., Huey, B., Corby, P. M., Queiroz, E. L. S., Nightingale, K., Kerr, A. R., De Lacure, M. D., Veeramachaneni, R., Olshen, A. B. y Albertson, D. G. (2014). Changes in abundance of oral microbiota associated with oral cancer. *PLOS ONE*, *9*(6), e98741.
90. Irfan, M., Delgado, R. Z. R. y Frías-López, J. (2020). The oral microbiome and cancer. *Frontiers in Immunology*, *11*, artículo 591088.
91. Karpinski, T. M. (2019). Role of oral microbiota in cancer development. *Microorganisms*, 7(1), 20. https://doi.org/10.3390/microorganisms7010020.
92. Garrett, W. S. (2019). The gut microbiota and colon cancer. *Science*, *364*(6446), 1133-1135.
93. Pushalkar, S., Hundeyin, M., Daley, D., Zambirinis, C. P., Kurz, E., Mishra, A., Mohan, N., Aykut, B., Usyk, M., Torres, L. E., Werba, G., Zhang, K., Guo, Y., Li, Q., Akkad, N., Lall, S., Wadowski, B., Gutiérrez, J., Rossi, J. A. K., ... Miller, G. (2018). The pancreatic cancer microbiome promotes oncogenesis by induction of innate and adaptive immune suppression. *Cancer Discovery*, *8*(4), 403-416.
94. Zhao, Y., Liu, Y., Li, S., Peng, Z., Liu, X., Chen, J. y Zheng, X. (2021). Role of lung and gut microbiota on lung cancer pathogenesis. *Journal of Cancer Research and Clinical Oncology*, *147*(8), 2177-2186. https://doi.org/10.1007/s00432-021-03644-0.

Capítulo 6

1. Plattner, V., Germann, B., Neuhaus, W., Noe, C., Gabor, F. y Wirth, M. (2010). Characterization of two blood-brain barrier mimicking cell lines: Distribution of lectin-binding sites and perspectives for drug delivery. *International Journal of Pharmaceutics*, *387*(1-2), 34-41. https://doi.org/10.1016/j.ijpharm.2009.11.030.
2. Banks, W. A., Sharma, P., Bullock, K. M., Hansen, K. M., Ludwig, N. y Whiteside, T. L. (2020). Transport of extracellular vesicles across the blood-brain barrier: Brain pharmacokinetics and effects of inflammation. *International Journal of Molecular Sciences*, *21*(12), 4407. https://doi.org/10.3390/ijms21124407.
3. Schepici, G., Silvestro, S., Bramanti, P. y Mazzon, E. (2019). The gut microbiota in multiple sclerosis: An overview of clinical trials. *Cell Transplantation*, *28*(12), 1507-1527. https://doi.org/10.1177/0963689719873890.
4. Anand, N., Gorantla, V. R. y Chidambaram, S. B. (2023). The role of gut dysbiosis in the pathophysiology of neuropsychiatric disorders. *Cells*, *12*(1), 54. https://doi.org/10.3390/cells12010054.
5. Obrenovich, M. E. M. (2018). Leaky gut, leaky brain? *Microorganisms*, *6*(4), 107. https://doi.org/10.3390/microorganisms6040107.
6. Sun, Z., Song, Z.-G., Liu, C., Tan, S., Lin, S., Zhu, J., Dai, F.-H., Gao, J., She, J.-L., Mei, Z., Lou, T., Zheng, J.-J., Liu, Y., He, J., Zheng, Y., Ding, C.,

Qian, F., Zheng, Y. y Chen, Y.-M. (2022). Gut microbiome alterations and gut barrier dysfunction are associated with host immune homeostasis in COVID-19 patients. *BMC Medicine*, *20*(1), 24. https://doi.org/10.1186/s12916-021-02212-0.

7. Powell, N., Walker, M. M. y Talley, N. J. (2017). The mucosal immune system: Master regulator of bidirectional gut-brain communications. *Nature Reviews Gastroenterology & Hepatology*, *14*(3), 143-159. https://doi.org/10.1038/nrgastro.2016.191.
8. Forsythe, P., Bienenstock, J. y Kunze, W. A. (2014). Vagal pathways for microbiome-brain-gut axis communication. *Advances in Experimental Medicine and Biology*, *817*, 115-133. https://doi.org/10.1007/978-1-4939-0897-4_5.
9. Tubbs, R. S., Rizk, E., Shoja, M. M., Loukas, M., Barbaro, N. y Spinner, R. J. (eds.). (2015). *Nerves and nerve injuries* (vol. 1). Academic Press.
10. Braniste, V., Al-Asmakh, M., Kowal, C., Anuar, F., Abbaspour, A., Tóth, M., Korecka, A., Bakocevic, N., Ng, L. G., Kundu, P., Gulyás, B., Halldin, C., Hultenby, K., Nilsson, H., Hebert, H., Volpe, B. T., Diamond, B. y Pettersson, S. (2014). The gut microbiota influences blood-brain barrier permeability in mice. *Science Translational Medicine*, 6(263), 263ra158. https://doi.org/10.1126/scitranslmed.3009759. Fe de erratas (2014) en: *Science Translational Medicine*, 6(266), 266er7.
11. Soret, R., Chevalier, J., Coppet, P. de, Poupeau, G., Derkinderen, P., Segain, J. P. y Neunlist, M. (2010). Short-chain fatty acids regulate the enteric neurons and control gastrointestinal motility in rats. *Gastroenterology*, *138*(5), 1772-1782.
12. Liu, H., Wang, J., He, T., Becker, S., Zhang, G., Li, D. y Ma, X. (2018). Butyrate: A double-edged sword for health? *Advances in Nutrition*, 9(1), 21-29.
13. Resende, W. R., Valvassori, S. S., Réus, G. Z., Varela, R. B., Arent, C. O., Ribeiro, K. F., Bavaresco, D. V., Andersen, M. L., Zugno, A. I. y Quevedo, J. (2013). Effects of sodium butyrate in animal models of mania and depression: Implications as a new mood stabilizer. *Behavioural Pharmacology*, *24*(7), 569-579.
14. Valvassori, S. S., Resende, W. R., Budni, J., Dal-Pont, G. C., Bavaresco, D. V., Réus, G. Z., Carvalho, A. F., Conçalves, C. L., Furlanetto, C. B., Streck, E. L. y Quevedo, J. (2015). Sodium butyrate, a histone deacetylase inhibitor, reverses behavioral and mitochondrial alterations in animal models of depression induced by early- or late-life stress. *Current Neurovascular Research*, *12*(4), 312-320.
15. Gao, K., Pi, Y., Mu, C.-L., Peng, Y., Huang, Z. y Zhu, W.-Y. (2018). Antibiotics-induced modulation of large intestinal microbiota altered aromatic amino acid profile and expression of neurotransmitters in the hypothalamus of piglets. *Journal of Neurochemistry*, *146*(3), 219-234. https://doi.org/10.1111/jnc.14333.
16. Caspani, G. y Swann, J. (2019). Small talk: Microbial metabolites involved in the signaling from microbiota to brain. *Current Opinion in Pharmacology*, *48*, 99-106. https://doi.org/10.1016/j.coph.2019.08.001.

17. Wikoff, W. R., Anfora, A. T., Liu, J., Schultz, P. G., Lesley, S. A., Peters, E. C. y Siuzdak, G. (2009). Metabolomics analysis reveals large effects of gut microflora on mammalian blood metabolites. *Proceedings of the National Academy of Sciences of the United States of America*, *106*(10), 3698-3703. https://doi.org/10.1073/pnas.0812874106.
18. Matsumoto, M., Ooga, T., Kibe, R., Aiba, Y., Koga, Y. y Benno, Y. (2017). Colonic absorption of low-molecular-weight metabolites influenced by the intestinal microbiome: A pilot study. *PLOS ONE*, *12*(1), e0169207. https://doi.org/10.1371/journal.pone.0169207.
19. Gao, K., Pi, Y., Mu, C.-L., Peng, Y., Huang, Z. y Zhu, W.-Y. (2018). Antibiotics-induced modulation of large intestinal microbiota altered aromatic amino acid profile and expression of neurotransmitters in the hypothalamus of piglets. *Journal of Neurochemistry*, *146*(3), 219-234. https://doi.org/10.1111/jnc.14333.
20. Fujisaka, S., Ávila-Pacheco, J., Soto, M., Kostic, A., Dreyfuss, J. M., Pan, H., Ussar, S., Altindis, E., Li, N., Bry, L., Clish, C. B. y Kahn, C. R. (2018). Diet, genetics, and the gut microbiome drive dynamic changes in plasma metabolites. *Cell Reports*, *22*(11), 3072-3086. https://doi.org/10.1016/j.celrep.2018.02.060.
21. Frost, G., Sleeth, M. L., Sahuri-Arisoylu, M., Lizarbe, B., Cerdán, S., Brody, L., Anastasovska, J., Ghourab, S., Hankir, M., Zhang, S., Carling, D., Swann, J. R., Gibson, G., Viardot, A., Morrison, D., Thomas, E. L. y Bell, J. E. (2014). The short-chain fatty acid acetate reduces appetite via a central homeostatic mechanism. *Nature Communications*, *5*, 3611. https://doi.org/10.1038/ncomms4611.
22. Kaelberer, M. M., Rupprecht, L. E., Liu, W. W., Weng, P. y Bohórquez, D. V. (2020). Neuropod cells: The emerging biology of gut-brain sensory transduction. *Annual Review of Neuroscience*, *43*, 337-353. https://doi.org/10.1146/annurev-neuro-091619-022657.
23. Kaelberer, M. M., Buchanan, K. L., Klein, M. E., Barth, B. B., Montoya, M. M., Shen, X. y Bohórquez, D. V. (2018). A gut-brain neural circuit for nutrient sensory transduction. *Science*, *361*(6408), eaat5236. https://doi.org/10.1126/science.aat5236.
24. Checa-Ros, A., Jérez-Calero, A., Molina-Carballo, A., Campoy, C. y Muñoz-Hoyos, A. (2021). Current evidence on the role of the gut microbiome in ADHD pathophysiology and therapeutic implications. *Nutrients*, *13*(1), 249. https://doi.org/10.3390/nu13010249.
25. Bruckner, J. J., Stednitz, S. J., Grice, M. Z., Zaidan, D., Massaquoi, M. S., Larsch, J., Tallafuss, A., Guillemin, K., Washbourne, P. y Eisen, J. S. (2022). The microbiota promotes social behavior by modulating microglial remodeling of forebrain neurons. *PLOS Biology*, *20*(11), e3001838. https://doi.org/10.1371/journal.pbio.3001838.
26. Li, Q. y Barres, B. A. (2018). Microglia and macrophages in brain homeostasis and disease. *Nature Reviews Immunology*, *18*(4), 225-242.

27. Zhan, Y., Paolicelli, R. C., Sforazzini, F., Weinhard, L., Bolasco, G., Pagani, F., Vyssotski, A. L., Bifone, A., Gozzi, A., Ragozzino, D. y Gross, C. T. (2014). Deficient neuron-microglia signaling results in impaired functional brain connectivity and social behavior. *Nature Neuroscience*, *17*(3), 400-406.
28. Smith, C. J. (2021). Emerging roles for microglia and microbiota in the development of social circuits. *Brain, Behavior, & Immunity –Health*, *16*, 100296.
29. Butler, C. A., Popescu, A. S., Kitchener, E. J. A., Allendorf, D. H., Puigdellívol, M. y Brown, G. C. (2021). Microglial phagocytosis of neurons in neurodegeneration, and its regulation. *Journal of Neurochemistry*, *158*(3), 621-639. https://doi.org/10.1111/jnc.15327.
30. Cooke, M. B., Catchlove, S. y Tooley, K. L. (2022). Examining the influence of the human gut microbiota on cognition and stress: A systematic review of the literature. *Nutrients*, *14*(21), 4623. https://doi.org/10.3390/nu14214623.
31. Meldrum, B. S. (2000). Glutamate as a neurotransmitter in the brain: Review of physiology and pathology. *The Journal of Nutrition*, *130*(supl. 4S), S1007-S1015. https://doi.org/10.1093/jn/130.4.1007S.
32. Brekke, E., Morken, T. S., Walls, A. B., Waagepetersen, H., Schousboe, A. y Sonnewald, U. (2016). Anaplerosis for glutamate synthesis in the neonate and in adulthood. *Advances in Neurobiology*, *13*, 43-58. https://doi.org/10.1007/978-3-319-45096-4_3.
33. Kaelberer, M. M., Buchanan, K. L., Klein, M. E., Barth, B. B., Montoya, M. M., Shen, X. y Bohórquez, D. V. (2018). A gut-brain neural circuit for nutrient sensory transduction. *Science*, *361*(4608), eaat5236. https://doi.org/10.1126/science.aat5236.
34. Mitani, H., Shirayama, Y., Yamada, T., Maeda, K., Ashby, C. R. Jr. y Kawahara, R. (2006). Correlation between plasma levels of glutamate, alanine and serine with severity of depression. *Progress in Neuro-psychopharmacology & Biological Psychiatry*, *30*(6), 1155-1158.
35. Holemans, S., De Paermentier, F., Horton, R. W., Crompton, M. R., Katona, C. L. y Maloteaux, J. M. (1993). NMDA glutamatergic receptors, labelled with [3H]MK-801, in brain samples from drug-free depressed suicides. *Brain Research*, *616*(1-2), 138-143.
36. Frye, M. A., Tsai, G. E, Huggins, T., Coyle, J. T. y Post, R. M. (2007). Low cerebrospinal fluid glutamate and glycine in refractory affective disorder. *Biological Psychiatry*, *61*(2), 162-166.
37. Lydiard, R. B. (2003). The role of GABA in anxiety disorders. *The Journal of Clinical Psychiatry*, *64*, 21-27.
38. Lee, S.-E., Lee, Y. y Lee, G. H. (2019). The regulation of glutamic acid decarboxylases in GABA neurotransmission in the brain. *Archives of Pharmacal Research*, *42*(12), 1031-1039. https://doi.org/10.1007/s12272-019-01196-z.
39. Frost, G., Sleeth, M. L., Sahuri-Arisoylu, M., Lizarbe, B., Cerdán, S., Brody, L., Anastasovska, J., Ghourab, S., Hankir, M., Zhang, S., Carling, D., Swann, J. R., Gibson, G., Viardot, A., Morrison, D., Thomas, E. L. y Bell, J. D. (2014). The short-chain fatty acid acetate reduces appetite via a central homeostatic

mechanism. *Nature Communications*, *5*, 3611. https://doi.org/10.1038/ncomms4611.

40. Picciotto, M. R., Higley, M. J. y Mineur, Y. S. (2012). Acetylcholine as a neuromodulator: Cholinergic signaling shapes nervous system function and behavior. *Neuron*, *76*(1), 116-129. https://doi.org/10.1016/j.neuron.2012.08.036.
41. Koussoulas, K., Swaminathan, M., Fung, C., Bornstein, J. C. y Foong, J. P. P. (2018). Neurally released GABA acts via GABAC receptors to modulate Ca2+ transients evoked by trains of synaptic Inputs, but not responses evoked by single stimuli, in myenteric neurons of mouse ileum. *Frontiers in Physiology*, *9*, 97. https://doi.org/10.3389/fphys.2018.00097.
42. Horiuchi, Y., Kimura, R., Kato, N., Fujii, T., Seki, M., Endo, T., Kato, T. y Kawashima, K. (2003). Evolutional study on acetylcholine expression. *Life Sciences*, *72*(15), 1745-1756. https://doi.org/10.1016/S0024-3205(02)02478-5.
43. Amenta, F. y Tayebati, S. K. (2008). Pathways of acetylcholine synthesis, transport and release as targets for treatment of adult-onset cognitive dysfunction. *Current Medicinal Chemistry*, *15*(5), 488-498. https://doi.org/10.2174/092986708783503203.
44. Ferreira-Vieira, T. H., Guimaraes, I. M., Silva, F. R. y Ribeiro, F. M. (2016). Alzheimer's disease: Targeting the cholinergic system. *Current Neuropharmacology*, *14*(1), 101-115. https://doi.org/10.2174/1570159X13666150716165726.
45. Wang, C., Zheng, D., Weng, F., Jin, Y. y He, L. (2022). Sodium butyrate ameliorates the cognitive impairment of Alzheimer's disease by regulating the metabolism of astrocytes. *Psychopharmacology*, *239*(1), 215-227. https://doi.org/10.1007/s00213-021-06025-0.
46. Binosha Fernando, W. M. A. D., Martins, I. J., Morici, M., Bharadwaj, P., Rainey-Smith, S. R., Lim, W. L. F. y Martins, R. N. (2020). Sodium butyrate reduces brain amyloid-β levels and improves cognitive memory performance in an Alzheimer's disease transgenic mouse model at an early disease stage. *Journal of Alzheimer's Disease*, *74*(1), 91-99. https://doi.org/10.3233/JAD-190120.
47. Eisenhofer, G., Aneman, A., Friberg, P., Hooper, D., Fandriks, L., Lonroth, H., Hunyady, B. y Mezey, E. (1997). Substantial production of dopamine in the human gastrointestinal tract. *The Journal of Clinical Endocrinology & Metabolism*, *82*(11), 3864-3871. https://doi.org/10.1210/jcem.82.11.4339.
48. Meyer, J. H., Krüger, S., Wilson, A. A., Christensen, B. K., Goulding, V. S., Schaffer, A., Minifie, C., Houle, S., Hussey, D. y Kennedy, S. (2001). Lower dopamine transporter binding potential in striatum during depression. *NeuroReport*, *12*(18), 4121-4125. https://doi.org/10.1097/00001756-200112210-00052.
49. Vaughan, C. J., Aherne, A. M., Lane, E., Power, O., Carey, R. M. y O'Connell, D. P. (2000). Identification and regional distribution of the dopamine D(1A) receptor in the gastrointestinal tract. *American Journal of Physiology: Regulatory,*

Integrative and Comparative Physiology, *279*(2), R599-R609. https://doi.org/10.1152/ajpregu.2000.279.2.R599.

50. Gershon, M. D. (2013). 5-Hydroxytryptamine (serotonin) in the gastrointestinal tract. *Current Opinion in Endocrinology & Diabetes*, *20*(1), 14-21.
51. Helton, S. G. y Lohoff, F. W. (2015). Serotonin pathway polymorphisms and the treatment of major depressive disorder and anxiety disorders. *Pharmacogenomics*, *16*(5), 541-553. https://doi.org/10.2217/pgs.15.15.
52. Booij, L., Does, W. van der, Benkelfat, C., Bremner, J. D., Cowen, P. J., Fava, M., Gillin, C., Leyton, M., Moore, P., Smith, K. A. y Van der Kloot, W. A. (2002). Predictors of mood response to acute tryptophan depletion: A reanalysis. *Neuropsychopharmacology*, *27*(5), 852-861. https://doi.org/10.1016/S0893-133X(02)00361-5.
53. Yano, J. M., Yu, K., Donaldson, G. P., Shastri, G. G., Ann, P., Ma, L., Nagler, C. R., Ismagilov, R. F., Mazmanian, S. K. y Hsiao, E. Y. (2015). Indigenous bacteria from the gut microbiota regulate host serotonin biosynthesis. *Cell*, *161*(2), 264-276. https://doi.org/10.1016/j.cell.2015.02.047.
54. Glavin, G. B. y Szabo, S. (1990). Dopamine in gastrointestinal disease. *Digestive Diseases and Sciences*, *35*(9), 1153-1161. https://doi.org/10.1007/BF01537589.
55. Luqman, A., Nega, M., Nguyen, M.-T., Ebner, P. y Gotz, F. (2018). SadA-expressing staphylococci in the human gut show increased cell adherence and internalization. *Cell Reports*, *22*(2), 535-545. https://doi.org/10.1016/j.celrep.2017.12.058.
56. Barnett, J. A. y Gibson, D. L. (2020). Separating the empirical wheat from the pseudoscientific chaff: A critical review of the literature surrounding glyphosate, dysbiosis and wheat-sensitivity. *Frontiers in Microbiology*, *11*, artículo 556729. https://doi.org/10.3389/fmicb.2020.556729.
57. Winter, G., Hart, R. A., Charlesworth, R. P. G. y Sharpley, C. F. (2018). Gut microbiome and depression: What we know and what we need to know. *Reviews in the Neurosciences*, *29*(6), 629-643.
58. Liu, L., Wang, H., Zhang, H., Chen, X., Zhang, Y., Wu, J., Zhao, L., Wang, D., Pu, J., Ji, P. y Xie, P. (2022). Toward a deeper understanding of gut microbiome in depression: The promise of clinical applicability. *Advanced Science*, *9*(35), artículo 202203707. https://doi.org/10.1002/advs.202203707.
59. *Ibid*.
60. Jiang, H.-Y., Zhang, X., Yu, Z.-H., Zhang, Z., Deng, M., Zhao, J.-H. y Ruan, B. (2018). Altered gut microbiota profile in patients with generalized anxiety disorder. *Journal of Psychiatric Research*, *104*, 130-136. https://doi.org/10.1016/j.jpsychires.2018.07.007.
61. Zheng, P., Zeng, B., Zhou, C., Liu, M., Fang, Z., Xu, X., Zeng, L., Chen, J., Fan, S., Du, X., Zhang, X., Yang, D., Yang, Y., Meng, H., Li, W., Melgiri, N. D., Licinio, J., Wei, H. y Xie, P. (2016). Gut microbiome remodeling induces depressive-like behaviors through a pathway mediated by the host's

metabolism. *Molecular Psychiatry*, *21*(6), 786-796. https://doi.org/10.1038/mp.2016.44.

62. Radjabzadeh, D., Bosch, J. A., Uitterlinden, A. G., Zwinderman, A. H., Ikram, M. A., Meurs, J. B. J. van, Luik, A. I., Nieuwdorp, M., Lok, A., Duijn, C. M. van, Kraaij, R. y Amin, N. (2022). Gut microbiome-wide association study of depressive symptoms. *Nature Communications*, *13*(1), 7128. https://doi.org/10.1038/s41467-022-34502-3.
63. Safadi, J. M., Quinton, A. M. G., Lennox, B. R., Burnet, P. W. J. y Minichino, A. (2022). Gut dysbiosis in severe mental illness and chronic fatigue: a novel trans-diagnostic construct? A systematic review and meta-analysis. *Molecular Psychiatry*, *27*(1), 141-153. https://doi.org/10.1038/s41380-021-01032-1.
64. Stevens, B. R., Goel, R., Seungbum, K., Richards, E. M., Holbert, R. C., Pepine, C. J. y Raizada, M. K. (2018). Increased human intestinal barrier permeability plasma biomarkers zonulin and FABP2 correlated with plasma LPS and altered gut microbiome in anxiety or depression. *Gut*, *67*(8), 1555-1557. https://doi.org/10.1136/gutjnl-2017-314759.
65. Navarro-Tapia, E., Almeida-Toledano, L., Sebastiani, G., Serra-Delgado, M., García-Algar, Ó. y Andreu-Fernández, V. (2021). Effects of microbiota imbalance in anxiety and eating disorders: Probiotics as novel therapeutic approaches. *International Journal of Molecular Sciences*, *22*(5), 2351. https://doi.org/10.3390/ijms22052351.
66. Yang, Y.-J., Chen, C.-N., Zhan, J.-Q., Liu, Q.-S., Liu, Y., Jiang, S.-Z. y Wei, B. (2021). Decreased plasma hydrogen sulfide level is associated with the severity of depression in patients with depressive disorder. *Frontiers in Psychiatry*, *12*, artículo 765664. https://doi.org/10.3389/fpsyt.2021.765664.
67. Zimmermann, M., Zimmermann-Kogadeeva, M., Wegmann, R. y Goodman, A. (2019). Mapping human microbiome drug metabolism by gut bacteria and their genes. *Nature*, *570*(7762), 462-467.
68. Shen, Y., Yang, X., Li, G., Gao, J. y Liang, Y. (2021). The change of gut microbiota in MDD patients under SSRIs treatment. *Scientific Reports*, *11*, artículo 14918. https://doi.org/10.1038/s41598-021-94481-1.
69. Lyte, M. y Brown, D. R. (2018). Evidence for PMAT- and OCT-like biogenic amine transporters in a probiotic strain of *Lactobacillus*: Implications for interkingdom communication within the microbiota-gut-brain axis. *PLOS ONE*, *13*(1), e0191037.
70. Li, B., Xu, M., Wang, Y., Feng, L., Xing, H. y Zhang, K. (2023). Gut microbiota: A new target for traditional Chinese medicine in the treatment of depression. *Journal of Ethnopharmacology*, *303*, artículo 116038. https://doi.org/10.1016/j.jep.2022.116038.
71. Warnecke, T., Schäfer, K. H., Claus, I., Del Tredici, K. y Jost, W. H. (2022). Gastrointestinal involvement in Parkinson's disease: Pathophysiology, diagnosis, and management. *NPJ Parkinson's Disease*, *8*(1), 31.

72. Rolli-Derkinderen, M., Leclair-Visonneau, L., Bourreille, A., Coron, E., Neunlist, M. y Derkinderen, P. (2019). Is Parkinson's disease a chronic low-grade inflammatory bowel disease? *Journal of Neurology*, *267*(8), 2207-2213.
73. Sun, M.-F. y Shen, Y.-Q. (2018). Dysbiosis of gut microbiota and microbial metabolites in Parkinson's disease. *Ageing Research Reviews*, *45*, 53-61. https://doi.org/10.1016/j.arr.2018.04.004.
74. Baert, F., Matthys, C., Maselyne, J., Poucke, C. van, Coillie, E. van, Bergmans, B. y Vlaemynck, G. (2021). Parkinson's disease patients' short chain fatty acids production capacity after *in vitro* fecal fiber fermentation. *NPJ Parkinson's Disease*, 7, artículo 72. https://doi.org/10.1038/s41531-021-00215-5.
75. Aho, V. T. E., Houser, M. C., Pereira, P. A. B., Chang, J., Rudi, K., Paulin, L., Hertzberg, V., Auvinen, P., Tansey, M. G. y Scheperjans, F. (2021). Relationships of gut microbiota, short-chain fatty acids, inflammation, and the gut barrier in Parkinson's disease. *Molecular Neurodegeneration*, *16*(1), 6. https://doi.org/10.1186/s13024-021-00427-6.
76. Yang, X., Ai, P., He, X., Mo, C., Zhang, Y., Xu, S., Lai, Y., Qian, Y. y Xiao, Q. (2022). Parkinson's disease is associated with impaired gut-blood barrier for short-chain fatty acids. *Movement Disorders*, *37*(8), 1634-1643.
77. Chen, S.-J., Chi, Y.-C., Ho, C.-H., Yang, W.-S. y Lin, C.-H. (2021). Plasma lipopolysaccharide-binding protein reflects risk and progression of Parkinson's disease. *Journal of Parkinson's Disease*, *11*(3), 1129-1139.
78. Selkoe, D. J. (2003). Folding proteins in fatal ways. *Nature*, *426*(6968), 900-904.
79. Sitia, R. y Braakman, I. (2003). Quality control in the endoplasmic reticulum protein factory. *Nature*, *426*(6968), 891-894.
80. Taylor, J. P., Hardy, J. y Fischbeck, K. H. (2002). Toxic proteins in neurodegenerative disease. *Science*, *296*(5575), 1991-1995.
81. Kalia, L. V. y Lang, A. E. (2015). Parkinson's disease. *The Lancet*, *386*(9996), 896-912.
82. Goedert, M., Spillantini, M. G., Del Tredici, K. y Braak, H. (2013). 100 years of Lewy pathology. *Nature Reviews Neurology*, *9*(1), 13-24.
83. Wang, C., Lau, C. Y., Ma, F. y Zheng, C. (2021). Genome-wide screen identifies curli amyloid fibril as a bacterial component promoting host neurodegeneration. *Proceedings of the National Academy of Sciences of the United States of America*, *118*(34), e2106504118. https://doi.org/10.1073/pnas.2106504118.
84. Friedland, R. P. y Chapman, M. R. (2017). The role of microbial amyloid in neurodegeneration. *PLOS Pathogens*, *13*(12), e1006654. https://doi.org/10.1371/journal.ppat.1006654.
85. Walker, A. C., Bhargava, R., Vaziriyan-Sani, A. S., Pourciau, C., Donahue, E. T., Dove, A. S., Gebhardt, M. J., Ellward, G. L., Romeo, T. y Czyz, D. M. (2021). Colonization of the *Caenorhabditis elegans* gut with human enteric bacterial pathogens leads to proteostasis disruption that is rescued by butyrate. *PLOS Pathogens*, *17*, e1009510. https://doi.org/10.1371/journal.ppat.1009510.

86. Cherny, I., Rockah, L., Levy-Nissenbaum, O., Gophna, U., Ron, E. Z. y Gazit, E. (2005). The formation of *Escherichia coli* Curli amyloid fibrils is mediated by prion-like peptide repeats. *Journal of Molecular Biology*, *352*(2), 245-252. https://doi.org/10.1016/j.jmb.2005.07.028.
87. Friedland, R. P. y Chapman, M. R. (2017). The role of microbial amyloid in neurodegeneration. *PLOS Pathogens*, *13*(12), e1006654. https://doi.org/10.1371/journal.ppat.1006654.
88. Zaborina, O., Kohler, J. E., Wang, Y., Bethel, C., Shevchenko, O., Wu, L., Turner, J. R. y Alverdy, J. C. (2006). Identification of multi-drug resistant *Pseudomonas aeruginosa* clinical isolates that are highly disruptive to the intestinal epithelial barrier. *Annals of Clinical Microbiology and Antimicrobials*, *5*, 14. https://doi.org/10.1186/1476-0711-5-14.
89. Voth, S., Gwin, M., Francis, C. M., Balczon, R., Frank, D. W., Pittet, J.-F., Wagener, B. M., Moser, S. A., Alexeyev, M., Housley, N., Audia, J. P., Piechocki, S., Madera, K., Simmons, A., Crawford, M. y Stevens, T. (2020). Virulent *Pseudomonas aeruginosa* infection converts antimicrobial amyloids into cytotoxic prions. *The FASEB Journal*, *34*(7), 9156-9179. https://doi.org/10.1096/fj.202000051RRR.
90. Balczon, R., Morrow, K. A., Zhou, C., Edmonds, B., Alexeyev, M., Pittet, J.-F., Wagener, B. M., Moser, S. A., Leavesley, S., Zha, X., Frank, D. W. y Stevens, T. (2017). *Pseudomonas aeruginosa* infection liberates transmissible, cytotoxic prion amyloids. *The FASEB Journal*, *31*(7), 2785-2796. https://doi.org/10.1096/fj.201601042RR.
91. Murros, K. E., Huynh, V. A., Takala, T. M. y Saris, P. E. J. (2021). *Desulfovibrio* bacteria are associated with Parkinson's disease. *Frontiers in Cellular and Infection Microbiology*, *11*, artículo 652617. https://doi.org/10.3389/fcimb.2021.652617.
92. Holmqvist, S., Chutna, O., Bousset, L., Aldrin-Kirk, P., Li, W., Björklund, T., Wang, Z.-Y., Roybon, L., Melki, R. y Li, J.-Y. (2014). Direct evidence of Parkinson pathology spread from the gastrointestinal tract to the brain in rats. *Acta Neuropathologica*, *128*(6), 805-820.
93. Zhao, Y., Dua, P. y Lukiw, W. J. (2015). Microbial sources of amyloid and relevance to amyloidogenesis and Alzheimer's disease (AD). *Journal of Alzheimer's Disease & Parkinsonism*, *5*, 177.
94. Friedland, R. P. (2015). Mechanisms of molecular mimicry involving the microbiota in neurodegeneration. *Journal of Alzheimer's Disease*, *45*(2), 349-362. https://doi.org/10.3233/JAD-142841.
95. *Ibid*.
96. Bunyoz, A. H., Christensen, R. H. B., Orlovska-Waast, S., Nordentoft, M., Mortensen, P. B., Petersen, L. V. y Benros, M. E. (2022). Vagotomy and the risk of mental disorders: A nationwide population-based study. *Acta Psychiatrica Scandinavica*, *145*(1), 67-78. https://doi.org/10.1111/acps.13343.
97. Pan-Montojo, F., Schwarz, M., Winkler, C., Arnhold, M., O'Sullivan, G. A., Pal, A., Said, J., Marsico, G., Verbavatz, J.-M., Rodrigo-Angulo, M., Gille, G.,

Funk, R. H. W. y Reichmann, H. (2012). Environmental toxins trigger PD-like progression via increased alpha-synuclein release from enteric neurons in mice. *Scientific Reports*, *2*(1), 898.

98. Kim, S., Kwon, S.-H., Kam, T.-I., Panicker, N., Karuppagounder, S. S., Lee, S., Lee, J. H., Kim, W. R., Kook, M., Foss, C. A., Shen, C., Lee, H., Kulkami, S., Pasricha, P. J., Lee, G., Pomper, M. G., Dawson, V. L., Dawson, T. M. y Ko, H. S. (2019). Transneuronal propagation of pathologic α-synuclein from the gut to the brain models Parkinson's disease. *Neuron*, *103*(4), 627-641.e7.
99. Kumar, D. K. V., Choi, S. H., Washicosky, K. J., Eimer, W. A., Tucker, S., Ghofrani, J., Lefkowitz, A., McColl, G., Goldstein, L. E., Tanzi, R. E. y Moir, R. D. (2016). Amyloid-β peptide protects against microbial infection in mouse and worm models of Alzheimer's disease. *Science Translational Medicine*, *8*(340), artículo 340ra72. https://doi.org/10.1126/scitranslmed.aaf1059.
100. Zhao, Y., Jaber, V. y Lukiw, W. J. (2017). Secretory products of the human GI tract microbiome and their potential impact on Alzheimer's disease (AD): Detection of lipopolysaccharide (LPS) in AD hippocampus. *Frontiers in Cellular and Infection Microbiology*, 7, 318. https://doi.org/10.3389/fcimb.2017.00318.
101. Zhao, Y., Dua, P. y Lukiw, W. J. (2015). Microbial sources of amyloid and relevance to amyloidogenesis and Alzheimer's disease (AD). *Journal of Alzheimer's Disease & Parkinsonism*, *5*, 177.
102. Paasila, P. J., Aramideh, J. A., Sutherland, G. T. y Graeber, M. B. (2022). Synapses, microglia, and lipids in Alzheimer's disease. *Frontiers in Neuroscience*, *15*, artículo 778822. https://doi.org/10.3389/fnins.2021.778822.
103. Kesika, P., Suganthy, N., Sivamaruthi, B. S. y Chaiyasut, C. (2021). Role of gut-brain axis, gut microbial composition, and probiotic intervention in Alzheimer's disease. *Life Sciences*, *264*, artículo 118627. https://doi.org/10.1016/j.lfs.2020.118627.
104. Friedland, R. P. (2015). Mechanisms of molecular mimicry involving the microbiota in neurodegeneration. *Journal of Alzheimer's Disease*, *45*(2), 349-362. https://doi.org/10.3233/JAD-142841.
105. Jain, T. y Li, Y.-M. (2023). Gut microbes modulate neurodegeneration. *Science*, *379*(6628), 142-143. https://doi.org10.1126/science.adf9548.
106. Bozelli, J. C. Jr., Azher, S. y Epand, R. M. (2021). Plasmalogens and chronic inflammatory diseases. *Frontiers in Psychiatry*, *12*, artículo 730829. https://doi.org/10.3389/fphys.2021.730829.
107. Bizeau, J.-B., Albouery, M., Grégoire, S., Buteau, B., Martine, L., Crépin, M., Bron, A. M., Berdeaux, O., Acar, N., Chassaing, B. y Bringer, M.-A. (2022). Dietary inulin supplementation affects specific plasmalogen species in the brain. *Nutrients*, *14*(15), 3097.
108. Kaiser, J. (7 de octubre de 2021). The most common Alzheimer's risk gene may also protect against memory loss. *Science*. https://www.science.org/content/article/most-common-alzheimer-s-risk-gene-may-also-protect-against-memory-loss.

109. Patrick, R. P. (2019). Role of phosphatidylcholine-DHA in preventing APOE4-associated Alzheimer's disease. *The FASEB Journal*, *33*(2), 1554-1564. https://doi.org/10.1096/fj.201801412R.
110. Calder, P. C. (2016). The DHA content of a cell membrane can have a significant influence on cellular behaviour and responsiveness to signals. *Annals of Nutrition & Metabolism*, *69*, 8.
111. Barberger-Gateau, P., Samieri, C., Féart, C. y Plourde, M. (2011). Dietary omega 3 polyunsaturated fatty acids and Alzheimer's disease: Interaction with apolipoprotein E genotype. *Current Alzheimer Research*, *8*(5), 479-491. https://doi.org/10.2174/156720511796391926.
112. Qin, Y., Havulinna, A. S., Liu, Y., Jousilahti, P., Ritchie, S. C., Tokolyi, A., Sanders, J. G., Valsta, L., Brozynska, M., Zhu, Q., Tripathi, A., Vázquez-Baeza, Y., Loomba, R., Cheng, S., Jain, M., Niiranen, T., Lahti, L., Knight, R., Salomaa, V., ... Guillaume, M. (2022). Combined effects of host genetics and diet on human gut microbiota and incident disease in a single population cohort. *Nature Genetics*, *54*(5), 134-142. https://doi.org/10.1038/s41588-021-00991-z.
113. Grieneisen, L., Dausani, M., Gould, T., Björk, J. R., Grenier, J.-C., Yotova, V., Jansen, D., Gottel, N., Gordon, J. B., Learn, N. H., Gesquiere, L. R., Wango, T. L., Mututua, R. S., Warutere, J. K., Siodi, L., Gilbert, J. A., Barreiro, L. B., Alberts, S. C., Tung, J., ... Blekhman, R. (2021). Gut microbiome heritability is nearly universal but environmentally contingent. *Science*, *373*(6551), 181-186.
114. Tran, T. T. T., Corsini, S., Kellingray, L., Hegarty, C., Le Gall, G., Narbad, A., Müller, M., Tejera, N., O'Toole, P. W., Minihane, A.-M. y Vauzour, D. (2019). *APOE* genotype influences the gut microbiome structure and function in humans and mice: Relevance for Alzheimer's disease pathophysiology. *The FASEB Journal*, *33*(7), 8221-8231. https://doi.org/10.1096/fj.201900071R.
115. Seo, D.-O., O'Donnell, D., Jain, N., Urich, J. D., Herz, J., Li, Y., Lemieux, M., Cheng, J., Hu, H., Serrano, J. R., Bao, X., Franke, E., Karlsson, M., Meier, M., Deng, S., Desai, C., Dodiya, H., Lelwala-Guruge, J., Handley, S. A., ... Holtzman, D. M. (2023). ApoE isoform- and microbiota-dependent progression of neurodegeneration in a mouse model of tauopathy. *Science*, *379*(7), eadd1236.
116. Nichols, R. G. y Davenport, E. R. (2021). The relationship between the gut microbiome and host gene expression: A review. *Human Genetics*, *140*(5), 747-760. https://doi.org/10.1007/s00439-020-02237-0

Capítulo 7

1. Mudd, A. T., Berding, K., Wang, M., Donovan, S. M. y Dilger, R. N. (2017). Serum cortisol mediates the relationship between fecal *Ruminococcus* and brain N-acetylaspartate in the young pig. *Gut Microbes*, *8*(6), 589-600. https://doi.org/10.1080/19490976.2017.1353849.

2. Almand, A. T., Anderson, A. P., Hitt, B. D., Sitko, J. C., Joy, R. M., Easter, B. D. y Almand, E. A. (2022). The influence of perceived stress on the human microbiome. *BMC Research Notes*, *15*(1), artículo 193. https://doi.org/10.1186/s13104-022-06066-4.
3. Madison, A. y Kiecolt-Glaser, J. K. (2019). Stress, depression, diet, and the gut microbiota: human-bacteria interactions at the core of psychoneuroimmunology and nutrition. *Current Opinion in Behavioral Science*, *28*, 105-110. https://doi.org/10.1016/j.cobeha.2019.01.011.
4. Org, E., Mehrabian, M., Parks, B. W., Shipkova, P., Liu, X., Drake, T. A. y Lusis, A. J. (2016). Sex differences and hormonal effects on gut microbiota composition in mice. *Gut Microbes*, 7(4), 313-322. https://doi.org/10.1080/19490976.2016.1203502.
5. Nuriel-Ohayon, M., Belogovski, A., Komissarov, S., Ben Izhak, M., Shtossel, O., Neuman, H., Ziv, O., Turjeman, S., Bel, S., Louzoun, Y. y Koren, O. (6 de octubre de 2021). Progesterone supplementation in mice leads to microbiome alterations and weight gain in a sex-specific manner. (Preimpresión). *BioRxiv*, artículo 463337. https://doi.org/10.1101/2021.10.06.463337.
6. Harada, N. (2018). Role of androgens in energy metabolism affecting on body composition, metabolic syndrome, type 2 diabetes, cardiovascular disease, and longevity: Lessons from a meta-analysis and rodent studies. *Bioscience, Biotechnology, Biochemistry*, *82*(10), 1667-1682. https://doi.org/10.1080/09168451.2018.1490172.
7. Collden, H., Landin, A., Wallenius, V., Elebring, E., Fandriks, L., Nilsson, M. E., Ryberg, H., Poutanen, M., Sjögren, K., Vandenput, L. y Ohlsson, C. (2019). The gut microbiota is a major regulator of androgen metabolism in intestinal contents. *American Journal of Physiology: Endocrinology and Metabolism*, *317*(6), E1182-E1192. https://doi.org/10.1152/ajpendo.00338.2019.
8. Cross, T.-W. L., Kasahara, K. y Rey, F. E. (2018). Sexual dimorphism of cardiometabolic dysfunction: Gut microbiome in the play? *Molecular Metabolism*, *15*, 70-81.
9. Durmaz, E., Ozmert, E. N., Erkekoglu, P., Giray, B., Derman, O., Hincal, F. y Yurdakök, K. (2010). Plasma phthalate levels in pubertal gynecomastia. *Pediatrics*, *125*(1), e122-e129. https://doi.org/10.1542/peds.2009-0724.
10. Koren, O., Goodrich, J. K., Cullender, T. C., Spor, A., Laitinen, K., Bäckhed, H. K., González, A., Werner, J. J., Angenent, L. T., Knight, R., Bäckhed, F., Isolauri, E., Salminen, S. y Ley, R. E. (2012). Host remodeling of the gut microbiome and metabolic changes during pregnancy. *Cell*, *150*(3), 470-480.
11. Mueller, S., Saunier, K., Hanisch, C., Norin, E., Alm, L., Midtvedt, T., Cresci, A., Silvi, S., Orpianesi, C., Verdenelli, M. C., Clavel, T., Koebnick, C., Zunft, H.-J. F., Doré, J. y Blaut, M. (2006). Differences in fecal microbiota in different European study populations in relation to age, gender, and country: A cross-sectional study. *Applied and Environmental Microbiology*, *72*(2), 1027-1033. https://doi.org/10.1128/AEM.72.2.1027-1033.2006.

12. Peters, B. A., Lin, J., Qi, Q., Usyk, M., Isasi, C. R., Mossavar-Rahmani, Y., Derby, C. A., Santoro, N., Perreira, K. M., Daviglus, M. L., Kominiarek, M. A., Cai, J., Knight, R., Burk, R. D. y Kaplan, R. C. (2022). Menopause is associated with an altered gut microbiome and estrobolome, with implications for adverse cardiometabolic risk in the Hispanic community health study/study of Latinos. *mSystems*, 7(3), e0027322. https://doi.org/10.1128/msystems.00273-22.
13. Kaliannan, K., Robertson, R. C., Murphy, K., Stanton, C., Kang, C., Wang, B., Hao, L., Bhan, A. K. y Kang, J. X. (2018). Estrogen-mediated gut microbiome alterations influence sexual dimorphism in metabolic syndrome in mice. *Microbiome*, *6*(1), 205.
14. Homma, H., Hoy, E., Xu, D.-Z., Lu, Q., Feinman, R. y Deitch, E. A. (2005). The female intestine is more resistant than the male intestine to gut injury and inflammation when subjected to conditions associated with shock states. *American Journal of Physiology: Gastrointestinal and Liver Physiology*, *288*(3), G466-G472. https://doi.org/10.1152/ajpgi.00036.2004.
15. Shieh, A., Epeldegui, M., Karlamangla, A. S. y Greendale, G. A. (2020). Gut permeability, inflammation, and bone density across the menopause transition. *JCI Insight*, *5*(2), e134092. https://doi.org/10.1172/jci.insight.134092.
16. Baker, J. M., Al-Nakkash, L. y Herbst-Kralovetz, M. M. (2017). Estrogen-gut microbiome axis: Physiological and clinical implications. *Maturitas*, *103*, 45-53. https://doi.org/10.1016/j.maturitas.2017.06.025.
17. Adlercreutz, H., Pulkkinen, M. O., Hämäläinen, E. K. y Korpela, J. T. (1984). Studies on the role of intestinal bacteria in metabolism of synthetic and natural steroid hormones. *Journal of Steroid Biochemistry*, *20*(1), 217-229. https://doi.org/10.1016/0022-4731(84)90208-5.
18. Plottel, C. S. y Blaser, M. J. (2011). Microbiome and malignancy. *Cell Host & Microbe*, *10*(4), 324-335. https://doi.org/10.1016/j.chom.2011.10.003.
19. Ervin, S. M., Li, H., Lim, L., Roberts, L. R., Liang, X., Mani, S. y Redinbo, M. R. (2019). Gut microbial β-glucuronidases reactivate estrogens as components of the estrobolome that reactivate estrogens. *Journal of Biological Chemistry*, *294*(49), 18586-18599. https://doi.org/10.1074/jbc.RA119.010950.
20. Alizadehmohajer, N., Shojaeifar, S., Nedaeinia, R., Esparvarinha, M., Mohammadi, F., Ferns, G. A., Ghayour-Mobarhan, M., Manian, M. y Balouchi, A. (2020). Association between the microbiota and women's cancers –Cause or consequences? *Biomedicine & Pharmacotherapy*, *127*, 110203.
21. Baker, J. M., Al-Nakkash, L. y Herbst-Kralovetz, M. M. (2017). Estrogen-gut microbiome axis: Physiological and clinical implications. *Maturitas*, *103*, 45-53. https://doi.org/10.1016/j.maturitas.2017.06.025.
22. *Ibid*.
23. Anderson, G. (2019). Endometriosis pathoetiology and pathophysiology: Roles of vitamin A, estrogen, immunity, adipocytes, gut microbiome and melatonergic pathway on mitochondria regulation. *Biomolecular Concepts*, *10*(1), 133-149. https://doi.org/10.1515/bmc-2019-0017.

24. Ata, B., Yildiz, S., Turkgeldi, E., Brocal, V. P., Dinleyici, E. C., Moya, A. y Urman, B. (2019). The Endobiota Study: Comparison of vaginal, cervical and gut microbiota between women with stage 3/4 endometriosis and healthy controls. *Scientific Reports*, *9*(1), 2204.
25. Rosean, C. B., Bostic, R. R., Ferey, J. C. M., Feng, T.-Y., Azar, F. N., Tung, K. S., Dozmorov, M. G., Smirnova, E., Bos, P. D. y Rutkowski, M. R. (2019). Preexisting commensal dysbiosis is a host-intrinsic regulator of tissue inflammation and tumor cell dissemination in hormone receptor-positive breast cancer. *Cancer Research*, *79*(14), 3662-3675. https://doi.org/10.1158/0008-5472.CAN-18-3464.
26. Parida, S. y Sharma, D. (2020). Microbial alterations and risk factors of breast cancer: Connections and mechanistic insights. *Cells*, *9*(5), 1091.
27. Mikó, E., Kovács, T., Sebô, É., Tóth, J., Csonka, T., Ujlaki, G., Sipos, A., Szabó, J., Méhes, G. y Bai, P. (2019). Microbiome–microbial metabolome-cancer cell interactions in breast cancer –familiar, but unexplored. *Cells*, *8*(4), 293. https://doi.org/10.3390/cells8040293.
28. Kwa, M., Plottel, C. S., Blaser, M. J. y Adams, S. (2016). The intestinal microbiome and estrogen receptor-positive female breast cancer. *Journal of the National Cancer Institute*, *108*(8), artículo djw029. https://doi.org/10.1093/jnci/djw029.
29. *Endocrine Society* (11 de junio de 2022). *Probiotic bacteria may enhance tamoxifen effectiveness in treatment of ER+ breast cancer*. https://admin.endocrine.org/news-and-advocacy/news-room/2022/probiotic-bacteria-may-enhance-tamoxifen-effectiveness-in-treatment-of-er-breast-cancer.
30. Parida, S. y Sharma, D. (2019). The microbiome-estrogen connection and breast cancer risk. *Cells*, *8*(12), 1642. https://doi.org/10.3390/cells8121642.
31. Toumazi, D., El Daccache, S. y Constantinou, C. (2021). An unexpected link: The role of mammary and gut microbiota on breast cancer development and management (review). *Oncology Reports*, *45*(5), 80. https://doi.org/10.3892/or.2021.8031.
32. Tzeng, A., Sangwan, N., Jia, M., Liu, C.-C., Keslar, K. S., Downs-Kelly, E., Fairchild, R. L., Al-Hilli, Z., Grobmyer, S. R. y Eng, C. (2021). Human breast microbiome correlates with prognostic features and immunological signatures in breast cancer. *Genome Medicine*, *13*(1), 60. https://doi.org/10.1186/s13073-021-00874-2.
33. Mikó, E., Kovács, T., Sebô, É., Tóth, J., Csonka, T., Ujlaki, G., Sipos, A., Szabó, J., Méhes, G. y Bai, P. (2019). Microbiome–microbial metabolome–cancer cell interactions in breast cancer –familiar, but unexplored. *Cells*, *8*(4), 293. https://doi.org/10.3390/cells8040293.
34. Vital, M., Howe, A. C. y Tiedje, J. M. (2014). Revealing the bacterial butyrate synthesis pathways by analyzing (meta) genomic data. *mBio*, *5*(2), e00889-14.
35. Shrode, R. L., Knobbe, J. E., Cady, N., Yadav, M., Hoang, J., Cherwin, C., Curry, M., Garje, R., Vikas, P., Sugg, S., Phadke, S., Filardo, E. y Mangalam, A. K. (2023). Breast cancer patients from the Midwest region of the United

States have reduced levels of short-chain fatty acid-producing gut bacteria. *Scientific Reports*, *13*(1), 526. https://doi.org/10.1038/s41598-023-27436-3.

36. Wang, Q., Zhao, L., Han, L., Fu, G., Tuo, X., Ma, S., Li, Q., Wang, Y., Liang, D., Tang, M., Sun, C., Wang, Q., Song, Q. y Li, Q. (2020). The differential distribution of bacteria between cancerous and noncancerous ovarian tissues in situ. *Journal of Ovarian Research*, *13*(1), 8.
37. Park, G. B., Chung, Y. H. y Kim, D. (2017). Induction of galectin-1 by TLR-dependent PI3K activation enhances epithelial-mesenchymal transition of metastatic ovarian cancer cells. *Oncology Reports*, *37*(5), 3137-3145.
38. Kashani, B., Zandi, Z., Bashash, D., Zaghal, A., Momeny, M., Poursani, E. M., Pourbagheri-Sigaroodi, A., Mousavi, S. A. y Ghaffari, S. H. (2020). Small molecule inhibitor of TLR4 inhibits ovarian cancer cell proliferation: new insight into the anticancer effect of TAK-242 (resatorvid). *Cancer Chemotherapy and Pharmacology*, *85*(1), 47-59.
39. Łaniewski, P., Ilhan, Z. E. y Herbst-Kralovetz, M. M. (2020). The microbiome and gynaecological cancer development, prevention and therapy. *Nature Reviews Urology*, *17*(4), 232-250.
40. Dhingra, A., Sharma, D., Kumar, A., Singh, S. y Kumar, P. (2022). Microbiome and development of ovarian cancer. *Endocrine, Metabolic & Immune Disorders Drug Targets*, *22*(11), 1073-1090. https://doi.org/10.2174/1871530322666220509034847.
41. Terao, Y., Nishida, J., Horiuchi, S., Rong, F., Ueoka, Y., Matuda, T., Kato, H., Furugen, Y., Yoshida, K., Kato, K. y Wake, N. (2001). Sodium butyrate induces growth arrest and senescence-like phenotypes in gynecologic cancer cells. *International Journal of Cancer*, *94*(2), 257-267.
42. Lamb, R., Ozsvari, B., Lisanti, C. L., Tanowitz, H. B, Howell, A., Martínez-Outschoom, U. E., Sotgia, F. y Lisanti, M. P. (2015). Antibiotics that target mitochondria effectively eradicate cancer stem cells, across multiple tumor types: Treating cancer like an infectious disease. *Oncotarget*, *6*(7), 4569-4584.
43. Wang, W., Qin, X., Hu, D., Huang, J., Guo, E., Xiao, R., Li, W. y Sun, C. (2022). *Akkermansia* supplementation reverses the tumor-promoting effect of the fecal microbiota transplantation in ovarian cancer. *Cell Reports*, *41*(13), artículo 111890. https://doi.org/10.1016/j.celrep.2022.111890.
44. Montjean, D., Neyroud, A. S., Yefimova, M. G., Benkhalifa, M., Cabry, R. y Ravel, C. (2022). Impact of endocrine disruptors upon non-genetic inheritance. *International Journal of Molecular Sciences*, *23*(6), 3350. https://doi.org/10.3390/ijms23063350.
45. Eskenazi, B., Ames, J., Rauch, S., Signorini, S., Brambilla, P., Mocarelli, P., Siracusa, C., Holland, N. y Warner, M. (2021). Dioxin exposure associated with fecundability and infertility in mothers and daughters of Seveso, Italy. *Human Reproduction*, *36*(3), 794-807. https://doi.org/10.1093/humrep/deaa324.
46. Kirchhof, M. G. y Gannes, G. C. de (2013). The health controversies of parabens. *Skin Therapy Letter*, *18*(2), 5-7.

47. Golden, R., Gandy, J. y Vollmer, G. (2005). A review of the endocrine activity of parabens and implications for potential risks to human health. *Critical Reviews in Toxicology*, *35*(5), 435-458. https://doi.org/10.1080/10408440490920104
48. Forte, M., Di Lorenzo, M., Carrizzo, A., Valiante, S., Vecchione, C., Laforgia, V. y De Falco, M. (2016). Nonylphenol effects on human prostate non tumorigenic cells. *Toxicology*, *357-358*, 21-32. https://doi.org/10.1016/j.tox.2016.05.024.
49. Alwadi, D., Felty, Q., Roy, D., Yoo, C. y Deoraj, A. (2022). Environmental phenol and paraben exposure risks and their potential influence on the gene expression involved in the prognosis of prostate cancer. *International Journal of Molecular Sciences*, *23*(7), 3679. https://doi.org/10.3390/ijms23073679.
50. López-Carrillo, L., Hernández-Ramírez, R. U., Calafat, A. M., Torres-Sánchez, L., Galván-Portillo, M., Needham, L. L., Ruiz-Ramos, R. y Cebrián, M. E. (2010). Exposure to phthalates and breast cancer risk in northern Mexico. *Environmental Health Perspectives*, *118*(4), 539-544. https://doi.org/10.1289/ehp.0901091.
51. Ahern, T. P., Broe, A., Lash, T. L., Cronin-Fenton, D. P., Ulrichsen, S. P., Christiansen, P. M., Cole, B. F., Tamimi, R. M., Sorensen, H. T. y Damkier, P. (2019). Phthalate exposure and breast cancer incidence: A Danish nationwide cohort study. *Journal of Clinical Oncology*, *37*(21), 1800-1809. https://doi.org/10.1200/JCO.18.02202.
52. Radke, E. G., Braun, J. M., Meeker, J. D. y Cooper, G. S. (2018). Phthalate exposure and male reproductive outcomes: A systematic review of the human epidemiological evidence. *Environment International*, *121*(1), 764-793. https://doi.org/10.1016/j.envint.2018.07.029.
53. Peng, M. Q., Karvonen-Gutiérrez, C. A., Herman, W. H., Mukherjee, B. y Park, S. K. (2023). Phthalates and incident diabetes in midlife women: The Study of Women's Health Across the Nation (SWAN). *The Journal of Clinical Endocrinology & Metabolism*, dgad033. (Preimpresión antes de publicación). https://doi.org/10.1210/clinem/dgad033.
54. Edwards, L., McCray, N. L., VanNoy, B. N., Yau, A., Geller, R. J., Adamkiewicz, G. y Zota, A. R. (2022). Phthalate and novel plasticizer concentrations in food items from U.S. fast food chains: A preliminary analysis. *Journal of Exposure Science & Environmental Epidemiology*, *32*(1), 366-373. https://doi.org/10.1038/s41370-021-00392-8.
55. Gan, W., Zhou, M., Xiang, Z., Han, X. y Li, D. (2015). Combined effects of nonylphenol and bisphenol A on the human prostate epithelial cell line RWPE-1. *International Journal of Environmental Research and Public Health*, *12*(4), 4141-4155. https://doi.org/10.3390/ijerph120404141.
56. Crobeddu, B., Ferraris, E., Kolasa, E. y Plante, I. (2019). Di(2-ethylhexyl) phthalate (DEHP) increases proliferation of epithelial breast cancer cells through progesterone receptor dysregulation. *Environmental Research*, *173*, 165-173. https://doi.org/10.1016/j.envres.2019.03.037.

57. Wetherill, Y. B., Akingbemi, B. T., Kanno, J., McLachlan, J. A., Nadal, A., Sonnenschein, C., Watson, C. S., Zoeller, R. T. y Belcher, S. M. (2007). *In vitro* molecular mechanisms of bisphenol A action. *Reproductive Toxicology*, *24*(2), 178-198. https://doi.org/10.1016/j.reprotox.2007.05.010.
58. Lee, H. J., Chattopadhyay, S., Gong, E. Y., Ahn, R. S. y Lee, K. (2003). Antiandrogenic effects of bisphenol A and nonylphenol on the function of androgen receptor. *Toxicological Sciences*, *75*(1), 40-46. https://doi.org/10.1093/toxsci/kfg150.
59. Seachrist, D. D., Bonk, K. W., Ho, S.-M., Prins, G. S., Soto, A. M. y Keri, R. A. (2016). A review of the carcinogenic potential of bisphenol A. *Reproductive Toxicology*, *59*, 167-182. https://doi.org/10.1016/j.reprotox.2015.09.006.
60. Nicolopoulou-Stamati, P., Maipas, S., Kotampasi, C., Stamatis, P. y Hens, L. (2016). Chemical pesticides and human health: The urgent need for a new concept in agriculture. *Frontiers in Public Health*, *4*, 148. https://doi.org/10.3389/fpubh.2016.00148.
61. Liu, J., Zhao, M., Zhuang, S., Yang, Y., Yang, Y. y Liu, W. (2012). Low concentrations of o,p'-DDT inhibit gene expression and prostaglandin synthesis by estrogen receptor–independent mechanism in rat ovarian cells. *PLOS ONE*, *7*(11), e49916. https://doi.org/10.1371/journal.pone.0049916.
62. Cohn, B. A., Cirillo, P. M. y Terry, M. B. (2019). DDT and breast cancer: Prospective study of induction time and susceptibility windows. *Journal of the National Cancer Institute*, *111*(8), 803-810. https://doi.org/10.1093/jnci/djy198.
63. Perry, M. J., Young, H. A., Grandjean, P., Halling, J., Petersen, M. S., Martenies, S. E., Karimi, P. y Weihe, P. (2016). Sperm aneuploidy in Faroese men with lifetime exposure to dichlorodiphenyldichloroethylene (p,p'-DDE) and polychlorinated biphenyl (PCB) pollutants. *Environmental Health Perspectives*, *124*(7), 951-956.
64. Maness, S. C., McDonnell, D. P. y Gaido, K. W. (1998). Inhibition of androgen receptor–dependent transcriptional activity by DDT isomers and methoxychlor in HepG2 human heptaoma cells. *Toxicology and Applied Pharmacology*, *151*(1), 135-142. https://doi.org/10.1006/taap.1998.8431.
65. *Ibid*.
66. Xiagedeer, B., Hou, X., Zhang, Q., Hu, H., Kang, C., Xiao, Q. y Hao, W. (2020). Maternal chlormequat chloride exposure disrupts embryonic growth and produces postnatal adverse effects. *Toxicology*, *442*, artículo 152534.
67. Evans, S., Temkin, A. y Naidenko, O. (31 de enero de 2023). *EWG investigation: Dangerous agricultural chemical chlormequat found in popular oat-based products*. Environmental Working Group. https://www.ewg.org/research/ewg-investigation-dangerous-agricultural-chemical-chlormequat-found-popular-oat-based.

Capítulo 8

1. Rampelli, S., Soverini, M., D'Amico, F., Barone, M., Tavella, T., Monti, D., Capri, M., Astolfi, A., Brigidi, P., Biagi, E., Franceschi, C., Turroni, S. y Candela, M. (2020). Shotgun metagenomics of gut microbiota in humans with up to extreme longevity and the increasing role of xenobiotic degradation. *mSystems*, *5*(2), e00124-20. https://doi.org/10.1128/mSystems.00124-20.
2. Newman, S. J. (2018). Plane inclinations: A critique of hypothesis and model choice in Barbi et al. *PLOS Biology*, *16*(12), e3000048. https://doi.org/10.1371/journal.pbio.3000048.
3. Newman, S. J. (2020). Supercentenarian and remarkable age records exhibit patterns indicative of clerical errors and pension fraud. bioRxiv, artículo 704080. (Preimpresión previa a publicación).
4. CIA. *CIA World Factbook*, 2013. https://www.cia.gov/the-world-factbook/.
5. Chetty, R., Stepner, M., Abraham, S., Lin, S., Scuderi, B., Turner, N., Bergeron, A. y Cutler, D. (2016). The association between income and life expectancy in the United States, 2001-2014. *The Journal of the American Medical Association*, *315*(16), 1750-1766. https://doi.org/10.1001/jama.2016.4226.
6. Poulain, M., Herm, A. y Pes, G. (2013). The Blue Zones: Areas of exceptional longevity around the world. *Vienna Yearbook of Population Research*, *11*, 87-108. https://doi.org/10.1553/populationyearbook2013s87.
7. Panagiotakos, D. B., Chrysohoou, C., Siasos, G., Zisimos, K., Skoumas, J., Pitsavos, C. y Stefanadis, C. (2011). Sociodemographic and lifestyle statistics of oldest old people (>80 years) living in Ikaria island: The Ikaria study. *Cardiology Research and Practice*, artículo 679187. https://doi.org/10.4061/2011/679187.
8. Martínez-González, M. A., García-López, M., Bes-Rastrollo, M., Toledo, E., Martínez-Lapiscina, E. H., Delgado-Rodríguez, M., Vázquez, Z., Benito, S. y Beunza, J. J. (2011). Mediterranean diet and the incidence of cardiovascular disease: A Spanish cohort. *Nutrition, Metabolism & Cardiovascular Diseases*, *21*(4), 237-244. https://www.ncbi.nlm.nih.gov/pubmed/20096543.
9. Schünke, M., Schumacher, U. y Tillmann, B. (1985). Lectin-Binding in Normal and Fibrillated Articular Cartilage of Human Patellae. *Virchows Archiv A, Pathological Anatomy and Histophatology*, *407*(2), 221-231. https://www.ncbi.nlm.nih.gov/m/pubmed/3927585/?i=5&from=/23214295/related.
10. Sardu, C., Cocco, E., Mereu, A., Massa, R., Cuccu, A., Marrosu, G. y Contu, P. (2012). Population based study of 12 autoimmune diseases in Sardinia, Italy: Prevalence and comorbidity. *PLOS ONE*, 7(3), e32487. https://journals.plos.org/plosone/article?id=10.1371/journal.pone.0032487.
11. Vasto, S., Scapagnini, G., Rizzo, C., Monastero, R., Marchese, A. y Caruso, C. (2012). Mediterranean diet and longevity in Sicily: Survey in a Sicani Mountains population. *Rejuvenation Research*, *15*(2), 184-188. https://doi.org/10.1089/rej.2011.1280.
12. Demmer, E., Loon, M. D. van, Rivera, N., Rogers, T. S., Gertz, E. R., German, J. B., Smilowitz, J. T. y Zivkovic, A. M. (2016). Addition of a dairy

fraction rich in milk fat globule membrane to a high-saturated fat meal reduces the postprandial insulinaemic and inflammatory response in overweight and obese adults. *Journal of Nutritional Science*, *5*, e14. https://www.ncbi.nlm.nih.gov/pmc/articles/PMC4791522/.

13. Ji, X., Xu, W., Cui, J., Ma, Y. y Zhou, S. (2019). Goat and buffalo milk fat globule membranes exhibit better effects at inducing apoptosis and reduction the viability of HT-29 cells. *Scientific Reports*, *9*(1), artículo 2577. https://www.nature.com/articles/s41598-019-39546-y.
14. Ardisson Korat, A. V. (2018). *Dairy products and cardiometabolic health outcomes* (publicación núm. 28225720) [Disertación doctoral en la Universidad de Harvard]. Pro-Quest.
15. Pirinen, E., Kuulasmaa, T., Pietilä, M., Heikkinen, S., Tusa, M., Itkonen, P., Boman, S., Skommer, J., Virkamäki, A., Hohtola, E., Kettunen, M., Fatrai, S., Kansanen, E., Koota, S., Niiranen, K., Parkkinen, J., Levonen, A.-L., Ylä-Herttuala, S., Hiltunen, J. K., ... Laakso, M. (2020). Enhanced polyamine catabolism alters homeostatic control of white adipose tissue mass, energy expenditure, and glucose metabolism. *Molecular and Cellular Biology*, *27*(13), 4953-4967. https://mcb.asm.org/content/27/13/4953.
16. Koskinen, T. T., Virtanen, H. E. K., Voutilainen, S., Tuomainen, T. P., Mursu, J. y Virtanen, J. K. (2018). Intake of fermented and non-fermented dairy products and risk of incident CHD: The Kuopio Ischaemic Heart Disease Risk Factor Study. *British Journal of Nutrition*, *120*(11), 1288-1297. https://doi.org/10.1017/S0007114518002830.
17. Tognon, G., Nilsson, L. M., Shungin, D., Lissner, L., Jansson, J.-H., Renström, F., Wennberg, M., Winkvist, A. y Johansson, I. (2017). Nonfermented milk and other dairy products: Associations with all-cause mortality. *The American Journal of Clinical Nutrition*, *105*(6), 1502-1511. https://doi.org/10.3945/ajcn.116.140798.
18. Lalles, J. P. (2016). Dairy products and the French paradox: Could alkaline phosphatases play a role? *Medical Hypotheses*, *92*, 7-11. https://doi.org/10.1016/j.mehy.2016.04.033.
19. Petyaev, I. M. y Bashmakov, Y. K. (2012). Could cheese be the missing piece in the French paradox puzzle? *Medical Hypotheses*, *79*(6), 746-749. https://doi.org/10.1016/j.mehy.2012.08.018.
20. Hallajzadeh, J., Eslami, R. D. y Tanomand, A. (2021). Effect of *Lactobacillus delbrueckii* subsp. *lactis* PTCC1057 on serum glucose, fetuin-A, and sestrin 3 levels in streptozotocin-induced diabetic mice. *Probiotics and Antimicrobial Proteins*, *13*(2), 383-389. https://doi.org/10.1007/s12602-020-09693-0.
21. Anggraini, H., Tongkhao, K. y Chanput, W. (2021). Reducing milk allergenicity of cow, buffalo, and goat milk using lactic acid bacteria fermentation. *AIP Conference Proceedings*, artículo 010001.
22. Nieddu, A., Vindas, L., Errigo, A., Vindas, J., Pes, G. M. y Dore, M. P. (2020). Dietary habits, anthropometric features and daily performance in two independent long-lived populations from Nicoya peninsula (Costa Rica)

and Ogliastra (Sardinia). *Nutrients*, *12*(6), 1621. https://doi.org/10.3390/nu12061621.

23. Lutsiv, T., McGinley, J. N., Neil-McDonald, E. S., Weir, T. L., Foster, M. T. y Thompson, H. J. (2022). Relandscaping the gut microbiota with a whole food: Dose-response effects to common bean. *Foods*, *11*(8), 1153. https://doi.org/10.3390/foods11081153.
24. García-Mantrana, I., Selma-Royo, M., Alcántara, C. y Collado, M. C. (2018). Shifts on gut microbiota associated to Mediterranean diet adherence and specific dietary intakes on general adult population. *Frontiers in Microbiology*, *9*, artículo 890. https://doi.org/10.3389/fmicb.2018.00890.
25. Robine, J. M., Herrmann, F. R., Arai, Y., Willcox, D. C., Gondo, Y., Hirose, N., Suzuki, M. y Saito, Y. (2012). Exploring the impact of climate on human longevity. *Experimental Gerontology*, *47*(9), 660-671. https://doi.org/10.1016/j.exger.2012.05.009.
26. Willcox, B., Willcox, D. C. y Suzuki, M. (2004). *The Okinawa diet plan*. Three Rivers Press.
27. Korpela, K., Flint, H. J., Jonstone, A. M., Lappi, J., Poutanen, K., Dewulf, E., Delzenne, N., Vos, W. M. de y Salonen, A. (2014). Gut microbiota signatures predict host and microbiota responses to dietary interventions in obese individuals. *PLOS ONE*, *9*(6), e90702. http://www.oalib.com/references/8108647.
28. Modinham, C. L., Frost, G. S. y Robertson, M. D. (2010). Acute ingestion of resistant starch reduces food intake in healthy adults. *British Journal of Nutrition*, *103*(6), 917-922. http://journals.cambridge.org/action/displayAbstract?-fromPage=online&aid=7358712&fileId=S0007114509992534.
29. Nilsson, A. C., Ostman, E. M., Holst, J. J. y Björck, I. M. E. (2008). Including indigestible carbohydrates in the evening meal of healthy subjects improves glucose tolerance, lowers inflammatory markers, and increases satiety after a subsequent standardized breakfast. *The Journal of Nutrition*, *138*(4), 732-739. http://www.ncbi.nlm.nih.gov/pubmed/18356328.
30. Hou, W.-C., Chen, Y.-C., Chen, H.-J., Lin, Y.-H., Yang, L.-L. y Lee, M.-H. (2001). Antioxidant activities of trypsin inhibitor, a 33 Kda root storage protein of sweet potato (*Ipomoea batatas* (L.) Lam cv. Tainong 57). *Journal of Agricultural and Food Chemistry*, *49*(6), 2978-2981.
31. Dini, I., Tenore, G. C. y Dini, A. (2006). New polyphenol derivative in *Ipomoea batatas* tubers and its antioxidant activity. *Journal of Agricultural and Food Chemistry*, *54*(23), 8733-8737.
32. Kano, M., Takayanagi, T., Harada, K., Makino, K. e Ishikawa, F. (2005). Antioxidative activity of anthocyanins from purple sweet potato, *Ipomoea batatas* cultivar Ayamurasaki. *Bioscience, Biotechnology, Biochemistry*, *69*(5), 979-988.
33. Kurata, R., Adachi, M., Yamakawa, O. y Yoshimoto, M. (2007). Growth suppression of human cancer cells by polymorphenolics from sweet potato (*Ipomoea batatas* L.) leaves. *Journal of Agricultural and Food Chemistry*, *55*(1), 185-190.
34. Frolinger, T., Sims, S., Smith, C., Wang, J., Cheng, H., Faith, J., Ho, L., Hao, K. y Pasinetti, G. M. (2019). The gut microbiota composition affects dietary

polyphenols-mediated cognitive resilience in mice by modulating the bioavailability of phenolic acids. *Scientific Reports*, *3*(supl. 1), artículo 3546. https://doi.org/10.1038/s41598-019-39994-6.

35. Ribeiro Pereira, P., Bertozzi de Aquino Mattos, É., Nitzsche Teixeira Fernandes Corrêa, A. C., Vericimo, M. A. y Flosi Paschoalin, V. M. (2020). Anticancer and immunomodulatory benefits of taro (*Colocasia esculenta*) corms, an underexploited tuber crop. *International Journal of Molecular Sciences*, *22*(1), 265. https://doi.org/10.3390/ijms22010265.
36. Willcox, B., Willcox, D. C. y Suzuki, M. (2004). *The Okinawa diet plan*. Three Rivers Press.
37. Barbieri, F., Tabanelli, G., Montanari, C., Dall'Osso, N., Šimat, V., Možina, S. S., Baños, A., Özogul, F., Bassi, D., Fontana, C. y Gardini, F. (2021). Mediterranean spontaneously fermented sausages: Spotlight on microbiological and quality features to exploit their bacterial biodiversity. *Foods*, *10*(11), 2691. https://doi.org/10.3390/foods10112691.
38. Ruiz-Capillas, C. y Jiménez-Colmenero, F. (2004). Biogenic amines in meat and meat products. *Critical Reviews in Food Science and Nutrition*, *44*(7-8), 489-499. https://doi.org/10.1080/10408690490489341.
39. Depauw, S., Bosch, G., Hesta, M., Whitehouse-Tedd, K., Hendriks, W. H., Kaandorp, J. y Janssens, G. P. (2012). Fermentation of animal components in strict carnivores: A comparative study with cheetah fecal inoculum. *Journal of Animal Science*, *90*(8), 2540-2548. https://doi.org/10.2527/jas.2011-4377.
40. Willcox, D. C., Willcox, B. J., Todoriki, H. y Suzuki, M. (2009). The Okinawan diet: Health implications of a low-calorie, nutrient-dense, antioxidant-rich dietary pattern low in the glycemic load. *Journal of the American College of Clinical Nutrition*, *28*(supl.), S500-S516. https://doi.org/10.1080/07315724.2009.10718117.
41. Mei, X.-D., Cao, Y.-F., Che, Y.-Y., Li, J., Shang, Z.-P., Zhao, W.-J., Qiao, Y.-J. y Zhang, J.-Y. (2019). Danshen: A phytochemical and pharmacological overview. *Chinese Journal of Natural Medicines*, *17*(1), 59-80. https://doi.org/10.1016/S1875-5364(19)30010-X.
42. Matsunami, K. y Otsuka, H. (2018). Okinawan subtropical plants as a promising resource for novel chemical treasury. *Chemical & Pharmaceutical Bulletin*, *66*(5), 519-526. https://doi.org/10.1248/cpb.c17-00831.
43. Shinzato, C., Inoue, M. y Kusakabe, M. (2014). A snapshot of a coral «holobiont»: A transcriptome assembly of the scleractinian coral, porites, captures a wide variety of genes from both the host and symbiotic zooxanthellae. *PLOS ONE*, *9*(1), e85182. https://doi.org/10.1371/journal.pone.0085182.
44. Taguchi, C., Kishimoto, Y., Fukushima, Y., Kondo, K., Yamakawa, M., Wada, K. y Nagata, C. (2020). Dietary intake of total polyphenols and the risk of all-cause and specific-cause mortality in Japanese adults: The Takayama Study. *European Journal of Nutrition*, *59*(3), 1263-1271. https://doi.org/10.1007/s00394-019-02136-9.

45. Willcox, D. C., Willcox, B. J., Todoriki, H. y Suzuki, M. (2009). The Okinawan diet: Health implications of a low-calorie, nutrient-dense, antioxidant-rich dietary pattern low in glycemic load. *Journal of the American College of Nutrition*, *28*(supl.), S500-S516. https://doi.org/10.1080/07315724.2009.10718117.
46. Biasi, F., Guina, T., Maina, M., Cabboi, B., Deiana, M., Tuberoso, C. I., Calfapietra, S., Chiarpotto, E., Sottero, B., Gamba, P., Gargiulo, S., Brunetto, V., Testa, G., Dessì, M. A., Poli, G. y Leonarduzzi, G. (2013). Phenolic compounds present in Sardinian wine extracts protect against the production of inflammatory cytokines induced by oxysterols in CaCo-2 human enterocyte-like cells. *Biochemical Pharmacology*, *86*(1), 138-145. https://doi.org/10.1016/j.bcp.2013.03.024.
47. Nieddu, A., Vindas, L., Errigo, A., Vindas, J., Pes, G. M. y Dore, M. P. (2020). Dietary habits, anthropometric features and daily performance in two independent long-lived populations from Nicoya peninsula (Costa Rica) and Ogliastra (Sardinia). *Nutrients*, *12*(6), 1621. https://doi.org/10.3390/nu12061621.
48. Panagiotakos, D. B., Chrysohoou, C., Siasos, G., Zisimos, K., Skoumas, J., Pitsavos, C. y Stefanadis, C. (2011). Sociodemographic and lifestyle statistics of oldest old people (>80 years) living in Ikaria island: The Ikaria study. *Cardiology Research and Practice*, artículo 679187. https://doi.org/10.4061/2011/679187.
49. Lorgeril, M. de, Salen, P., Martin, J. L., Monjaud, I., Delaya, J. y Mamelle, N. (1999). Mediterranean diet, traditional risk factors, and the rate of cardiovascular complications after myocardial infarction: Final report of the Lyon Diet Heart Study. *Circulation*, *99*(6), 779-785. https://doi.org/10.1161/01.CIR.99.6.779.
50. Chen, W., Yu, Y., Liu, Y., Song, C., Chen, H., Tang, C., Song, Y. y Zhang, X. (2022). Ursolic acid regulates gut microbiota and corrects the imbalance of Th17/Treg cells in T1DM rats. *PLOS ONE*, *17*(11), e0277061. https://doi.org/10.1371/journal.pone.0277061.
51. Mark, K. A., Dumas, K. J., Bhaumik, D., Schilling, B., Davis, S., Oron, T. R., Sorenen, D. J., Lucanic, M., Brem, R. B., Melov, S., Ramanathan, A., Gibson, B. W. y Lithgow, G. J. (2016). Vitamin D promotes protein homeostasis and longevity via the stress response pathway genes skn-1, ire-1, and xbp-1. *Cell Reports*, *17*(5), 1227-1237. https://doi.org/10.1016/j.celrep.2016.09.086.
52. Thomas, R. L., Jiang, L., Adams, J. S., Xu, Z. Z., Shen, J., Janssen, S., Ackermann, G., Vanderschueren, D., Pauwels, S., Knight, R., Orwoll, E. S. y Kado, D. M. (2020). Vitamin D metabolites and the gut microbiome in older men. *Nature Communications*, *11*(2), 5997. https://doi.org/10.1038/s41467-020-19793-8.
53. Singh, P., Rawat, A., Alwakeel, M., Sharif, E. y Al Khodor, S. (2020). The potential role of vitamin D supplementation as a gut microbiota modifier

in healthy individuals. *Scientific Reports*, *10*(1), artículo 21641. https://doi.org/10.1038/s41598-020-77806-4.

54. Kanasuo, E., Siiskonen, H., Haimakainen, S., Komulainen, J. y Harvima, I. T. (2023). Regular use of vitamin D supplement is associated with fewer melanoma cases compared to non-use: A cross-sectional study in 498 adult subjects at risk of skin cancers. *Melanoma Research*, *33*(2), 126-135. https://doi.org/10.1097/CMR.0000000000000870.
55. Shepherds Purse. (16 de julio de 2020). Six fascinating facts about sheep milk. https://blog.shepherdspurse.co.uk/blog/six-facts-benefits-sheep-milk.
56. Yoshida, Y., Sakane, N., Umekawa, T., Kogure, A., Kondo, M., Kumamoto, K., Kawada, T., Nagase, I. y Saito, M. (1999). Nicotine induces uncoupling protein 1 in white adipose tissue of obese mice. *International Journal of Obesity and Related Metabolic Disorders*, *23*(6), 570-575. https://pubmed.ncbi.nlm.nih.gov/10411229/.
57. Mappin-Kasirer, B., Pan, H., Lewington, S., Kizza, J., Gray, R., Clarke, R. y Peto, R. (2020). Tobacco smoking and the risk of Parkinson disease: A 65-year follow-up of 30,000 Male British doctors. *Neurology*, *94*(20), e2132-e2138. https://n.neurology.org/content/94/20/e2132.
58. Duijn, C. M. van y Hofman, A. (1991). Relation between nicotine intake and Alzheimer's disease. *The British Medical Journal*, *302*(6791), 1491-1494. https://www.ncbi.nlm.nih.gov/pmc/articles/PMC1670208/.
59. Sardi, B. (2001). The two faces of vitamin C. *Science*, *293*(5537), 1993-1995. https://doi.org/10.1126/science.293.5537.1993. Fe de erratas (2001) en: *Science*, *294*(5543), 788.
60. Willcox, B., Willcox, D. C. y Suzuki, M. (2004). *The Okinawa diet plan*. Three Rivers Press.
61. López-Huertas, E. y Fonolla, J. (2017). Hydroxytyrosol supplementation increases vitamin C levels *in vivo*: A human volunteer trial. *Redox Biology*, *11*, 384-389. https://doi.org/10.1016/j.redox.2016.12.014.

Capítulo 9

1. Li, H., Li, S., Yang, H., Zhang, Y., Zhang, S., Ma, Y., Hou, Y., Zhang, X., Niu, K., Borné, Y. y Wang, Y. (2022). Association of ultraprocessed food consumption with risk of dementia. A prospective cohort study. *Neurology*, *99*(10), e1056-e1066. https://doi.org/10.1212/WNL.0000000000200871.
2. Goodpaster, B. H. y Sparks, L. M. (2017). Metabolic flexibility in health and disease. *Cell Metabolism*, *25*(5), 1027-1036. https://doi.org/10.1016/j.cmet.2017.04.015.
3. Solanski, S., Sánchez, C., Ponnusamy, V., Kota, V., Bell, H. N., Cho, C.-S., Kowalsky, A. H., Green, M., Lee, J. H. y Shah, Y. M. (2023). Dysregulated amino acid sensing drives colorectal cancer growth and metabolic reprogramming leading to chemoresistance. *Gastroenterology*, *164*(3), 376-391.E13.

4. Kitada, M., Ogura, Y., Monno, I. y Koya, D. (2019). The impact of dietary protein intake on longevity and metabolic health. *EBioMedicine*, *43*, 632-640. https://doi.org/10.1016/j.ebiom.2019.04.005.
5. Smits, S. A., Leach, J., Sonnenburg, E. D., González, C. G., Lichtman, J. S., Reid, G., Knight, R., Manjurano, A., Changalucha, J., Elias, J. E., Domínguez-Bello, M. G. y Sonnenburg, J. L. (2017). Seasonal cycling in the gut microbiome of the Hadza hunter-gatherers of Tanzania. *Science*, *357*(6353), 802-806. https://doi.org/10.1126/science.aan4834.
6. Zhang, Y., Zhang, J. y Wang, S. (2021). The role of rapamycin in healthspan extension via the delay of organ aging. *Ageing Research Reviews*, *70*, artículo 101376. https://doi.org/10.1016/j.arr.2021.101376.
7. Harrison, D. E., Strong, R., Sharp, Z. D., Nelson, J. F., Astle, C. M., Flurkey, K., Nadon, N. L., Wilkinson, J. E., Frenkel, K., Carter, C. S., Pahor, M., Javors, M. A., Fernández, E. y Miller, R. A. (2009). Rapamycin fed late in life extends lifespan in genetically heterogeneous mice. *Nature*, *460*(7253), 392-395.
8. Johnson, S. C., Yanos, M. E., Kayser, E. B., Quintana, A., Sangesland, M., Castanza, A., Uhde, L., Hui, J., Wall, V. Z., Gagnidze, A., Oh, K., Wasko, B. M., Ramos, F. J., Palmiter, R. D., Rabinovitch, P. S., Morgan, P. G., Sedensky, M. M. y Kaeberlein, M. (2013). mTOR inhibition alleviates mitochondrial disease in a mouse model of Leigh syndrome. *Science*, *342*(6165), 1524-1528. https://doi.org/10.1126/science.1244360.
9. Bitto, A., Ito, T. K., Pineda, V. V., LeTexier, N. J., Huang, H. Z., Sutlief, E., Tung, H., Vizzini, N., Chen, B., Smith, K., Meza, D., Yajima, M., Beyer, R. P., Kerr, K. F., Davis, D. J., Gillespie, C. H., Snyder, J. M., Treuting, P. M. y Kaeberlein, M. (2016). Transient rapamycin treatment can increase lifespan and healthspan in middle-aged mice. *Elife*, *5*, e16351. https://doi.org/10.7554/eLife.16351.
10. Xu, L., Zhang, C., He, D., Jiang, N., Bai, Y. y Xin, Y. (2020). Rapamycin and MCC950 modified gut microbiota in experimental autoimmune encephalomyelitis mouse by brain gut axis. *Life Sciences*, *253*, artículo 117747. https://doi.org/10.1016/j.lfs.2020.117747.
11. Ke, H., Li, F., Deng, W., Li, Z., Wang, S., Lv, P. y Chen, Y. (2021). Metformin exerts anti-inflammatory and mucus barrier protective effects by enriching *Akkermansia muciniphila* in mice with ulcerative colitis. *Frontiers in Pharmacology*, *12*, artículo 726707. https://doi.org/10.3389/fphar.2021.726707.
12. Aliper, A., Jellen, L., Cortese, F., Artemov, A., Karpinsky-Semper, D., Moskalev, A., Swick, A. G. y Zhavoronkov, A. (2017). Towards natural mimetics of metformin and rapamycin. *Aging*, *9*(11), 2245-2268. https://doi.org/10.18632/aging.101319.
13. Dey, A., Chatterjee, S. S. y Kumar, V. (2018). Triethylene glycol-like effects of Ashwagandha (*Withania somnifera* (L.) Dunal) root extract devoid of withanolides in stressed mice. *Ayu*, *39*(4), 230-238. https://doi.org/10.4103/ayu.AYU_219_16.

14. Lee, J. H., Budanov, A. V. y Karin, M. (2013). Sestrins orchestrate cellular metabolism to attenuate aging. *Cell Metabolism*, *18*(3), 792-801. https://doi.org/10.1016/j.cmet.2013.08.018.
15. Lanna, A., Gomes, D. C. O., Muller-Durovic, B., McDonnell, T., Escors, D., Gilroy, D. W., Lee, J. H., Karin, M. y Akbar, A. N. (2017). A sestrin-dependent Erk-Jnk-p38 MAPK activation complex inhibits immunity during aging. *Nature Immunology*, *18*(3), 354-363.
16. Hu, H.-J., Shi, Z.-Y., Lin, X.-L., Chen, S.-M., Wang, Q.-Y. y Tang, S.-Y. (2015). Upregulation of Sestrin2 expression protects against macrophage apoptosis induced by oxidized low-density lipoprotein. *DNA and Cell Biology*, *34*(4), 296-302.
17. Ho, A., Cho, C.-S., Namkoong, S., Cho, U.-S. y Lee, J. H. (2016). Biochemical basis of Sestrin physiological activities. *Trends in Biochemical Sciences*, *41*(7), 621-632. https://doi.org/10.1016/j.tibs.2016.04.005.
18. Budanov, A. V., Shoshani, T., Faerman, A., Zelin, E., Kamer, I., Kalinski, H., Grodin, S., Fishman, A., Chajut, A., Einat, P., Skaliter, R., Gudkov, A. V., Chumakov, P. M. y Feinstein, E. (2002). Identification of a novel stress-responsive gene Hi95 involved in regulation of cell viability. *Oncogene*, *21*(39), 6017-6031.
19. Peng, M., Yin, N. y Li, M. O. (2014). Sestrins function as guanine nucleotide dissociation inhibitors for Rag GTPases to control mTORC1 signaling. *Cell*, *159*(1), 122-133. https://doi.org/10.1016/j.cell.2014.08.038.
20. Green, C. L. y Lamming, D. W. (2019). Regulation of metabolic health by essential dietary amino acids. *Mechanisms of Ageing and Development*, *177*, 186-200.
21. Lee, J. H., Budanov, A. V. y Karin, M. (2013). Sestrins orchestrate cellular metabolism to attenuate aging. *Cell Metabolism*, *18*(3), 792-801. https://doi.org/10.1016/j.cmet.2013.08.018.
22. Tao, R., Xiong, X., Liangpunsakul, S. y Dong, X. C. (2015). Sestrin 3 protein enhances hepatic insulin sensitivity by direct activation of the mTORC2-Akt signaling. *Diabetes*, *64*(4), 1211-1223.
23. Hallajzadeh, J., Eslami, R. D. y Tanomand, A. (2021). Effect of *Lactobacillus delbrueckii* subsp. *lactis* PTCC1057 on serum glucose, fetuin-A, and sestrin 3 levels in streptozotocin-induced diabetic mice. *Probiotics and Antimicrobial Proteins*, *13*(2), 383-389. https://doi.org/10.1007/s12602-020-09693-0.
24. Kim, G. T., Lee, S. H. y Kim, Y. M. (2013). Quercetin regulates sestrin 2-AMPK-mTOR signaling pathway and induces apoptosis via increased intracellular ROS in HCT116 colon cancer cells. *Journal of Cancer Prevention*, *18*(3), 264-270. https://doi.org/10.15430/jcp.2013.18.3.264.
25. Jin, S. H., Yang, J. H., Shin, B. Y., Seo, K., Shin, S. M., Cho, I. J. y Ki, S. H. (2013). Resveratrol inhibits LXR α-dependent hepatic lipogenesis through novel antioxidant Sestrin2 gene induction. *Toxicology and Applied Pharmacology*, *271*(1), 95-105. https://doi.org/10.1016/j.taap.2013.04.023.

26. Lu, Y.-X., Regan, J. C., Eßer, J., Drews, L. F., Weinseis, T., Stinn, J., Hahn, O., Miller, R. A., Grönke, S. y Partridge, L. (2021). A TORC1-histone axis regulates chromatin organisation and non-canonical induction of autophagy to ameliorate ageing. *eLife*, *10*, e62233. https://doi.org/10.7554/eLife.62233.
27. Steliou, K., Boosalis, M. S., Perrine, S. P., Sangerman, J. y Faller, D. V. (2012). Butyrate histone deacetylase inhibitors. *BioResearch Open Access*, *1*(4), 192-198. https://doi.org/10.1089/biores.2012.0223.
28. Blouin, J.-M., Penot, G., Collinet, M., Nacfer, M., Forest, C., Laurent-Puig, P., Coumoul, X., Barouki, R., Benelli, C. y Bortoli, S. (2011). Butyrate elicits a metabolic switch in human colon cancer cells by targeting the pyruvate dehydrogenase complex. *International Journal of Cancer*, *128*(11), 2591-2601.
29. Davie, J. R. (2003). Inhibition of histone deacetylase activity by butyrate. *The Journal of Nutrition*, *133*(7)(supl.), S2485S-S2493S. https://doi.org/10.1093/jn/133.7.2485S.

Capítulo 10

1. Li, B., Li, L., Li, M., Lam, S. M., Wang, G., Wu, Y., Zhang, H., Niu, C., Zhang, X., Liu, X., Hambly, C., Jin, W., Shui, G. y Speakman, J. R. (2019). Microbiota depletion impairs thermogenesis of brown adipose tissue and browning of white adipose tissue. *Cell Reports*, *26*(10), 2720-2737.e5. https://doi.org/10.1016/j.celrep.2019.02.015.
2. Speakman, J. R., Talbot, D. A., Selman, C., Snart, S., McLaren, J. S., Redman, P., Krol, E., Jackson, D. M., Johnson, M. S. y Brand, M. D. (2004). Uncoupled and surviving: Individual mice with high metabolism have greater mitochondrial uncoupling and live longer. *Aging Cell*, *3*(3), 87-95. https://doi.org/10.1111/j.1474-9728.2004.00097.x.
3. Peters, A., Krumbholz, P., Jäger, E., Heintz-Buschart, A., Çakir, M. V., Rothemund, S., Gaudl, A., Ceglarek, U., Schöneberg, T. y Stäubert, C. (2019). Metabolites of lactic acid bacteria present in fermented foods are highly potent agonists of human hydroxycarboxylic acid receptor 3. *PLOS Genetics*, *15*(5), e1008145. https://doi.org/10.1371/journal.pgen.1008145. Fe de erratas (2019) en *PLOS Genetics*, *15*(7), e1008283.
4. Taylor, B. C., Lejzerowicz, F., Poirel, M., Shaffer, J. P., Jiang, L., Aksenov, A., Litwin, N., Humphrey, G., Martino, C., Miller-Montgomery, S., Dorrestein, P. C., Veiga, P., Song, S. J., McDonald, D., Derrien, M. y Knight, R. (2020). Consumption of fermented foods is associated with systematic differences in the gut microbiome and metabolome. *mSystems*, *5*(2), e00901-19.

Capítulo 11

1. Mu, G., Zhang, Z., Wang, J., Jiang, S., Wang, H., Xu, Y., Li, X., Chi, L., Li, Y., Tuo, Y. y Zhu, X. (2021). Antigenicity and safety evaluation of *Lactiplantibacillus plantarum* 7-2 screened to reduce α-casein antigen. *Foods*, *11*(1), 88. https://doi.org/10.3390/foods11010088.

2. Bashir, S., Fezeu, L. K., Leviatan Ben-Arye, S., Yehuda, S., Reuven, E. M., Szabo de Edelenyi, F., Fellah-Hebia, I., Le Tourneau, T., Imbert-Marcille, B. M., Drouet, E. B., Touvier, M., Roussel, J. C., Yu, H., Chen, X., Hercberg, S., Cozzi, E., Soulillou, J. P., Galán, P. y Padler-Karavani, V. (2020). Association between Neu5Gc carbohydrate and serum antibodies against it provides the molecular link to cancer: French NutriNet-Santé study. *BMC Medicine*, *18*(1), 262. https://doi.org/10.1186/s12916-020-01721-8.
3. Bashir, S., Fezeu, L. K., Leviatan Ben-Arye, S., Yehuda, S., Reuven, E. M., Szabo de Edelenyi, F., Fellah-Hebia, I., Le Tourneau, T., Imbert-Marcille, B. M., Drouet, E. B., Touvier, M., Roussel, J. C., Yu, H., Chen, X., Hercberg, S., Cozzi, E., Soulillou, J. P., Galán, P. y Padler-Karavani, V. (2020). Association between Neu5Gc carbohydrate and serum antibodies against it provides the molecular link to cancer: French NutriNet-Santé study. *BMC Medicine*, *18*(1), 262. https://doi.org/10.1186/s12916-020-01721-8.
4. Davies, L. R. L. y Varki, A. (2015). Why is N-glycolylneuraminic acid rare in the vertebrate brain? *Topics in Current Chemistry*, *366*, 31-54. https://doi.org/10.1007/128 2013 419.
5. Boligan, K. F., Oechtering, J., Keller, C. W., Peschke, B., Rieben, R., Bovin, N., Kappos, L., Cummings, R. D., Kuhle, J., von Gunten, S. y Lünemann, J. D. (2020). Xenogeneic Neu5Gc and self-glycan Neu5Ac epitopes are potential immune targets in MS. *Neurology: Neuroimmunology & Neuroinflammation*, 7(2), e676. https://doi.org/10.1212/NXI.0000000000000676.
6. Naito-Matsui, Y., Davies, L. R., Takematsu, H., Chou, H. H., Tangvoranuntakul, P., Carlin, A. F., Verhagen, A., Heyser, C. J., Yoo, S. W., Choudhury, B., Paton, J. C., Paton, A. W., Varki, N. M., Schnaar, R. L. y Varki, A. (2017). Physiological exploration of the long term evolutionary selection against expression of N-glycolylneuraminic acid in the brain. *Journal of Biological Chemistry*, *292*(7), 2557-2570. https://doi.org/10.1074/jbc.M116.768531.
7. Le Berre, L., Salama, A., Evanno, G., Rousse, J., Nicot, A., Semana, G., Laplaud, D. A., Imbert, B.-M., Drouet, E. y Soulillou, J.-P. (2015). Increased IGM and IGG anti-NEU5GC antibodies in infectious mononucleosis (IMN): Link with multiple sclerosis (MS)? *Xenotransplantation*, *22*, S86.
8. Banda, K., Gregg, C. J., Chow, R., Varki, N. M. y Varki, A. (2012). Metabolism of vertebrate amino sugars with N-glycolyl groups: Mechanisms underlying gastrointestinal incorporation of the non-human sialic acid xeno-autoantigen N-glycolylneuraminic acid. *Journal of Biological Chemistry*, *287*(34), 28852-28864. https://doi.org/10.1074/jbc.M112.364182.
9. Kawanishi, K., Coker, J. K., Grunddal, K. V., Dhar, C., Hsiao, J., Zengler, K., Varki, N., Varki, A. y Gordts, P. L. S. M. (2021). Dietary Neu5Ac intervention protects against atherosclerosis associated with human-like Neu5Gc loss –brief report. *Arteriosclerosis, Thrombosis, and Vascular Biology*, *41*(11), 2730-2739. https://doi.org/10.1161/ATVBAHA.120.315280.
10. *Ibid*.

11. Samraj, A. N., Läubli, H., Varki, N. y Varki, A. (2014). Involvement of a non-human sialic acid in human cancer. *Frontiers in Oncology*, *4*, 33. https://doi.org/10.3389/fonc.2014.00033.
12. Lin, X., Yao, H., Guo, J., Huang, Y., Wang, W., Yin, B., Li, X., Wang, T., Li, C., Xu, X., Zhou, G., Voglmeir, J. y Liu, L. (2022). Protein glycosylation and gut microbiota utilization can limit the *in vitro* and *in vivo* metabolic cellular incorporation of Neu5Gc. *Molecular Nutrition & Food Research*, *66*(5), artículo 2100615.
13. Wu, G. y Li, P. (2022). The «ideal protein» concept is not ideal in animal nutrition. *Experimental Biology and Medicine*, *247*(13), 1191-1201. https://doi.org/10.1177/15353702221082658.
14. Hu, S., He, W. y Wu, G. (2022). Hydroxyproline in animal metabolism, nutrition, and cell signaling. *Amino Acids*, *54*(4), 513-528. https://doi.org/10.1007/s00726-021-03056-x.
15. Eutamene, H., Beaufrand, C., Harkat, C. y Theodorou, V. (2022). Effect of two mucoprotectants, gelatin tannate and xyloglucan plus gelatin, on cholera toxin-induced water secretion in rats. *Gastrointestinal Disorders*, *4*(4), 324-332. https://doi.org/10.3390/gidisord4040030.
16. Gundry, S. R. (2018). Remission/cure of autoimmune diseases by a lectin limited diet supplemented with probiotics, prebiotics, and polyphenols. *Circulation*, *137*(supl. 1), resumen AP238.
17. Labrada, M., Dorvignit, D., Hevia, G., Rodríguez-Zhurbenko, N., Hernández, A. M., Vázquez, A. M. y Fernández, L. E. (2018). GM3(Neu5Gc) ganglioside: An evolution fixed neoantigen for cancer immunotherapy. *Seminars in Oncology*, *45*(1-2), 41-51. https://doi.org/10.1053/j.seminoncol.2018.04.003.

Capítulo12

1. Bernardi, S., Del Bo', C., Marino, M., Gargari, G., Cherubini, A., Andrés-Lacueva, C., Hidalgo-Liberona, N., Peron, G., González-Domínguez, R., Kroon, P., Kirkup, B., Porrini, M., Guglielmetti, S. y Riso, P. (2020). Polyphenols and intestinal permeability: Rationale and future perspectives. *Journal of Agricultural and Food Chemistry*, *68*(7), 1816-1829. https://doi.org/10.1021/acs.jafc.9b02283.
2. Pérez-Jiménez, J., Neveu, V., Vos, F. y Scalbert, A. (2010). Identification of the 100 richest dietary sources of polyphenols: An application of the phenol-explorer database. *European Journal of Clinical Nutrition*, *64*(supl.), S112-S120.
3. Sharma, R., Diwan, B., Singh, B. P. y Kulshrestha, S. (2022). Probiotic fermentation of polyphenols: Potential sources of novel functional foods. *Food Production, Processing and Nutrition*, *4*, artículo 21. https://doi.org/10.1186/s43014-022-00101-4.
4. Hahn, J., Cook, N. R., Alexander, E. K., Friedman, S., Walter, J., Bubes, V., Kotler, G., Lee, I. M., Manson, J. E. y Costenbader, K. H. (2022). Vitamin D and marine omega 3 fatty acid supplementation and incident autoimmune

disease: VITAL randomized controlled trial. *The British Medical Journal*, *376*, e066452. https://doi.org/10.1136/bmj-2021-066452.

5. Ghahremani, M., Smith, E. E., Chen, H.-Y., Creese, B., Goodarzi, Z. e Ismail, Z. (2023). Vitamin D supplementation and incident dementia: Effects of sex, *APOE*, and baseline cognitive status. *Alzheimer's & Dementia*, *15*(1), e12404. https://doi.org/10.1002/dad2.12404.
6. Garland, C. F., French, C. B., Baggerly, L. L. y Heaney, R. P. (2011). Vitamin D supplement doses and serum 25-hydroxyvitamin D in the range associated with cancer prevention. *Anticancer Research*, *31*(2), 607-611.
7. Tsaban, G., Shalev, A., Katz, A., Meir, A. Y., Rinott, E., Zelicha, H., Kaplan, A., Wolak, A., Bluher, M., Stampfer, M. J. y Shai, I. (2023). Effect of lifestyle modification and green Mediterranean diet on proximal aortic stiffness. *Journal of the American College of Cardiology*, *81*(16), 1659-1661. https://doi.org/10.1016/j.jacc.2023.02.032.
8. Bradman, A., Quirós-Alcalá, L., Castorina, R., Schall, R. A., Camacho, J., Holland, N. T., Barr, D. B. y Eskenazi, B. (2015). Effect of organic diet intervention on pesticide exposures in young children living in low-income urban and agricultural communities. *Environmental Health Perspectives*, *10*, 1086-1093. https://doi.org/10.1289/ehp.1408660.
9. Li, Y., Lai, W., Zheng, C., Babu, J. R., Xue, C., Ai, Q. y Huggins, K. W. (2022). Neuroprotective effect of stearidonic acid on amyloid β-induced neurotoxicity in rat hippocampal cells. *Antioxidants*, *11*(12), 2357. https://doi.org/10.3390/antiox11122357.
10. Kawamura, A., Nemoto, K. y Sugita, M. (2023). Effect of 8-week intake of the n-3 fatty acid-rich perilla oil on the gut function and as a fuel source for female athletes: A randomised trial. *British Journal of Nutrition*, *129*(6), 981-991. https://doi.org/10.1017/S0007114522001805.
11. Kawashima, H. (2019). Intake of arachidonic acid-containing lipids in adult humans: Dietary surveys and clinical trials. *Lipids in Health and Disease*, *18*, 101. https://lipidworld.biomedcentral.com/articles/10.1186/s12944-019-1039-y.
12. Fasano, A. (2020). All disease begins in the (leaky) gut: Role of xonulin-mediated gut permeability in the pathogenesis of some chronic inflammatory diseases. *F1000 Research*, *9*. https://www.ncbi.nlm.nih.gov/pmc/articles/PMC6996528/.
13. Peh, M. T., Anwar, A. B., Ng, D. S. W., Atan, M. S. B. M., Kumar, S. D. y Moore, P. K. (2014). Effect of feeding a high fat diet on hydrogen sulfide (H2S) metabolism in the mouse. *Nitric Oxide*, *41*, 138-145. https://europepmc.org/article/med/24637018.
14. Pinget, G., Tan, J., Janec, B., Kaakoush, N. O., Angelatos, A. S., O'Sullivan, J., Koay, Y. C., Sierro, F., Davis, J., Divakarla, S. K., Khanal, D., Moore, R. J., Stanley, D., Chrzaowski, W. y Macia, L. (2019). Impact of the food additive titanium dioxide (E171) on gut microbiota–host interaction. *Frontiers*

in Nutrition, *6*, artículo 57. https://www.frontiersin.org/articles/10.3389/fnut.2019.00057/full.

15. Fauste, E., Donis, C., Panadero, M. I., Otero, P. y Bocos, C. (1 de junio de 2021). Fructose Consumption Hampers Gasotransmitter production. *Academia Letters*, artículo 1380. https://doi.org/10.20935/AL1380.3.
16. Crescenzo, R., Mazzoli, A., Di Luccia, B., Bianco, F., Cancelliere, R., Cigliano, L., Liverin, G., Baccigalupi, L. y Iossa, S. (2017). Dietary fructose causes defective insulin signalling and ceramide accumulation in the liver that can be reversed by gut microbiota modulation. *Food & Nutrition Research*, *61*(1), artículo 1331657. https://doi.org/10.1080/16546628.2017.1331657.
17. Olson, E., Suh, J. H., Schwarz, J.-M., Noworolski, S. M., Jones, G. M., Barber, J. R., Erkin-Cakmak, A., Mulligan, K., Lustig, R. H. y Mietus-Snyder, M. (2022). Effects of isocaloric fructose restriction on ceramide levels in children with obesity and cardiometabolic risk: Relation to hepatic de novo lipogenesis and insulin sensitivity. *Nutrients*, *14*(7), 1432. https://doi.org/10.3390/nu14071432.
18. Han, Y., Kwon, E.-Y. y Choi, M.-S. (2020). Anti-diabetic effects of allulose in diet-induced obese mice via regulation of mRNA expression and alteration of the microbiome composition. *Nutrients*, *12*(7), 2113. https://doi.org/10.3390/nu12072113.
19. Han, Y., Park, H., Choi, B.-R., Ji, Y., Kwon, E.-Y. y Choi, M.-S. (2020). Alteration of microbiome profile by D-allulose in amelioration of high-fat-diet-induced obesity in mice. *Nutrients*, *12*(2), 352. https://doi.org/10.3390/nu12020352.
20. Yao, C. K., Muir, J. G. y Gibson, P. R. (2016). Review article: Insights into colonic protein fermentation, its modulation and potential health implications. *Alimentary Pharmacology & Therapeutics*, *43*, 181-196. https://onlinelibrary.wiley.com/doi/pdf/10.1111/apt.13456.
21. David, L. A., Maurice, C. F., Carmody, R. N., Gootenberg, D. B., Button, J. E., Wolfe, B. E., Ling, A. V., Devlin, A. S., Varma, Y., Fischbach, M. A., Biddinger, S. B., Dutton, R. J. y Turnbaugh, P. J. (2014). Diet rapidly and reproducibly alters the human gut microbiome. *Nature*, *505*(7484), 559-563. https://pubmed.ncbi.nlm.nih.gov/24336217/.
22. Yao, C. K., Muir, J. G. y Gibson, P. R. (2016). Review article: Insights into colonic protein fermentation, its modulation and potential health implications. *Alimentary Pharmacology & Therapeutics*, *43*, 181-196. https://onlinelibrary.wiley.com/doi/pdf/10.1111/apt.13456.

ÍNDICE TEMÁTICO

B

C

D

E

F

G

H

Q

T

U

V

W

X

Y

Z

SOBRE EL AUTOR

El doctor Steven R. Gundry es el director del International Heart and Lung Institute ('instituto internacional del corazón y los pulmones') de Palm Springs (California) y el fundador y director de los Centers for Restorative Medicine ('centros de medicina restaurativa') de Palm Springs (Santa Bárbara) y Beverly Hills. Es cofundador de GundryHealth.com, su portal de telemedicina para el tratamiento de enfermedades autoinmunes, el síndrome del intestino irritable y la permeabilidad intestinal aumentada. Después de una destacada carrera quirúrgica como profesor de Cirugía y Pediatría y presidente de Cirugía Torácica en la facultad de Medicina de la Universidad de Loma Linda, el doctor Gundry pasó a centrarse en la cura de enfermedades modernas por medio de la implementación de cambios alimentarios y el consumo de suplementos. Es autor de *Descifrando el código Keto* (Editorial Sirio) y de los superventas *The Longevity Paradox*, *The Plant Paradox*, *The Plant Paradox Cookbook*, *The Plant Paradox Quick and Easy*, *Dr. Gundry's Diet Evolution*. Además es anfitrión del exitoso *The Dr. Gundry Podcast* y cofundador de GundryMD.com, su empresa de educación para la salud y venta de suplementos, productos para el cuidado de la piel y alimentos. Ha publicado más de trescientos artículos en revistas revisadas por pares sobre cómo la alimentación y los suplementos pueden ser cruciales para acabar con las enfermedades cardíacas, la diabetes, las enfermedades autoinmunes, la permeabilidad intestinal aumentada y muchas otras afecciones. El doctor Gundry vive con su esposa, Penny, y sus cuatro perros (los dos últimos adoptados recientemente) en Palm Springs y Montecito (California).